育儿
大百科

U0213486

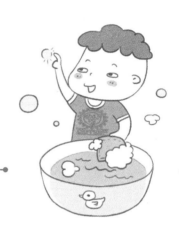

0~6岁宝宝
健康与疾病
速查百科

王玉楼／著　　曲东／主编

新时代出版社
New Times Press

图书在版编目（CIP）数据

0~6岁宝宝健康与疾病速查百科 / 王玉楼著. —— 北

京 ：新时代出版社，2015.8

（育儿大百科 / 曲东主编）

ISBN 978-7-5042-2446-0

Ⅰ．①0… Ⅱ．①王… Ⅲ．①婴幼儿－保健－基本知

识 Ⅳ．①R174

中国版本图书馆CIP数据核字(2015)第197699号

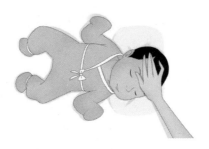

新时代出版社 出版发行

（北京市海淀区紫竹院南路23号　邮政编码100048）

北京嘉恒彩色印刷有限公司印刷

新华书店经售

*

开本710×960　1／16　印张 20　字数350千字

2015年8月第1版第1次印刷　印数1—6000册　定价 68.00元

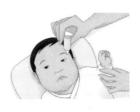

前言
forword

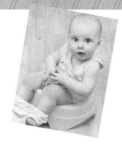

每个宝宝都是父母心目中的小天使，自从他来到这个世界上，从哇哇啼哭到牙牙学语，从翻身打滚到蹒跚学步，从只会腻在妈妈身边到进入幼儿园、进入小学，宝宝成长的每一步都倾注着爸爸妈妈的爱和无微不至的关怀。本套书集宝宝营养、护理、保健、疾病防治于一体，针对爸爸妈妈关心的全部育儿问题，根据0~6岁宝宝不同的发育阶段，以同步指导的方式，为爸爸妈妈们提供了一套专业、实用、贴心的育儿健康宝典。

《0~3岁宝宝养育实用技巧速查百科》全面介绍了0~3岁宝宝在不同阶段的保健要点及判断宝宝健康状况的方法。睡眠、饮食、排泄、清洁、着装、防晒、玩具、外出、安全……宝宝生活中的每一个细节，这里都有最佳指导方案。

《0~3岁宝宝喂养最新理念速查百科》从母乳喂养、人工喂养、混合喂养、添加辅食、断乳方法、饮食搭配等方面入手，让宝宝在成长的每个阶段都吃得营养，吃得健康。

《0~6岁宝宝健康与疾病速查百科》根据0~6岁宝宝在不同阶段的常见疾病情况，从专业儿科医师的角度，以预防为主、专业治疗、正确护理为出发点，和爸爸妈妈一起帮宝宝抵御疾病的袭击。

《0~6岁宝宝成长与发育速查百科》详细介绍了0~6岁宝宝每个阶段的发育状况，让爸爸妈妈清楚地了解宝宝在每个时期的发育是否正常。从翻身、爬行、坐起直到会站立、走路、跳跃、跑步，针对不同阶段的发育状况，为宝宝制订了科学的运动计划。

专业权威的专家解读、细致贴心的育儿指导、一目了然的体例划分、全面科学的养育方案，本套书是送给天下所有新手父母的珍贵礼物，希望它能在您甜蜜的育儿生活中，为您提供切实的帮助。

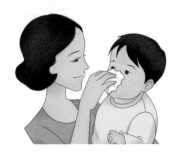

目录
contents

第四章

宝宝意外伤害和急救 / 81

幼儿及学龄前期篇 / 182

第七章

儿童保健饮食疗法 / 267

预防小儿缺锌的饮食调理 / 268

预防小儿缺铁性贫血的饮食调理 / 270

附录

如何提高宝宝的免疫力 / 305

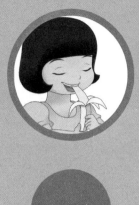

第一章

养育健康的宝宝

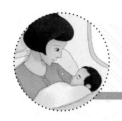

0~6岁宝宝健康基本常识

 ## 宝宝的年龄分期及各期特点

从宝宝第一次用眼神向你寻求帮助起，你就成了他的守护神，要关心他生理和情感的需求，引领他走过最初的日子，慢慢长大成人。一般来说，0～6岁宝宝的年龄划分为了四个时期。

1. 新生儿期

从宝宝出生脐带结扎至出生后 28 天为止。新生儿脱离母体，器官的发育和生理功能不够健全，机体抵抗力弱，患病率和死亡率较高。

2. 婴儿期

从宝宝出生至满 1 周岁，这段时期宝宝以乳汁为主要食物，故又称为乳儿期。此期宝宝生长发育速度很快，体重和身高增长迅速，脑发育也很迅速，运动和语言功能逐渐发展完善。此期需要大量的营养，但消化能力不强，易引起消化功能紊乱或营养障碍；先天免疫力逐渐消失，后天免疫力逐渐形成，但尚未完善，易患各种急性疾病；神经系统发育迅速，但大脑皮质功能未成熟，一旦患病，容易出现昏迷和惊厥等症状。

3. 幼儿期

周岁后至满 3 周岁之前。此期宝宝体格发育速度减慢，而动作和语言发育特别迅速，消化功能进一步完善；能独立行走，活动增加，对外界充满好奇，喜欢玩各种能摸到的物体，但缺乏生活经验，对危险性事物认知差，意外事故的发生率高。

4. 学龄前期

1 岁后至 6 周岁入小学前。此期宝宝神经系统发育逐渐完善，思维能力、理解力加强，求知欲强，对疾病抵抗力增强，但因与外界接触广泛，易患传染病，如腮腺炎、猩红热、肠寄生虫等。

 ## 影响宝宝体格生长的因素

宝宝体格的生长状况主要受遗传因素和外在环境因素影响。遗传因素中，种族、民族、家族和性别对儿童体格生长的影响较大。环境因素中营养是影响宝宝生长最重要的因素。营养是宝宝体格生长的物质基础，如果由于种种原因造成胎儿宫内营养不良，则会出现低出生体重，如果生后未能提供足量、比例适当的营养物质，宝宝体格生长的指标就会显示低下；疾病对宝宝生长也有明显的抑制作用；生活环境也是影响因素之一，良好的居住环境（充足的阳光、新鲜的空气、无污染、无噪声等）、完善的医疗保障、规律的生活制度、适当的体育锻炼等，都能促进宝宝体格的生长。

1. 新生儿期的宝宝

新生宝宝在刚出生时将会马上接受检查。医护人员将测量他的体重、头围、长度，以此形成一个基准，用于日后评估宝宝未来的发展。婴儿平均出生体重为 2.5 ～ 4.5 公斤，不过，如果你的宝宝的个头略小也不用担心。根据遗传、种族和营养，所谓正常范围也会有所变化。新生儿的平均长度是 48 ～ 51 厘米，同样，偏差大一点也是常见的。新生儿的平均头围约 35 厘米。头部相对于身体其他部位略显大，头部的长度占到身体的 1 / 4，而成年人的比例为 1 / 8。宝宝的头在出生后不大可能是完美的圆形，但不管它看起来如何崎岖不平或臃肿，宝宝的大脑都没有受到伤害。出生后不久，宝宝的头将会恢复为圆形。

健康新生儿出生时体重应在 3000 克左右，身长约 50 厘米。皮肤红润，皮下脂肪丰满，胎毛少。头颅相对较大，约占身长的 1 / 4，头发可多可少。眼睑略水肿，耳郭直挺。乳晕清楚，乳头突起，乳房可摸到结节。腹部膨隆，满而柔软。女婴大阴唇遮盖小阴唇，男婴阴囊出现多量皱褶，睾丸已降入阴囊。四肢显得较短，呈外展屈曲，运动活跃有力。指（趾）甲已长到指（趾）端，足底足纹较深。健康的新生儿哭声响亮，能吃能睡，除吃奶外，几乎所有时间都在睡觉。以上这些都是新生儿已经成熟的表现，同时也是健康的标志。

新生儿出生后已经具有良好的反应，如轻轻拍打或发出突然的响声时，闭着的双眼就会睁开；当用强光照射眼睛时，他睁开的双眼就会立即闭上或眨眨眼睛，这是新生儿听觉、视觉的正常反应。另外，正常新生儿出生后即具备有一些先天性反射，如在用手指触碰新生儿的面颊或嘴角时，他立即会自然地将头转向触碰的一侧，张口寻觅（觅食反射）；把手指放在新生儿嘴里时，就会本能地吸吮起来（吸吮反射）；用一根手指触摸新生儿手掌时，他会紧紧抓着手指不放松（握持反射）。如果新生儿出生后没有这些反射，说明可能有先天异常或发育缺陷，应予以重视，做进一步检查。

2. 婴儿期的宝宝

婴儿期是从孩子满月至 1 周岁。这一阶段婴儿脏腑娇嫩，气血未充，生机蓬勃，体格生长迅速，脑发育和心理发展也较快。婴儿 1 周岁时体重相当于出生时体重的 3 倍。体重增加的速度与年龄有关，足月新生儿出生时体重平均为 3 千克，前半年每月平均增加 0.6 千克，后半年每月平均增加 0.5 千克。一般计算方法如下：

1 ～ 6 个月平均体重（千克）=3 ＋ 月龄 ×0.6

7 ～ 12 个月平均体重（千克）=3 ＋ 月龄 ×0.5

婴儿 1 周岁时身高相当于出生时的 1.5 倍。足月新生儿平均身高为 50 厘米，出生前半年每月平均增长 2.5 厘米，后半年每月平均增长 1.5 厘米，1 周岁时身高约 75 厘米。

婴儿期的中枢神经系统发育迅速，条件反射不断形成，但大脑皮质功能还未成熟，不能耐受高热、毒素或其他不良刺激，易见惊厥等神经症状。

婴儿期来自母体的免疫抗体逐渐消失，抗病能力差，应按期进行各种预防接种，预防传染病。

随着体格的生长、大脑的发育，婴儿活动范围日益增大，从学抬头、翻身、坐、立、爬行到走路等活动，必须注意其安全，避免意外损伤。

3. 幼儿期的宝宝

幼儿期是指 1 ～ 3 岁的孩子，其体格的生长速度比婴儿期相对减慢，但增长速度仍然是较快的。两岁后的体重每年约增加 2 千克，身高每年增长 5 厘米。正常发育的幼儿，可用下列公式推算：

体重（千克） = 周岁数 ×2 + 8

身高（厘米） = 周岁数 ×5 + 80

这阶段孩子除身高体重不断增长外，前囟已闭合，乳牙出齐，语言行动与表达能力明显发展，2 ～ 3 岁孩子是掌握口头语言的最佳期，记忆力逐渐增强。开始会与年长儿童或成人交谈，会背诵儿歌、诗词。此时，应适当进行教育，开始养成良好的卫生习惯和爱劳动的习惯。由于幼儿活动范围扩展，与外界接触的机会增多，来自母体的抗体已消失，而自身的防御机构未健全，感染的机会增多，必须按期进行各种预防接种。

4. 学龄前期的宝宝

学龄前期儿童是指 3 ～ 6 岁的幼儿，这阶段的幼儿由体格的迅速发育转到神经、精神的迅速发育。

5 岁前是人智力发展的关键期或称最佳期，若把人在 17 岁时所达到的智力水平当作 100，那么从出生到 4 岁已达到 50。6 岁幼儿的脑重量达到成人脑重的 90%，脑细胞的形态和功能已接近成人，由此可见幼儿期是大脑迅速发育时期，语言能力、记忆能力逐步提高，好奇、多问，运动量增加，会跳跃，认字，学写字绘画，看图说话。此阶段幼儿可塑性很强，应进行早期教育，增进智力，开发潜能。

1. 口语能力发展关键期

这个时期的宝宝好奇多问，喜欢听故事，复述故事，背诵诗歌，喜欢与年长儿童或成人交谈，这时期要善于教导，注意语言的准确、生动，说话要有条理，多看图说话，多与他们交谈，幼儿 6 岁左右，可教读三字经、千字文，使他们有更多发展语言的机会，促进孩子口语的表达能力。

2. 模仿力最强期

幼儿的模仿性强，大人做什么，他们也会模仿，学着做，也逐渐理解，不妨让他们学做一些日常家务事，如收拾好玩具、衣服、鞋袜，从小培养独立生活能力和应变能力。

3. 智力发育最快期

智力主要表现在孩子的观察能力、记忆能力和思维能力上。孩子智力好，其观察能力敏锐，观察得全面、细致，能掌握事物的特征；记忆力强，记得牢固；思维敏捷，回答问题快。启迪孩子的智力，就是要善于诱导、教育，但幼儿又不能像小学生那样，坐在课堂上专心听讲，只能在日常生活中寻找事例，在游戏中得到启迪，潜移默化，达到教育的目的。

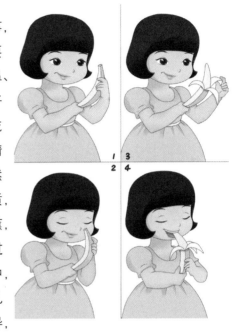

例如，给孩子吃水果，是生活中的常见事，也是孩子学习的好机会。怎样去教呢？第一，要运用和训练孩子的感知器官，即眼、耳、口、鼻、手、皮肤等器官的灵敏性。第二，逐步培养孩子的观察能力、记忆能力和思维能力。如给孩子吃香蕉时，先让孩子用手摸一摸香蕉的外形，眼睛看一看香蕉的颜色，鼻子嗅一嗅香蕉的香味，然后再剥开香蕉的外皮，看看蕉肉的颜色、肉质，再咀嚼香蕉的味道。这样教导后，当孩子吃了香蕉，就能将香蕉的色、香、味、形都记得清楚。通过反复教导，孩子就能将各种水果的特征牢记在脑中，知识越来越丰富。游公园、玩游戏，这都是幼儿学习的好课堂，只要家长在日常生活中善于诱导，抓住幼儿好奇爱问的特点，教会从小动脑筋，爱学习，就能使孩子越长越聪颖。

此外，这阶段的幼儿，由于好奇心重，什么事都想看一看，试一试，故要预防意外事故发生，如跌伤、误服药物等。这阶段幼儿易患气管炎、扁桃腺炎，要注意预防。

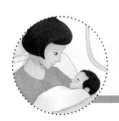

健康的饮食

 ## 培养良好的饮食习惯

培养良好的饮食习惯要从小做起，及时添加辅食，让宝宝品尝各种食物，如各种菜泥、鱼泥、鸡蛋和肉末的味道。添加辅食的时间应从 6 个月开始，不应早于 4 个月或晚于 8 个月。添加的频率为 4～6 个月时每天 1～2 次，7～9 个月时每天 2～3 次，10～12 个月时每天 3～4 次。如果不再母乳喂养，孩子也不吃其他乳制品，还应适当增加进餐次数。

让宝宝进食前要有准备，定时进食可形成反射规律，宝宝食前有饥饿感，进食时食欲就较好。宝宝进食应有固定的餐具，并有固定的位置。2岁以上的宝宝让其在进餐前自己摆碗筷、凳子，自己洗手。进餐时环境要安静，心情愉快，思想集中，细嚼慢咽，不要看电视，玩玩具，不要在进餐时训斥、打骂宝宝。自9～10个月起可让宝宝用手或小勺拿食物以增加兴趣，一餐饭约进行20～30分钟。应丰富食物的种类，让宝宝进食各种食物，不偏食、不挑食，饮食多样化。同时还应控制宝宝少吃零食，并保证饭前一个半小时内不吃零食。注意饮食卫生和就餐礼貌。

同时，培养宝宝喝白开水的习惯也很重要。宝宝应尽量以白开水为饮料，减少甜饮料的摄入量。对于不习惯喝白开水的宝宝，应由少到多，逐渐增加饮水量。同时应通过多种形式使宝宝明白喝白开水对身体的好处。

形成合理的膳食结构

0～6岁的宝宝正处于快速生长发育的阶段。营养是保证生长发育的重要因素，生长发育越快，需要的能量和各种营养素就越多，合理的营养能够促进生长发育和增进身体健康。营养供给不足时，可能会引起营养缺乏性疾病，导致生长发育迟缓甚至影响到成年后的体格和智力发育。但营养长期供给过量则可能会引起肥胖，是成年后发生糖尿病、高血压和冠心病的隐患。合理的膳食应当遵守热量适宜、营养均衡、自然食物、价廉物美的原则，由多种食物构成，不仅能提供足量的热能和各种营养素满足机体正常需要，而且还能保持各种营养素之间的数量平衡，以利于它们在人体内的吸收和利用。

1. 蛋白质

蛋白质是构成人体的最重要的营养物质之一。而身体的免疫系统能发挥作用，也主要靠蛋白质。蛋白质是构成白细胞和免疫系统抗体的主要成分。在机体对抗疾病的过程中，蛋白质发挥着不可替代的作用，是对抗疾病的主力军。实验证明，蛋白质严重缺乏的人免疫细胞中的淋巴细胞数目大减，造成严重免疫功能下降。所以，要想让孩子身体健康，蛋白质是不可缺少的营养物质。鱼、肉、禽、蛋、豆类、坚果类及奶制品中都含有丰富的蛋白质，宝宝需要在每天的2～3餐中吃到含蛋白质的食物。

2. 维生素

维生素是维持人体健康必需的有机化合物，是生命活动的"动力"。作为人体必需的营养素之一，它不能供给热量，也不能作为机体组织的成分。但供给不足或过量，都会对人体造成不良影响，严重时会产生疾病，甚至导致死亡。维生素一般不能在体内合成，它存在于食物中，只需极少量即可满足需要。维生素可分为两大类，一类是脂溶性维生素，如维生素A、D、E、K；另一类是水溶性维生素，如B族维生素和维生素C等。新鲜的水果和蔬菜含有大量的维生素和膳食纤维，宝宝每天至少应在2～3餐中吃到。

3. 碳水化合物

碳水化合物最主要的作用是为身体供给热量，它提供氨基酸在体内合成蛋白质的所需能量，能够促进宝宝生长发育。身体各个组织器官要维持正常生理功能，必须由能量来保证，尤其是肌肉、心脏的活动都需要糖原氧化供能。宝宝摄入碳水化合物不足时，则体内蛋白质合成减少，生长发育迟缓或停滞。如果碳水化合物摄入过多，蛋白质摄入减少，两者摄入比例失调，则会造成免疫力下降，肌肉发育差，肌肉张力低下，并会引起肥胖。碳水化合物来源广，取之容易，一般来说，碳水化合物的供能占全日总热量需求的55%～60%，这样的量对儿童膳食安排是合理的。碳水化合物主要来自谷物类、薯类、根茎类食物及食糖。全麦面条和麦片等食物中含有丰富的碳水化合物，应保证宝宝的一日4餐中都能吃到。

4. 脂肪

脂肪能提供能量、构成组织的成分、保护内脏和维持体温、提供必需脂肪酸、促进脂溶性维生素的吸收，同时它还是合成激素的原料，是宝宝神经系统发育的基础。脂肪缺乏常导致宝宝的能量摄入不足，会影响大脑的发育，引起婴儿生长发育迟缓、脂溶性维生素缺乏症。含有脂肪的膳食一般比较香，口感好，可增强食欲，同时脂肪在胃内的停留时间较长，使人有饱腹感。但脂肪摄入过多可导致消化缓慢，消化不良。体内脂肪储存过多会引起肥胖，增加心脏和其他器官的负担。目前我国推荐儿童脂肪供给量占每日热量供给量的25%～30%，宝宝可达每日每千克体重4克。一般来说，植物油含大量维生素C，动物脂肪中，奶油、鱼油消化率最高，富含维生素A、维生素D，这恰是植物油中所缺乏的。

5. 矿物质

矿物质是人体代谢的"管家"，有维持和调整机体的功能。其中一部分矿物质在体内含量较多，占人体重的万分之一以上，被称为常量或宏量元素，其余的则被称为微量元素。容易缺乏又对宝宝生长发育影响较大的矿物质有钙锌铁碘等。宝宝长期缺钙会使骨骼、牙齿发育不正常，可引起佝偻病和手足抽搐。奶和奶制品是补充钙的最自然的途径，且吸收率也高。海产品，如虾皮、紫菜等，豆类、蔬菜中的叶菜类的钙含量也很高；锌是体内多种酶的组成部分，具有促进细胞分裂、生长的作用，是促进宝宝生长发育的主要元素。锌对人体味觉功能也起着重要作用，可促进食欲。锌在牡蛎、鲱鱼等海产品中含量高，其次为肉、肝、蛋类；铁和碘同属微量元素，铁是血红蛋白的组成成分，铁缺乏会出现贫血，注意力不集中、智商降低、消化功能减弱等问题。动物性食物如肝脏、血、瘦肉内含铁量较高，而且最容易被人体吸收；碘则主要存在于人体的甲状腺中，参与甲状腺素的生成，促进调节各种生理功能和宝宝的生长发育。碘缺乏会引起甲状腺功能不足、宝宝发育迟缓、智力低下、呆傻等。碘主要存在海产品中，如紫菜、海带、海鱼、海盐等。

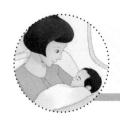

家居安全和儿童用药

 关注家居安全

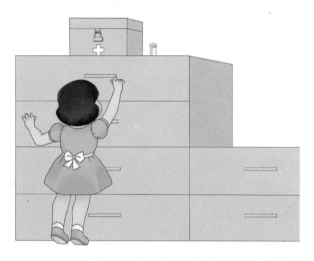

培所有的孩子天生都有好奇心爱冒险，普通的家居环境对孩子来说可能都很危险。1岁以后的宝宝精力旺盛，家长很容易低估孩子可能面临的危险，而这些事故大多是可以避免的。因此，请多花些时间，多一些细心，将任何可能发生在你家里的危险降至最低。大多数事故是由一连串的事件造成的，而不是单独事件，例如，意外发生在家里有人生病或疲倦的时候，或家里发生了不寻常的事情的时候。

1. 通用的建议

· 购买的所有药物的瓶子都应该是儿童安全型，始终把药物放进孩子接触不到且上锁的专门放置药物的抽屉里。询问你的药剂师，他能够把处方药装进儿童安全型瓶子里。

· 始终把药物和化学品保存在贴有标签的原始容器内。永远不要把有毒物质放入先前装类似果汁的无害液体瓶子内。

· 将药物和化学品尽可能储存在远离食物的地方。

· 不要乱放喷雾式罐子。孩子很容易按下喷嘴而导致眼睛受伤。

· 永远不要把正在用的熨斗搁在房间里，然后离开，孩子很容易把熨斗和熨衣板都推倒。

2. 每个房间的安全

· 在不使用的电源插座安上安全保护盖。

· 确保电线和电器放置在孩子接触不到的地方。家中所有电线都应该完好，不要有开裂和破损，如有必要，更换掉存在问题的电线。

· 窗户上安上普通锁或专用安全锁，以防止窗户开大到超过10厘米宽。但是需要注意，窗户在着火时会是一个重要的逃生之路，所以要确保在发现紧急情况时窗锁的钥匙容易被找到。

· 永远不要在靠窗户的位置放任何孩子能借此爬上窗户的物品。

· 不要让孩子接触到大头针、针、火柴、打火机、锋利的刀，以及剪刀，将它们放在一个儿童安全型抽屉里。

· 将暖气片和暖气管盖上毛巾，或用孩子搬不动的家具挡住。从很早就教孩子暖气片很热，不能碰。

· 确保家具牢固而沉重，以防孩子拽倒。也可用支架固定家具。

3. 浴室

· 如果孩子在浴室里把自己锁上了，确保浴室门能从外面打开。

· 药物、剪刀和剃须刀应该放在孩子接触不到的上锁的抽屉里。

· 始终将坐便器的盖子盖上。

· 在给孩子洗澡时，注意先开冷水，后开热水，以避免他被烫伤。在把孩子放入澡盆或浴缸之前先试好水温。

· 安装控温水龙头，以降低烫伤风险。

· 在浴缸旁边安装扶手。

· 在浴缸里放置一张防滑浴缸垫。

· 浴室的地面必须防滑。

· 把所有的清洁剂、漂白剂和消毒剂放在浴室的一个上锁的柜子里。

4. 厨房

· 地面应该防滑。

· 窗户和玻璃门应该安有坚固的安全玻璃。

· 碗橱门始终关好，并且安上儿童安全锁。

· 尽可能保持工作台整洁，这样类似刀子的锋利器具会马上被发现。

· 永远不要把正在烧的热水壶或热锅留在火炉上而走开。

· 把锅和壶的把手拨向火炉后面。

· 不要使用桌布。即使是一个正在爬的宝宝也能伸手够到，这样容易把桌子上的物品拽下来砸到他。

· 所有电器上的电线都不能过长或绊脚。

· 确保你的洗碗机、洗衣机和烘干机有安全锁。

5. 儿童卧室

· 给孩子卧室里的所有窗户都安装安全锁，而且不要在窗户附近放家具。

· 所有家具的边角都应该是圆的。否则在上面按一个特殊的塑料安全边角。

· 把玩具放在低的位置，这样孩子不必伸手够或想办法爬上去取玩具。

· 永远不要在婴儿床的一侧打开的情况下，把你的宝宝一个人留在婴儿床里。

6. 客厅

· 将电线沿着墙沿走线，电器上的电线不能过长。

· 不使用的电器不要插电源。

· 不要在孩子能接触到的矮桌子上放热的或重的东西。

· 所有的架子都应该牢固地安在墙上，而且安在孩子接触不到的位置。

· 把电视放到孩子触摸不到的位置。

· 任何易碎的物品都应放在孩子接触不到的地方。

· 接近地面的窗户，特别是落地窗，应该有牢固的安全玻璃，以防孩子摔倒而碰碎玻璃。

· 确保你家的家居植物没有毒。

· 永远不要把热饮或酒精饮料放在孩子接触到的地方。

· 不要把打火机或火柴随便乱放。门厅、楼梯和走廊。

· 各栏杆的间距不应超过 6.5 厘米。

· 楼梯不可不安装围栏，否则孩子很容易从楼梯上摔下来。

给宝宝配置小药箱

宝宝6个月以后，来自母体的抵抗力下降，容易生病。而且随着宝宝的长大，会爬、会走、会跑之后，更容易磕碰。为了应急，家庭中应该常备一些药物和急救用品，以备不时之需。

1. 内服药

退烧药，如宝宝退烧口服液、百服宁糖浆等；感冒药，如板蓝根、宝宝感冒冲剂等；助消化药，如宝宝化食丸、酵母片等；腹泻药，如口服补液盐；咳嗽药，如宝宝止咳糖浆等。

2. 外用药

创可贴，卫生棉，消炎药膏，眼药水，芦荟凝胶（用于蚊虫叮咬痛痒、湿疹或过敏性皮肤瘙痒），烫伤膏（用于小面积烫伤和灼伤），双氧水（过氧化氢溶液，用于外伤创口的消毒抗感染，没有酒精的杀痛感，不用包扎，适合保护孩子皮肤的小伤口），冰袋（物理退热用，使发热症状不至于损害脑部神经，减轻脑血管压力），以及外伤紧急处理的备用品——脱脂纱布、创可贴、医用棉签、紫药水、体温表、碘酒、1%～2%碘酒、75%的酒精、小镊子等。

❶ **注意事项：**

配置家庭药箱时，一定要注意，宝宝用药不要跟成人药品放在一起，应该设置独立的小药箱，以免服用的时候出错。许多成人药品并不适合宝宝使用，有些药品虽然名称相同，但宝宝与成人使用的剂型、规格、剂量都是不同的，不能乱用。每隔 3 个月应清理一次药箱，检查一下药品是否有发霉、粘连、变质、变色、松散、怪味等现象。凡是过期、变质、标签脱落、名称不详的药品，要及时清除并更新，以确保用药安全和有效。

宝宝的一般药品应该存放在洁净、干燥、阴凉、避光处。一些零星药片最好装入棕色的玻璃药瓶内，避光保存，以免见光分解药效。糖浆类、液体类制剂或鱼肝油等药品可以放入冰箱冷藏贮存。对于易挥发、易失效以及刺激性较强的外用消毒溶液，宜装在密闭较严的容器内保管，用后应盖严，如酒精、碘酒及红花油等。

药品最好按功效不同分类放置，如退热药、止咳祛痰药、止泻药、抗过敏药等，以便紧急需要时能够快速找到。把内服药分门别类放好，贴上标签，写上药名、用法、用量及主要作用。外用药的标签应该醒目，以引起注意。如果家庭需要用无菌的消毒物品，如棉球、纱布等，最好在开袋一周内使用，最多不超过两周，并注明开始使用的时间。

计划免疫的重要性

宝宝生长发育旺盛，而免疫功能发育尚不完善，对传染病的抵抗力弱，许多传染病严重威胁孩子的生命和健康。通过给孩子预防接种，可以有计划、有步骤地提高和增强儿童抵抗疾病的能力，防止传染病的发生。

我国计划免疫工作主要是指接种 5 种疫苗、预防 7 种传染病，即对 1 岁以内的婴儿进行五种疫苗（卡介苗、乙肝疫苗、脊髓灰质炎三价糖丸疫苗、百白破混合制剂和麻疹疫苗）的基础免疫，以及 1 岁后适时进行加强免疫，使儿童获得对 7 种传染病（结核、乙型肝炎、脊髓灰质炎、百日咳、白喉、破伤风、麻疹）的免疫能力。目前，在成人及适龄儿童中还开展了扩大免疫接种，如流行性感冒、水痘等疫苗的接种，以提高人体免疫力，预防疾病的发生。

打预防针前，应给孩子洗澡换干净的衣服。向医生说明孩子的健康状况，如小孩是否感冒、发热，是否对某些药物或疫苗有过敏史等。发热时不能打百白破三联疫苗；腹泻时不能口服宝宝脊髓灰质炎疫苗糖丸；有明确过敏史和免疫功能缺陷的儿童不予接种；孩子空腹饥饿时不宜打预防针，以免发生低血糖等严重反应。经医生检查认为没有接种"禁忌证"方可接种。

孩子打过预防针后，要在接种场所休息 15 ～ 30 分钟，接种后如出现高热或其他接种反应，要请医生及时诊治。孩子回家后要避免剧烈活动，父母要对孩子细心照料，注意观察，多饮开水，注意注射部位的清洁卫生。暂时不要洗澡，以免局部感染。如孩子有轻微发热、精神不振、不想吃东西、哭闹等，一般在 1 ～ 2 天就会好转。如反应加重，则应立即请医生诊治。

带宝宝定期体检

宝宝出生后 42 天左右要到医院做产后检查，了解这段时间喂养及身体发育状况。3 个月时，到就近医院的儿保科建立系统管理档案，进行 4 ： 2 ： 1 查体，即 1 岁内共查体 4 次，每隔 3 个月检查一次身体，一般为满 3 个月、6 个月、9 个月、12 个月；3 岁之内每年查体 2 次，即每隔半年查 1 次；3 岁以后，每年查 1 次。

1 岁以下的宝宝身体发育尚未完善，定期体检可以帮助父母及时发现宝宝成长过程中出现的这样或那样的问题。主要是对宝宝生长发育指标进行监测，体检内容包括身长、体重、头围、胸围四项指标，还要对宝宝视觉、心理、智力发育进行筛查和咨询，做到早发现、早治疗、早干预。除了要监测宝宝的生长发育情况外，还要对宝宝"四病"（即佝偻病、营养性贫血、腹泻、肺炎）进行防治宣教，父母要遵照医护人员的建议，做到合理科学地护理和喂养宝宝，一旦发现宝宝患了某种疾病，要及时治疗。

1 ～ 3 岁的宝宝生长发育的速度比婴儿时期有所减慢，但是对各种营养素的需求都还很高。加上正处于换奶后期，原来的辅食变为主食，喂养不当极易引起宝宝腹泻，影响生长发育。健康体检时除了要继续监测身高、体重、头围、胸围等几项指标外，还要注意合理喂养及智力筛查，家人要细心观察宝宝细小动作或是大动作的发育状况是否良好。这个年龄段的宝宝生活上逐渐有自我独立性，但是随着活动范围的加大往往会发生意外事故，为此，父母要听从医护人员的指导，避免宝宝发生意外事故。

孩子到 3 岁时，视力已达到与成人近似的精确程度。此时宝宝应进行一次视力检查。检查的方法和成人差不多，主要测试孩子是否近视和弱视。如果孩子有视力问题，这次检查就能及时发现，并在 4 岁以前治疗，效果才能最好。体检时，医生通过与宝宝的交谈，或者让孩子看图说话等检查手段，判断宝宝理解能力发育状况。一般到了上幼儿园年龄的孩子已经能够把自己称为"我"了，并且可以用完整的句子表达。这时候的爸爸妈妈还应该特别注意向医生汇报孩子是否有尿床的毛病，与别的孩子交往是否有困难，是否难以集中思想，以及其他行为障碍。除此以外，3 ～ 6 岁儿童还应进行身高（长）、体重测量及体格发育评价；检查头面部、胸部、腹部、四肢、皮肤等全身状况；进行心肺听诊；测查血红蛋白、进行听力筛查。对体检中发现的佝偻病、贫血和营养不良儿童，按《北京市体弱儿童管理常规》进行管理，积极给予相应疾病治疗的指导。

❶ 注意事项：

（1）体检的前一天晚上，最好给宝宝洗个温水澡，换上干净的衣服。体检时最好穿宽松舒适的衣服，便于穿脱。

（2）进行各科检查时，请务必按预定项目逐科、逐项检查，不要漏检。

（3）若中心为健康体检机构，如有发烧等急性病症，应去医院就诊，体检另行安排。

（4）一次健检未发现异常并不代表完全没有潜在疾病，若出现疾病症状，应及时就医。

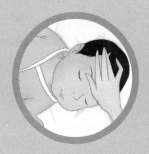

第二章

宝宝生病了

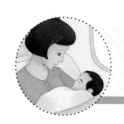

0~6岁为宝宝免疫力较低期

我们都知道免疫力是很重要的，是人体抵御各种疾病的能力。那么人体的免疫力是怎样产生的？

一般来说人体的免疫力主要有两种来源。第一种是主动免疫。当人生病时，体内会产生对抗此种病原体的特殊抗体。当此种病原体再来侵犯时，抗体就可以"认出"这种病原，并且联合白细胞将病原菌杀死，从而避免生病。这种免疫力，有的可以持续很久（如麻疹抗体），有的是暂时的（如感冒抗体）。另外是打过预防针后，身体接受刺激也会主动产生免疫力。这种免疫力一般都是终身的。第二种是被动免疫。如新生儿（出生1个月内的婴儿）接受母体的许多抗体而产生免疫力；又如，注射了免疫球蛋白后（即某种疾病的抗体）可能会对少数疾病产生短暂的抑制作用。

6个月以内的宝宝"初生牛犊不怕虎"，从妈妈那里获得了天生的免疫力，所以妈妈不用过多担心。6～18个月的宝宝先天的免疫力正逐渐耗尽；18～24个月的宝宝又重新获得免疫力，但成长的速度并不尽如人意；3岁宝宝所获得的抵抗细菌、病毒的免疫力达到成年人的90%。宝宝6～36个月岁是免疫力最脆弱的阶段，此阶段要格外注意强化宝宝的免疫力。

每逢季节变化，最让家长头疼的就是孩子经常出现的感冒、发热、扁桃体发炎、咳嗽、腹泻等，有的孩子甚至会出现肺炎。特别是非母乳喂养的孩子、断奶期和早产的孩子，

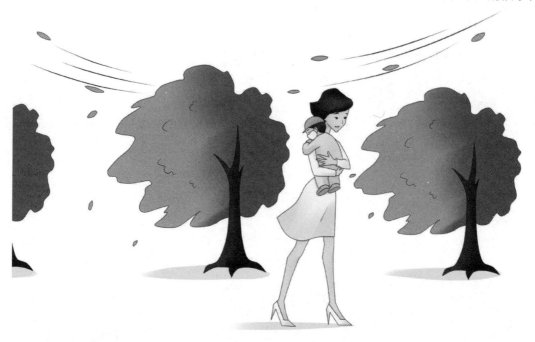

他们往往更容易出现上述现象。这些孩子在入托时、疾病流行期等特殊时期更容易出问题。往往这个病刚好，那个病又来了。这让年轻的父母又操心又心痛，还担心打针吃药对孩子的智力和身体发育产生不良影响。其实，对这些孩子来说，重要的是要提高免疫能力。

现代医学研究证明，免疫力低下是造成疾病的根本原因。人时刻都在受到病毒（菌）的侵袭，每天都消耗 500～1000 毫克的免疫球蛋白，在呼吸道和消化道形成一道保护屏障用来切断病原体入侵人体，增强机体抗病能力。而 0～6 岁的孩子处于免疫力相对较低的时期，免疫系统尚未发育成熟，这是孩子多病的直接原因。同一时间，同一空间，年龄相同的孩子，有的孩子得了流感有的孩子却没有得，这是为什么呢？其根本原因是孩子的免疫力有所不同。有的孩子免疫力高，不易得病；有的孩子免疫力低，容易得病。

季节交替，天气变化，冷暖无常。天气变化是对免疫力低的孩子一个大的考验。一般来说，6 个月到 6 岁之间是孩子的"免疫低下期"。换句话说就是孩子在 6 个月到 6 岁之间很容易得病。为什么？因为在这一段时间内孩子的免疫系统发育不够成熟，免疫力相对偏低，所以容易被病菌"眷顾"。那我们应该采取什么样的措施来帮助孩子度过这段"免疫低下期"呢？

1. 注意营养均衡

免疫力的来源无疑是合理的营养。营养比较好的孩子还是相对病得少一些。从给孩子添加辅食开始注意营养均衡，保证各种营养素的摄入。关键还是在于增强营养上。

2. 酌情口服或注射药物

均衡营养、合理饮食的基础上给孩子口服免疫球蛋白胶囊或者转移因子口服液，能有效提高孩子抗病能力，除了口服还可以采取肌内注射的方法。但是要注意不可常用。毕竟免疫力是要靠孩子自身逐渐提高，经常注射会形成依赖性。

3. 定期测微量元素

孩子缺铁会引起缺铁性贫血，这也是孩子抵抗力不足的一个原因。建议给孩子化验微量元素，看看是否存在这方面的问题，如果存在要及时纠正。

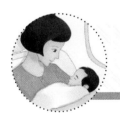

日常观察护理

宝宝还不能用语言准确表达病痛，需要成人细心观察其精神状态、行动、面色、肤色、鼻息、口腔、呼吸和有无皮疹，尽早发现异常情况，及时进行治疗。如果通过手摸宝宝额头，感到稍有热度，则应用体温计测体温确认。根据观察和测量的情况进行分析，判断有无病情。

如果发现宝宝已经患病，需要迅速去医院进行诊治，不要盲目处理。

宝宝感到不适的主要反应是啼哭。在排除饥饿、便溺等因素后，应仔细检查宝宝的全身：从头到颈、到躯干、到四肢，稍用力抚摸一遍，再查看后背、颈下、腋窝、大腿根等部位。如果手触到有病痛的部位，宝宝会加剧哭闹或把成人的手拨开、拒按等。反复做几次，就可发现病症的部位。

如果宝宝经常看东西时歪头或靠得很近，应考虑是否有斜视或视力异常、斜颈等；如果宝宝口齿不如同龄儿童那样清晰，应观察是否因舌系带过短影响了发音；如果宝宝对周围环境中突然出现的较大声响反应淡漠，应考虑是否有听力异常。要细心观察，尽可能在早期发现疾病。

另外要注意，宝宝的精神状态是反映病情轻重的重要指标。一般来讲，如果面色红润，眼睛有神，正常玩耍，食欲好，说明病情不重；如宝宝面色发白，眼睛无神，哭声无力或异常，不吃奶，烦躁不安或嗜睡，频繁呕吐或腹泻等，都表明病情较重，应及时到医院就诊。

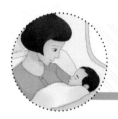 # 如何测量宝宝脉搏

通常，检查脉搏的常用部位为桡动脉（即手腕外侧），其他部位还有颞浅动脉（耳前）、颈动脉（喉结外侧）以及足背动脉等，有时也可以触摸宝宝心尖部位的搏动。但无论测量哪个部位都要在宝宝安静的状态下进行。

桡动脉测量：测量时父母将右手食指和中指并紧，轻压在表浅动脉上，压力大小以能清楚地感到脉搏跳动为准。测量脉搏以 1 分钟为计算单位，父母可以边按边数脉搏次数。通常数半分钟即可，然后将结果乘以 2，即为 1 分钟的脉搏次数。

年龄	脉搏跳动情况
新生儿	约 140 次 / 分
1 ～ 12 个月	约 120 次 / 分
1 ～ 2 岁	约 110 次 / 分
3 ～ 4 岁	约 105 次 / 分
5 ～ 6 岁	约 95 次 / 分

上表是不同年龄段宝宝脉搏跳动情况（数字并非绝对，需结合具体情况分析）。

测量脉搏次数时还应注意脉搏跳动是否有规律，即强弱程度如何，是否快慢不一、强弱不等、跳动无力等。多数父母有过这样的体验，宝宝高热时脉搏跳动快且有力，病情

严重时脉搏跳动微弱，有时摸不清。对于脉搏跳动的异常是否说明宝宝有病，需要咨询专业医生，以免贻误病情。

在家自行测量宝宝脉搏时，还需要做好以下准备：

1.测量前应让宝宝保持安静，活动后要休息15分钟后再测，身体处于一种舒适、放松的姿势，最好在其熟睡时测量。

2.测量时，要数清楚每分钟脉搏跳动多少次，脉搏跳动得是否整齐规律且强弱均匀。

3.测量时不要用拇指诊脉，因为拇指上也有能感觉到的动脉跳动，容易和宝宝脉跳相混，造成假象。

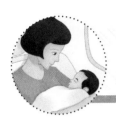

如何测量宝宝血压

血压是反映人体健康状况的一个重要指标，血压一旦发生变化往往预示着某些疾病的发生。少年儿童的血压水平受发育因素影响很大，对于不同年龄阶段的儿童，测量血压的方法和选择的袖带是不同的，而过窄或过短的袖带会使测得的血压值高于实际值。

一般来说，袖带气囊的最佳长度以能包绕被测宝宝上臂周长的80%～100%为宜，气囊的最佳宽度为上臂周长的40%。测量血压还要在安静时进行，而宝宝在哭闹或运动后以及精神过于紧张时所测的血压值往往会偏高。那么，具体测量方法又是怎样的呢？

测量时以右上臂血压为准，让宝宝保持坐直姿势（婴幼儿可以仰卧），将听诊器放在袖带下缘下方肘动脉搏动处。同时，让宝宝的上臂与心脏保持同一水平。

不同年龄宝宝的血压值有一定的规律，可以按照以下公式来判断。

1岁以内宝宝收缩压＝月龄×2＋68（毫米汞柱）。

1岁以上宝宝收缩压＝年龄×2＋80（毫米汞柱）。

通常当心脏收缩时，动脉血压所达到的最高数值即为收缩压（又叫高压），健康成人一般为90～140毫米汞柱。当心脏舒张时，动脉血压下降到最低数值即为舒张压（又叫低压），健康成人正常值为50～90毫米汞柱。收缩压和舒张压平均为115／70毫米汞柱。

幼儿的血压一般为86～98／58～63毫米汞柱。如果你的宝宝5岁，那么他的收缩压即是5（岁）×2＋80（毫米汞柱），结果为90（毫米汞柱）。而舒张血压为收缩压数值的2／3，所以5岁宝宝正常血压大概是90／60毫米汞柱。对于这个年龄段宝宝的血压状况应结合年龄、性别等多种因素综合判定：通常，婴幼儿期高血压常无任何典型临床表现，只表现为烦躁、抽筋。随着年龄的增大，会表现出易激怒、哭闹不止、多动、抽搐、难管教、呕吐、呼吸窘迫、头痛难忍等症状，而这些现象往往被误诊为头痛、消化道疾病、多动症、癫痫等。宝宝血压过低则反映有严重疾病存在，如感染、外伤、失血等引起的休克，同时还伴有皮肤苍白、四肢冰冷、尿少、无尿等症状，严重时还会有生命危险，需要积极进行抢救。

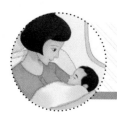

如何观察与测量宝宝呼吸

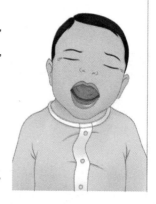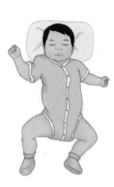

呼吸是人体与外界气体交换的过程，呼吸可以排出二氧化碳，吸进新鲜氧气，保证机体气体交换过程的正常进行。不同年龄的婴幼儿，呼吸频率也不相同，通常年龄越小，呼吸越快。某些特殊情况也会使呼吸加快，如体力活动、情绪紧张；而睡眠时呼吸稍慢。发热也会使呼吸增快，体温每升高1℃，呼吸约增加4次／分。

测量婴幼儿呼吸应在安静状态下进行，而哭闹、咳嗽都会影响计数。一般可以通过观察腹壁或胸壁起伏的情况来测量宝宝的呼吸，测查时将手放在宝宝的胸腹部或观察其胸部运动，一起一伏为一次呼吸，以1分钟为计算单位，即数一数1分钟内的呼吸次数。

测量时还要注意观察呼吸节律是否规律，呼吸深度是否一致。胸廓两侧的呼吸活动度是否对称，呼吸时有无异常气味。

年龄	呼吸频率
新生儿	40～44次／分
1～12个月	30次左右／分
1～3岁	24次左右／分
4～6岁	22次左右／分

上表是不同年龄段宝宝呼吸状况，所列数字并非绝对，需结合具体情况分析。

一旦发现婴幼儿出现呼吸异常时，往往表示病情严重，应立即将其送往医院诊治。常见呼吸异常如下。

1. 呼吸增快

常见于发热、肺炎、哮喘、心力衰竭等情况。

2. 呼吸减慢

常见于安眠药中毒。

3. 呼吸困难

患儿出现呼吸费力、烦躁不安、口唇发青，常见于哮喘、肺气肿、心力衰竭等情况。

4. 潮式呼吸

呼吸逐渐加深加快，达到最高峰后，呼吸又变深、变浅、变慢，继而出现呼吸暂停数秒至半分钟，然后又周而复始。常见于颅脑疾病、严重心脏病、尿毒症等情况。

5. 酸中毒大呼吸

呼吸深而慢，常见于尿毒症、糖尿病昏迷等情况。

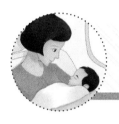

如何使用体温计

如果宝宝看起来面色苍白，觉得冷并且发抖，或者面色发红，接触前额干净发烫，就有可能是发烧了。此时可以给宝宝测体温。每隔几小时测一次，直到体温恢复正常。

人的正常体温在36℃～37℃之间，宝宝的体温可比成人体温高0.5℃左右。一般皮肤（腋下）测5分钟，为36℃～37℃；口腔（舌下）测2～3分钟，为36℃～37.4℃；肛门测2～3分钟，为36.2℃～38℃。高于前述体温，则为发烧。孩子的体温可能会在36℃～37.5℃之间波动。

常用的体温计分为水银体温计和数字体温计、耳温计三种。由于水银体温计容易被打碎，所以一般不推荐给家庭测量宝宝体温使用，后两种方式则更方便、简单、安全。除此之外，现在市面上也有一种额头测温贴使用很多，它实际是一种利用热敏板的热敏反应制成的体温指示带，根据热敏带发出的不同颜色的光来标记宝宝的体温。这种办法测量起来最方便快捷，尤其是在宝宝坐卧不安时更是如此，只需将测温贴放在宝宝前额即可（注意小心把手避开热感带），但它其实测量的是皮肤温度而不是体温，因此不是十分准确。故以下详细介绍下数字体温计和耳温计的用法。

1. 数字温度计

数字温度计更不容易碎，几乎适用于所有年龄段的儿童，它使用方便，可以放入宝宝口中、腋下或插入肛门里。

（1）腋下：腋下测体温法是最安全、简便、卫生的，尤其适合宝宝。腋下测体温时，若宝宝出汗较多，应先用干毛巾拭去腋窝的汗水，再把体温表的水银端插入腋窝中，让宝宝夹紧，5分钟后取出读数。注意测体温时不能隔着衣服，或在洗澡后、冷敷后20分钟内进行，以免测得的体温不准确。

（2）口腔：让孩子张开嘴，并抬高他的舌头，将温度计放在他的舌头下，并让他的舌尖伸到下门牙后面，以夹住温度计。让他闭合嘴唇，但不要咬合牙齿。等到温度计发出哔哔声，拿到窗口读。

（3）**肛门**：让宝宝俯卧，用润滑剂涂于温度计头部，轻轻插入肛门测量 2～3 分钟，取出正确读数，使用后需要消毒备用。使用肛表所测得的直肠温度可比腋下测得的温度高 0.5℃ 左右，读数最为精确。

2. 耳温计

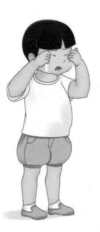
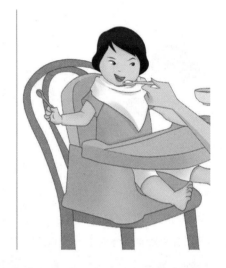

耳温计能准确地在几秒钟内读出数值，极为快捷。使用时，确保放好的滤光镜头是干净的，把幼儿的耳朵轻轻后拉，插入耳温计直到耳道被封闭。按一下顶部的按钮，只需 1～2 秒后取出即可。

体温的高低与许多因素有关，如哭闹、进食活动、室温过高、衣着过多等都会使体温升高，所以在宝宝吃饭、喝水、运动出汗等情况下要休息半小时后再测量体温。保证在安静状态下测体温，宝宝哭闹时应设法让其停止啼哭。正常情况下，在夜里睡着的时候宝宝的体温会达到最低值，下午达到最高值。尽管你能够通过看孩子的样子和用手摸额头确定他是否发烧，但仍需要测量他的体温。然而，不要完全依赖温度计数值来判断孩子的健康。孩子没有发烧或体温不是很高也会病得很严重，所以必须同时考虑到其他症状。

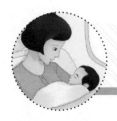

如何给宝宝降温

低热的处理

低热是指体温虽然超过正常，但在 38℃ 以下。低热的原因很多，以轻症的感染如感冒多见。低热的孩子常常没有明显的不舒服。应当让低热的孩子多饮水，多休息，吃清淡的饮食，以利恢复。因为发热时人体散热消耗的水分是肉眼看不到的，所以要注意补充消耗的水分。多饮水，还可以促进体内毒素的排出。喝过凉、太甜的饮料并不合适，可以喝淡的糖水、温开水。多休息有利于体力恢复。为了休息好，要把环境安排得安静、舒适，空气流通而不干燥。饮食要清淡，以营养丰富、易于消化、不油腻为原则。还应记住，低热一般不用退热药，护理是非常重要的。低热 1～2 周以上，应就医查明原因。

 # 高热的处理

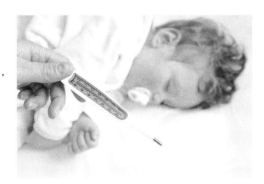

　　发热是宝宝常见的症状。体温超过 38℃时，孩子应少穿衣服，被子也要比平时薄些。如果孩子觉得冷，手足凉时可多穿一些，如果出汗应及时换上干净的衣服。有的家长给孩子"捂汗"（为了发汗而包裹很厚），这是不合适的，因为这样孩子会感到不舒服，哭闹不安而消耗体力，热度也会升高。

1. 温水洗浴擦身

　　体温 38℃时应注意喂水以保证液量（包括水、奶、饮料）。高热 38.5℃以上酌情用退热药；首选物理降温方法，如温水洗浴擦身。此方法是：以温湿的毛巾反复敷前额部或胸、腹部或把毛巾浸泡温水后拧半干，放在前胸、腹部及前额。如果用冰块外敷，则不应直接接触皮肤，发热时也可用热水拧干后的毛巾擦身，有条件也可以洗温水澡。同时，要查明发热原因，进行相应的治疗。

2. 慎用退热药

　　目前市售的退热药有多种，应按医嘱应用。有些退热药，如消炎痛栓的退热作用甚强，如应用不当可导致体温太低、出汗、虚脱，不要给宝宝随便应用。新生儿不宜用退热药，如有发热应请医生查明病因及时治疗。因发热只是一症状，可由多种疾病引起，所以退热药等的应用仅为对症处理，关键问题在于找出病因，针对病因采取相应治疗措施，病因去除了，体温自然就会降至正常了。

3. 酒精擦浴

　　如果你发现孩子精神不好，脸发红，摸额头感到烫手或是测体温 39℃左右，这时就说明孩子是发高热了，现在并不提倡酒精擦浴，担心酒精经皮肤吸收而且降温过快反而引起不适。如应用酒精擦浴也要注意。酒精的浓度要求 30%～40%，但市售消毒酒精的浓度是 75%，因此用时要加 1 倍的水。你可以用纱布或小毛巾蘸上 30%～40%的酒精擦孩子身上的大血管区域，即：腋窝、颈部、大腿根部，以及前胸等部位，轻轻地擦至局部皮肤微红为止。要注意别让酒精流到外阴及眼部，以免引起刺激与不适。对于高热的物理降温见上题。

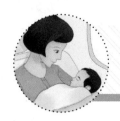

宝宝生病的信号

宝宝得病之前有不少信号，我们的家长要多观察多注意。

1. 行为异常

婴儿不会说话，他无法用语言告诉你哪里不舒服，但他的身体会"说话"。如果他出现目光呆滞、反应缓慢、过度睡眠或难以入睡，持续不断地哭闹等现象都预示着什么地方出问题了。

2. 疼痛

婴儿的身体疼痛会让他表现得烦躁易怒，而且不容易安慰，甚至喂奶都很艰难。如果婴儿在平躺时尖声的哭闹可能是耳部感染引起。

3. 呼吸障碍

如果看到孩子呼吸时有憋气的现象或有持续不断的咳嗽影响了睡眠就要去检查。

四肢柔软无力：婴儿的四肢无力或者不会摆动四肢，幼儿步态异常，都要去医院检查。

4. 颜色改变

宝宝手指甲、脚趾甲发青，或者脸色发青或苍白，预示着呼吸或循环系统存在问题。宝宝的皮肤发黄可能暗示出黄疸或肝脏有异常。

5. 皮疹

孩子皮肤上出现的色斑、水疱、溃疡、疹子或者任何发红的、流液的、脱皮的斑点都需要医学诊断。

6. 皮肤感染

任何发热、红肿或疼痛的部位有扩展迹象都要看医生。

7. 不愈合的小伤口

手上割破一个小伤口问题不大，但如果你看到伤口处变得发红、发黄或流脓，或者两天后变得疼痛或更厉害就要去看医生。

8. 流鼻血不易止住

如果孩子流鼻血，你捏住他的

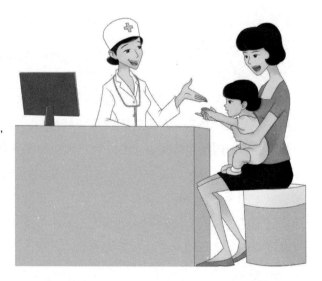

鼻子或者在鼻子上敷了冰袋，过了 10 分钟发现鼻血仍然没有止住，应该马上去看医生。

9. 持续发热

发热是人体对抗某种感染的反应。如果宝宝偶尔体温略高持续时间很短，而且身体其他方面很正常，我们就不用担心。但是，高热或低热伴随着精神萎靡就要及时看医生。

10. 呕吐或腹泻

婴儿呕吐虽然让父母烦恼，但有的并不严重。有些吐奶并不意味着疾病，而是生理现象。但如果呕吐伴随着精神不振，显出病态，或是呕吐的频率和数量比较严重，就要看医生了。腹泻也是如此。

11. 尿量的变化

宝宝尿量显著的增多或减少可能意味着宝宝的泌尿系统出现问题，我们要带宝宝去看医生。

12. 大便异常

大便的频率或颜色、性状的异常改变要如实告诉医生。

13. 阴囊胀大或疼痛（男孩）

这可能是因为疝气或阴囊未正常下降引起的。

14. 上身出现多处青紫

任何不明原因的青紫都需要经医生的仔细检查。

15. 轻微症状变得更严重或无法解决

感冒一般 2 周后会自愈，如果在此期间孩子发热或咳嗽应去看医生。

16. 眼睑、手或脚出现肿胀

任何水肿都需要注意观察，找到原因。

17. 眼怕光或流泪

可能是结膜炎也可能是眼部有异物。

18. 逐渐加剧的腹部疼痛

轻微腹痛的孩子可能会扭动不安，一般在你轻轻地按揉腹部后就会有所好转。如果他不让你动他的肚子，宁愿自己待着而且无法站立，可能是阑尾炎或其他问题。

19. 腹部胀大

腹部的异常胀大或柔软值得警惕。

20. 肚脐或大腿根部突出

这可能显示有疝气存在。

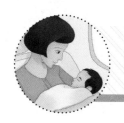

哪些情况要马上送宝宝去医院

当宝宝不舒服时，你很可能会拿不定主意，是否应该立刻带他去医院。以下汇总了一些情况，一旦出现，应立即带孩子去医院，否则也许可能造成无法挽回的后果。

1. 呼吸困难

如果孩子在白天感冒了，夜晚可能会出现咳嗽，表明咽喉发炎，这是上呼吸道感染的现象。单纯的咳嗽可以在家里稍微处置，如让孩子呼吸清新空气或洗个淋浴以吸入水蒸气等得到缓解。但是如果孩子明显喘息，呼吸急促或非常缓慢，或者每次喘气会使肋骨随着牵动就要立刻看医生。

当然，咽喉发炎不是引起呼吸困难的唯一原因。其他原因如鼻窦炎、过敏反应等也会出现呼吸困难，这些需要医学诊断。如果孩子有慢性疾病如哮喘，疾病发作时也要去医院。另外还有一种情况更要警惕，即气管异物带来的呼吸困难，如果孩子不小心吞下异物阻塞气管，你能用正确处置方法帮他排除异物最好，否则就要以最快的速度带他去医院取出异物，恢复呼吸。

2. 呕吐绿色物体

通常情况下，一般的呕吐不必立刻去医院，但如果孩子的呕吐物是深绿色就很严重了。呕吐物的这种颜色通常显示胆汁分泌和作用异常，从而造成肠内消化异常。出现这种情况也应即刻去医院。

3. 惊厥

大多数情况下惊厥是体温快速升高造成的，这种高热惊厥会使孩子四肢抽动、紧咬牙关甚至昏迷。孩子的皮肤会出现淡蓝色，体温很高，双眼上翻，父母会极度惊慌。待孩子平定后去医院，医生会想办法使孩子的体温降下来，而且能够让孩子感觉舒服点，必要时做进一步检查。另外一种罕见情况是癫痫和脑膜炎引起的惊厥。如果孩子出现上述状况而体温却不高，惊厥的时间持续超过 3～5 分钟，要赶快拨打急救电话。

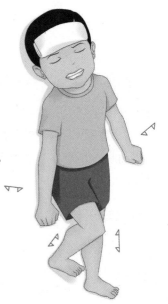

4. 脱水

婴儿和低年龄幼儿在发热、呕吐或腹泻的情况下很容易脱水，为避免出现脱水，在上述情况下最好每隔 15 分钟就喂孩子一点儿电解质液或者果汁等，无论如何要为他的身体补充水分。如果他拒绝喝水或者其他液体而出现眼窝深陷，嘴唇干裂，或前囟凹陷，必须立刻去医院。脱水不容忽视，严重时可能引起休克甚至死亡。

5. 头部受伤

孩子从床上跌落或走不稳跌倒是很常见的现象，一般不严重。但如果跌落或跌倒后出现意识不清甚至昏迷，视物模糊，或者喷射状呕吐现象，表明情况严重，可能是脑震荡，不要迟疑立刻看医生。

6. 剧烈腹痛

大多数腹痛是病毒感染引起的，或只是单纯胀气，但个别情况是阑尾炎或肺炎造成的。如果孩子抓着胃部在床上翻转不安，或是用膝盖顶着胸部，而且尖声哭闹，无法控制，要立刻去医院。

7. 尿中或大便中带血

孩子尿中或大便中出现一点血迹有时无须担心，也许只是轻微的肠管撕裂。但出现这种症状还是要去看医生以排除胃肠道异常，如梗阻或胃壁撕裂等。父母的直觉也很重要，假如你的直觉告诉你确实有问题，那就不要迟疑马上看医生。

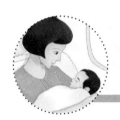

如何带宝宝就医

带宝宝去医院之前，要做好准备工作。比如，备好童车，冬天出门前包裹好宝宝，不能捂过多衣被，但要避免着凉，口罩、帽子、围巾备用，夏天要防晒。把宝宝放于童车中，或怀抱外出亦可，做好防风、雨、晒的准备。带一个背包，背包中的物品既要全面，又要轻巧，钱款和病历卡是较重要的一部分。如需急救，一边通知家长，一边打急救电话。

看病时，要向医生说明宝宝就诊的原因，包括主要症状和发病时间，叙述病情时一定要实事求是，切不可随意夸大病情。

每次就诊时最好带全上次患病过程的就诊记录。

如有腹泻，一般需做大便检查，最好在家里留好大便，否则无法当时进行化验。

在医生进行必要的检查后，对疾病做出诊断并开出处方时，要将宝宝是否有某些药物过敏史及时告诉医生，避免取药后不能用，如要打针要做好配合工作。取药物后要查对并了解具体用药的剂量和每日次数，了解何时复诊。

❶ 注意事项：

如果出现疑难病症、需要到权威医院就诊时，应事先了解家庭附近的一级、二级、三级医院的地址和路线、有关专家或专业门诊的时间和就诊情况，以免浪费时间，贻误治疗时机。

如果医生没有提出特别的要求，可以给宝宝吃各种喜欢吃的、容易消化的食物；但是如果宝宝没有食欲，就不要勉强。

宝宝生病期间，饮水是最重要的。如果发烧或者伴有呕吐，一定要给宝宝多喝水（每天不少于1升），最有营养的饮料是牛奶和水果汁。如果不喜欢喝牛奶，可以食用含牛奶的食品，如牛奶代用品、加味饮料、冰淇淋等。新鲜的水果汁含有丰富的维生素和矿物质。

在恢复期，宝宝食欲会有所增加，能补偿生病造成的营养缺乏，体重也会很快恢复。

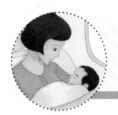

如何看化验单

带宝宝就医时，医生给宝宝检查完身体后一般会开一张化验单，多是以血、尿、便三大常规化验结果最为常见。化验单是医生进一步给宝宝诊断和治疗的依据，但没有医学背景的妈妈往往看起化验单来一头雾水。其实掌握了以下几点，看懂化验单并不难。

如何看尿常规化验单

尿常规检查即对宝宝尿液的颜色、气味、酸碱反应、比重、尿蛋白、尿糖、尿酮体、尿胆原等项目进行检查。因此，相应地在化验单上也会出现这些项目的数据。

一般来说，妈妈们会看到"－"、"±"、"＋"这样的符号，它们在化验单上代表的是化验结果，"－"代表正常；"±"表示可疑；"＋"表示检查结果为阳性，即异常。如果"＋"不止一个，则从一个到"＋＋＋＋"分别代表不同的严重程度。某些医院的尿常规化验单还会在异常的项目上以"※"做出重点标记。

如何看血常规化验单

一旦出现了发烧、面色苍白、精神萎靡、身上有出血点等状况，宝宝就需要化验血常规了。一般来说，血常规是用来衡量血液变化的化验项目，它不仅反映了宝宝身体是否受到感染，而且还能够简易判定感染类型是病毒还是细菌。另外，它还可以表明宝宝的营养状况，判断宝宝是否贫血。

1. 看参考范围及特殊符号

查看血常规化验单时，妈妈们会发现检验结果异常的项目后面会有一个升降符号，如果是"↓"或"L"，提示结果低于正常，而如果是"↑"或"H"，提示结果高于正常。事实上，妈妈们并不需要弄清楚单子上所列的全部项目，一般而言，看懂最重要的白细胞、红细胞、血红蛋白和血小板这四项已经能基本满足需求。对于不同日龄、月龄和年龄段的宝宝而言，白

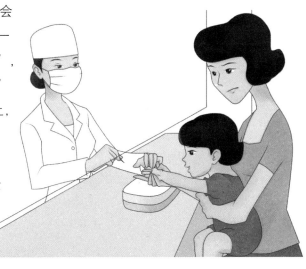

细胞等项目的具体参考值还有一定的差异，所以对照参考范围也很重要。

2. 看红细胞计数 (RBC) 和血红蛋白测定 (HGB)

血常规化验单的第一项就是红细胞计数的检查，我们知道红细胞的主要作用就是给全身的各组织器官输送氧气，并把体内产生的二氧化碳排出体外，而完成这项功能的主要就是依靠红细胞内的一种蛋白质，这就是血红蛋白 (Hb)。正常情况下，红细胞的数量和血红蛋白含量的比例大致是相对固定的，但是在发生贫血的情况下，它们之间的比值就会发生变化，如发生低色素性贫血时，血红蛋白含量的降低就会十分明显，红细胞和血红蛋白的比例就会升高。所以在看化验单时，首先要注意这两项数值。

3. 看白细胞计数 (WBC) 和白细胞分类计数 (DC)

血液中的白细胞包括中性粒细胞、嗜碱性粒细胞、淋巴细胞。化验单中的白细胞计数 (WBC) 是指测定血液中白细胞的总数，而分类计数是指各种白细胞的百分比。由于各种白细胞的生理功能不同，所以如果宝宝的病情不一样，也会引起不同类型白细胞的数量发生变化。

一般而言，我们只要掌握白细胞计数、中性粒细胞 (N) 和淋巴细胞 (L) 的分类就可以了，因为在平常的生活中，医生是根据白细胞的数量来判断宝宝是否受到了身体感染，然后再根据白细胞分类来判断是什么类型的感染，这样对判断使用药物的类型会很有帮助。妈妈想要看懂这个很容易，如果中性粒细胞的数量，也就是 N 的数目增多，那么就说明这是细菌性的感染，如果是淋巴细胞数量增多，也就是 L 的数目增多，就说明是病毒性的感染。

值得注意的是一些抵抗力很差的新生宝宝受到感染时，白细胞总数常不增多，但是中性粒细胞仍然显著增高，这就说明宝宝得的感染较为严重。

4. 看血小板计数 (PLT)

众所周知，血小板的主要功能就是凝血，如果没有它，一旦宝宝的皮肤出血，或者有一点点小伤口，都会流血不止，甚至有生命危险。一般而言，血小板的计数是我们在观察化验单时应该注意的第三个重点，如果血小板减少的话，宝宝就有可能存在凝血方面的问题。

如果血小板计数高于正常，可能与红细胞增多症、慢性骨髓性白血病、骨髓纤维化、慢性感染性疾病或急性感染恢复期有关。如果低于正常，可能会有出血倾向，发生凝血功能障碍、凝血情形不良的可能性大大增加，宝宝可能会有出血不止、皮肤下散在出血点或瘀斑等情况出现，提醒妈妈一定要尽早去医院做进一步检查。

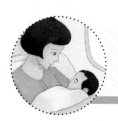

如何给宝宝吃药

给宝宝喂药是家长普遍感到头痛的事，往往大人累得满头大汗，宝宝哭得声嘶力竭，仍然无法把药喂下去。一些家长为了让孩子把药吃进去，经常采取打骂、恐吓或捏鼻子硬灌等方法，结果往往事与愿违。下面介绍如何根据宝宝年龄特点采取不同的服药方法。

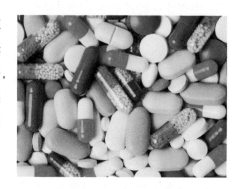

1. 给婴儿吃药

给婴儿服用的药物剂型一般选择糖浆、冲剂、散剂。喂服散剂前，先用少量温开水将药溶解后再喂。如果药味很苦，可加适量白糖，或先喂婴儿少量白糖水然后再喂药。喂药时将婴儿抱在腿上，用大拇指轻轻按一下宝宝的下巴，让婴儿张嘴，用小勺或滴管取少量药液，将药液从嘴角送入口中，稍停一会儿，等婴儿快咽下去时再把勺抽出来。婴儿哭闹时不要喂药，待安静下来再喂，以免药液呛入气管或引起呕吐。另外，不要将药与奶混在一起喂，这样可能会使婴儿产生厌乳或影响药效。喂药后可喂少量白开水将口中残留的药冲下去，但服止咳糖浆后不要立即喂水，因为留在口腔和咽部的药可以缓和刺激，减轻咳嗽。

2. 给幼儿吃药

长大一些的宝宝味觉已充分发育，相当敏感，故可能更抗拒吃药，需要两人合作完成喂药活动。一人将幼儿抱起或采取半卧位，在脖子下围上小毛巾，并将宝宝双手固定，双

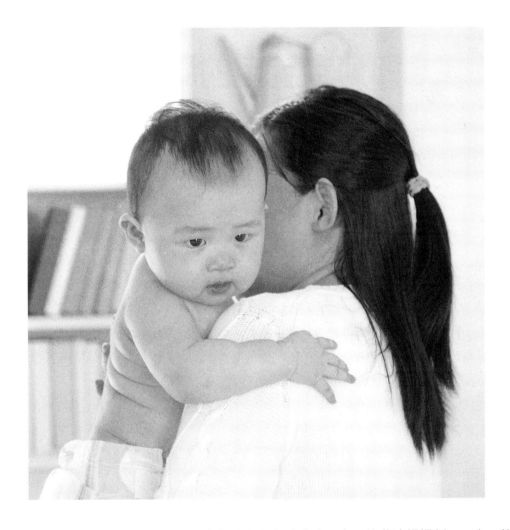

足夹在家长双腿之间，另一人用小药杯或小勺紧贴宝宝口角，让药液慢慢倒入口中，等宝宝有了吞咽动作后才移开药杯，如果宝宝不肯张嘴，喂药者的左手用拇指与中指捏住宝宝的双颊，迫使口腔微微张开，缓缓地倒下药水并让其吞咽下去，然后移去药杯。服药完毕后，再喂少量温开水，并将宝宝竖直抱起，并轻拍背部，排出胃内空气，避免呕吐。

另外，也可用注射器喂药，简单而又快捷。可准备一支消过毒的没有针头的注射器（再次使用时可以清洗后用开水烫一下）；将要吃的药抽入注射器；把宝宝抱好，头要靠好不能乱动，妈妈一个人喂药时最好将宝宝的头靠在妈妈的身上；将注射器放入嘴的一侧，尽量往里放，分几次将药打入；喂完药后可以给宝宝一点儿水将嘴里剩余的药味冲掉。

需注意的是，无论你是使用注射器还是塑料量勺给孩子吃药，在开始喂药前必须先测出剂量。如果你给孩子处方药，确保你已经明白医生的指导，并严格按照要求给药。如果给的是非处方药，应非常仔细地阅读包装上的说明。如果你仍不确定，咨询你的医生或药剂师。

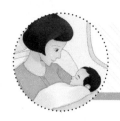

如何给宝宝的眼、耳、鼻用药

相对喂宝宝吃口服药，给宝宝的眼、耳、鼻这些特殊部位用药更需要一些技术。

1. 眼内用药

用药方法：滴眼药水时，让宝宝取仰卧位或坐位，头略向后仰，眼睛向上看。父母用左手拇指或棉签轻轻扒开他的下睑，露出下结膜囊，右手拿眼药瓶或滴管将眼药水滴入结膜囊内，将上睑稍提起再轻合上，使整个结膜囊内充盈眼药水，之后再让宝宝闭眼2分钟。如果眼部附有分泌物或眼膏，应先用消毒棉签拭去，再滴眼药水。涂眼膏时，在露出下结膜囊后，父母手拿眼膏将一个米粒大小的药物直接挤入结膜囊内。并让宝宝闭目2分钟左右，再用棉签或棉球擦净睑缘及睫毛上的油膏。有的宝宝因为年龄小不合作，可以让宝宝仰卧在床上或桌上，让一个人固定他的手臂、上身和腿部，另一人用手固定他的头部，父母再给他点药。

注意事项：爸爸妈妈在操作前应先洗手；点药前一定要先核对药名、浓度、不可搞错，对于无标签或过期的药物一定不要用。

2. 耳内用药

用药方法：给宝宝用药之前，爸爸将其以侧卧位斜抱在怀里，按住头部，如果宝宝不配合，爸爸要用膝盖夹住宝宝的双腿，以防宝宝扭动。妈妈用左手将宝宝的耳郭向后下方轻轻牵引，以便拉直外耳道，利于药液顺利流入，拉直耳道也便于查看耳道内有无异常分泌物，再用右手将药液对准耳道后壁滴入，每次1～2滴即可。滴完后用手指轻轻按压宝宝的耳郭，这时，不要急着让宝宝马上直立起来，应该让他保持原位3～5分钟，等药液慢慢渗入外耳道再站立。

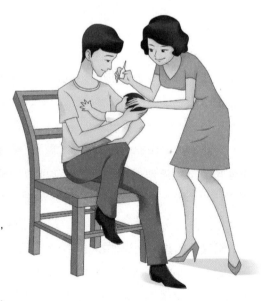

注意事项：给宝宝耳内用药时，要尽量使药液温度与体温相近，如果过凉要加下温，以免滴入后出现恶心、呕吐等不良反应，而且不能把滴管或是药瓶碰到宝宝的外耳道壁，以免感染。

3. 鼻内用药

用药方法： 让宝宝坐立或仰卧，头尽量往后仰。妈妈用左手手指轻轻推起宝宝的鼻尖，以使鼻腔充分暴露，右手持滴管对准宝宝鼻孔，沿着鼻腔壁缓缓滴入药液。然后，父母用手指尖轻轻压住宝宝的鼻翼，让药液与宝宝的鼻黏膜充分接触。滴药后不要让宝宝立即抬头或站立，最好让他静坐或静卧 2 分钟左右，特别是患鼻窦炎的宝宝更应多待一会儿，以使药液充分流入和接触鼻腔。为了使药水不流到宝宝的喉咙里，宝宝坐立滴药时，父母应让他的身体靠在椅背，头往后仰，鼻孔朝上；而仰卧位时，可把枕头垫在宝宝的肩背下，以使头部往后仰，鼻孔向上。对于不合作的宝宝，可以趁他熟睡后再滴药。此外，有的滴鼻药有苦味，一旦流入喉咙壁，会让宝宝不舒服，可以在滴药后用清水漱漱口，清除咽部残留药液。

注意事项： 给宝宝鼻内用药前应清除鼻腔内的分泌物，动作要轻柔，以免损伤宝宝幼嫩的鼻腔黏膜。

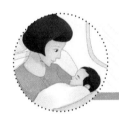

高热惊厥及其紧急处理

婴幼儿高热惊厥是比较常见的一种症状。它是指因高热引起的抽风，多见于 6 个月～6 岁的孩子，6 个月～2 岁的孩子更容易发生高热惊厥。引起高热惊厥的疾病常常不是什么重病，一般多为上呼吸道感染或其他使体温超过 38℃的疾病。其特点是随着体温突然升高而很快发生惊厥，表现为全身抽动，意识丧失，脸色很难看，但持续时间很短暂，为 1～3 分钟，抽风清醒或是睡一会儿精神又恢复了。若是发热几天以后才抽风，则多不是高热惊厥了，说明另有原因，需要明确诊断才是。

1. 高危因素

父母一定很关心，若是孩子发生过高热惊厥，会不会有什么后遗症呢？一般来说大多数孩子预后良好，到了 6 岁以后高热惊厥可能不再发生了。但有少数患儿存在一些高危因素，可能后遗智力低下、癫痫、行为异常等，必须引起重视。

高危因素有：

（1）第一次发病在 1 岁以内。

（2）一次发作抽风的时间长，如超过 10 分钟。

（3）高热惊厥已有发作在 1 次以上的病史。

（4）复发次数越多，预后越差，复发 10 次以上有半数预后不好。

（5）抽风不是全身抽动而表现为局部肢体抽动者。

（6）家族中有高热惊厥者或癫痫病人。

（7）发作前已经有精神系统异常。

如果有以上1～2项高危因素存在，千万不要大意，要请医生进一步诊治。并请注意，若是抽风持续时间较长（10分钟以上），不发热也抽风，以及抽风以后昏迷不醒、肢体不活动等都应该就医，进行仔细检查。

2. 惊厥时的紧急处理

如果孩子突然发生抽风，家长千万不要惊慌。有的家长吓得一边大声叫喊，一边拍打孩子；孩子抽风时全身发挺、两眼发直，有的家长摇晃着孩子，又把孩子扶起来用力弯曲他的身体，这都不妥当。

应当采取的姿势是让孩子安静地躺在床上或桌子上，不要用枕头，大人用手掌心贴在孩子的下颌上，把孩子的头稍稍抬起脸向侧面，抬起下颌以使气管通畅以利于呼吸；为了防止孩子嘴里的黏液被吸入气管，应该把头歪向一侧；同时把衣领扣子解开，这样便于呼吸。

抽风时孩子不会咬自己的舌头，牙关大多咬得很紧，不必塞入用布包着的筷子、手指、小勺，因为往往因牙关紧闭强行放入反而造成局部损伤，这对孩子是不利的。为了制止抽风的发作，你可以用指甲按压孩子的人中穴（在鼻子和嘴唇之间的上1／3处）；如有高热也应及时处理。紧急处置后，即应将孩子送到医院，去做进一步的检查及治疗。

在婴儿抽风时，大人要细心观察以下情况并告知医生：抽风时孩子是全身抽动还是局部抽动？是不是颤抖？眼珠的位置斜视吗？抽了几分钟？恢复正常情况如何？发热与抽风的关系怎么样？发热多久出现抽风？发热的温度是多少？以往发热有没有类似情况（如果有，应补充以往的病史）？有没有其他症状（如呕吐等）？抽风恢复的情况如何？妈妈呼唤有反应吗？昏睡有多久才醒？

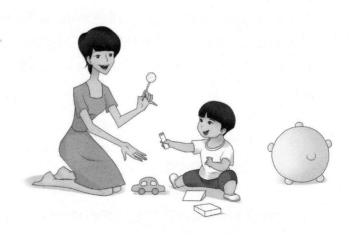

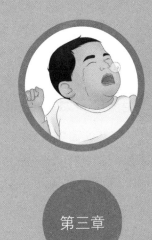

第三章

0～6岁宝宝常见病

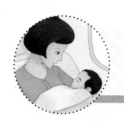

新生儿常见问题

 ## 新生儿呼吸困难

新生儿如果出现呼吸困难是应当及时诊治的，家长可以注意观察以免延误病情。健康新生儿安静时每分钟呼吸 40 次左右，哭叫时可达 80 次 / 分，如果连续观察呼吸超过 60 ～ 70 次 / 分钟，就称为呼吸增快，持续低于 15 ～ 20 次 / 分钟，就称为呼吸减慢，都是应该重视的。呼吸困难时常有三凹征（胸骨上、肋间、剑突下凹陷）与鼻翼翕动，若出现呼气性呻吟声、呼吸不规则，皮肤发青则表示病情更为严重。

呼吸困难和青紫常常表示心肺疾病，常见的是肺炎、肺透明膜病、败血症、脑膜炎，以及先天性疾病等。由于呼吸困难是严重的症候，故应尽早明确病因，合理治疗。

可能引起新生儿神经系统后遗症的主要疾病

1. 新生儿颅内出血

如果是早产、出生窒息、新生儿体重不足 1500 克则应注意此病的可能，一旦发生不仅病死率高，即使存活也常有不同程度的神经系统后遗症。患儿可有发绀、吐奶、尖声哭叫、肌肉震颤、易惊厥、嗜睡、昏迷等症状。应紧急到医院治疗，护理上要减少搬动，适当抬高头部并保持安静。

2. 缺血缺氧性脑病

这是新生儿窒息后的严重并发症，病死率高。后遗症有智力低下、脑性瘫痪、癫痫等神经系统永久性损伤。如果新生儿有窒息，生后 1 周内就可有神经系统功能异常，如过度兴奋、下颌或肢体颤动，不愿吮奶，乃至反应差、嗜睡、全身软、抽搐昏迷。对可能发生本病的新生儿应加强监护，及时治疗；存活的新生儿应随访，针对病情采取干预措施。

 ## 新生儿体温不升

新生儿容易发生体温不升，如果身上发凉则一定是病态，要注意体温在 35℃ 以下或不升，哭声弱，则可能是新生儿硬肿病的表现，这种病在早产儿、出生有窒息的宝宝更容易发生，重时皮肤硬肿、发红，甚至暗红色，呼吸及心跳变慢，容易并发各种感染危及生命。所以，出生后头几天的新生儿保温很重要，室温 22℃ ～ 25℃ 为宜，妈妈像袋鼠一样把宝宝贴身搂抱着是很好的办法，如在寒冷季节出生更要特别小心，观察宝宝手足是否发凉，测体温正常在 36℃ 左右，换尿布、衣服时先把衣物包被温热而且动作要快，以防受凉，若用热水袋保温要放在包被之外，小心勿烫伤。

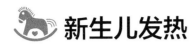 新生儿发热

　　新生儿发热是很常见的。新生儿出现发热
的症状不一定都是有病，因为
新生儿，尤其是早产儿体温调
节功能不完善，产热能力不
足，又容易散热，产生体温波
动，且易受外界因素影响，夏
季气温 30℃ 左右时室温太高，
新生儿通过皮肤蒸发而散发体内热能，但
汗腺发育不完善，加之生后妈妈乳汁不多，水分摄
入又少导致散热障碍，出现哭闹、烦躁、皮肤潮红、尿少，称为新生儿脱水
热。这时只要适当使环境温度降低，补充水分即可缓解。冬季捂盖衣被太厚，可引起高热，
称为捂热综合征。应当注意新生儿对高热的耐受力差，较长时间的高热（体温 40℃ 以上）
是可以引起脑损伤的。

　　新生儿腋下体温超过 37℃ 提示为发热。发热是常见的症状，首先要注意是什么原因
引起的，以便针对原因治疗。单就发热这一症状来讲，体温在 38℃ 以下，宝宝一般状态
好则可以先看看室温是否太高，房间温度 22℃～25℃ 为宜，如果天气热可以喂 5～10 毫
升的白开水或糖水，2 小时左右喂 1 次，打开包被或温水洗澡或擦身可有很好的降温作用，
但是注意别着凉。

　　新生儿是不能用退热药的，美林、泰诺林、阿司匹林都不应给新生儿用，以免出现
毒性反应。高热后容易出现大便干燥，甚至大便秘结，在家中临时的办法是切一个小肥
皂条，蘸上水塞入宝宝的肛门以利于通便，不要给宝宝喝蜂蜜水，更不能用泻药。

　　一般来说，新生儿发热（不是高热）并无病态时，应舒展全身，打开包被，喂水观察体温，
如经上述处理之后体温渐退，常常不是感染性疾病的发热。若是精神萎靡或哭闹，皮肤发白，
手足较凉，此时就不要大意，应该就医，及时诊断治疗。

新生儿黄疸

1. 生理性黄疸

　　黄疸是身体内胆红素增多引起皮肤及眼巩膜（俗称"白眼珠"）发黄，新生儿都有
生理性黄疸，这是由于新生儿胆红素增多所致，新生儿的红细胞寿命短（只有 70～90 天，

成人为 120 天）；胎儿在母体内是生活在低氧环境，有比较多的红细胞，出生后有了呼吸，血氧也增高，过多的红细胞就破坏了，加上新生儿肝脏不成熟、出生后肠内没有什么细菌，促使胆红素在肠内吸收，诸多因素都可使胆红素增高，出现黄疸。

生理性黄疸在出生后 2～3 天时出现，新生儿没有什么不适，其黄疸程度有个体差异，尤其有种族之差别。一般生后 4～5 天黄疸最明显，1～2 周渐渐消退。早产儿的黄疸常常较重，可延至 2～4 周才消退。对生理性黄疸的新生儿多给喂水或葡萄糖水，无须治疗。生后早喂奶，促使胎便排出是可以减轻生理性黄疸的。

2. 母乳性黄疸

母乳性黄疸的原因与新生儿胆红素代谢的特点有关，确切原因仍待研究。母乳性黄疸的新生儿并没有什么特殊的症状，只是在新生儿生理性黄疸期间黄疸比较重或在生理性黄疸减轻后又加重，可在停母乳或改人工喂养后 3～5 天黄疸自然减轻，再喂又稍加重，但最终也会消退，可延长到 6 周，甚至 12 周。在暂停母乳时，可将母乳吸出，以利于黄疸消退后恢复母乳喂养。由于母乳性黄疸的预后良好，继续喂母乳时新生儿黄疸也可渐渐消退，也有主张无须停喂母乳。

3. 要注意新生儿黄疸的出现和消退时间

正常的新生儿可以出现黄疸，表现为皮肤发黄，称为生理性黄疸。一般在出生 24 小时后出现，1 周内渐渐减轻，10～14 天基本消退。如果黄疸出现得早而重，且消退很慢，就应该注意以下异常情况的可能。

（1）黄疸若在出生后 12 小时前后出现，又很重，就有溶血症的可能。

（2）肝胆疾病、细菌感染、缺氧、温度太低、药物作用都可使黄疸加重或消退延迟，应该进行相应的诊治。

（3）新生儿，尤其是早产，低体重儿，黄疸严重时可以发生"核黄疸"，出现神经系统的症状如抽风等。核黄疸使脑部受损，即使存活下来，将来也可能留下后遗症。因此，应重视新生儿黄疸的出现和消退时间。如有异常及时诊治。

4. 新生儿病理性黄疸

首先应当了解，如果新生儿黄疸过早（生后24小时内）出现或消退过迟（超过2～4周）并有逐渐加重的趋势，应当引起注意，检查血胆红素是可靠的检验项目。足月儿血清胆红素＞ 220.6 微摩／升（＞ 12.9 毫克／分升）、早产儿＞ 255 微摩／升（＞ 15 毫克／分升），或血清胆红素每天上升超过＞ 85 微摩／升（5 毫克／分升）时，都应考虑有病理性可能，应进一步详查。病理性黄疸的原因，不外乎三大类：红细胞破坏过多；肝脏功能低下；胆汁不能正常排出。

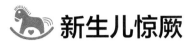

新生儿惊厥

　　新生儿惊厥是一个症状，可见于多种疾病，应该及时找到原因以便处理。新生儿惊厥有的很轻，并无规律，与正常活动难以区分，有的抽动很严重。正常足月新生儿在打开包被时可以看到其肢体屈曲，上肢呈"W"形，下肢是"M"形，两手握拳，由于皮肤受外环境如包被外凉一些的空气刺激，肢体可以出现大的震颤或徐缓的手足抖动，乃至踝部、膝部、颈下的小抖动，这都是正常的。如果突然出现肌肉紧张度的改变，肢体强直，反复肢体某一部位抽搐，头向后仰或同时有眨眼、斜视、嘴的动作等则应考虑是出现惊厥。新生儿窒息，产伤及早产儿的颅内出血、脑膜炎、低钙等都可出现惊厥。应当迅速针对病因做合理治疗。

新生儿呕血和便血

　　消化道出血是新生儿一种重要的症状，如果新生儿一般情况好，而因分娩时咽下产道中的血或吸入乳头皲裂糜烂处的血，就是假性呕血或便血。若是出现黑色便往往是上消化道出血，带有胆汁的血性呕吐物者常常是下消化道出血，如果失血量大又延误治疗都可有生命危险。新生儿生后 2 ～ 6 天呕血首先要考虑新生儿出血症，用维生素 K_1 治疗效果很好。

　　一些消化道出血性疾病，如反流性食管炎、呕吐、呕血、体重不增加，要让新生儿上身抬高，右侧卧位，用稠厚的乳类喂养，试用抗酸剂，预后良好。

新生儿皮肤血管瘤

　　皮肤血管瘤是宝宝的常见病，属于先天性血管畸形，是由残余胚胎血管形成的良性肿瘤，50% 以上发生于出生时或出生后不久，在新生儿中的发病率高达 1% ～ 2%。对部分省市 0 ～ 14 岁宝宝出生缺陷进行的大规模流行病学调查表明，发现皮肤血管瘤在所有出生缺陷中占首位。在临床上一般分为四种类型：

1. 鲜红斑痣

　　又称火焰色痣、毛细血管扩张痣及葡萄酒色痣等。是由于先天性毛细血管壁薄弱，皮肤表面的毛细血管扩张所致。一般在出生时或出生后不久出现，表现为一个或数个境界清楚的淡紫红色、淡紫色和红色的斑块；大小不等，不高出皮肤，压之易褪色，常在哭闹、用力或洗澡遇热时颜色加深。好发生于前额、鼻梁、颈后、后枕部头皮和两眉之间等部位。多为单侧，偶可见双侧，有时可累及黏膜。发生于前额、鼻梁、眉间及后枕部的鲜红斑痣，多在宝宝2岁前自行消退，不留痕迹，不需要治疗；较大、较广泛的往往会终身持续存在。

2. 草莓状血管瘤

又称毛细血管瘤或单纯血管瘤。一般于生后1个月左右出现。随年龄增长而逐渐增大，1～2岁内长到最大限度而逐渐缓慢消退。消退开始时颜色变暗，中央出现大小不等的色素减退和淡灰色斑点，逐渐扩大。损害处逐渐变薄、变平，最终完全或大部分变成萎缩瘢痕。皮肤损害以单发者多见，为圆形、半球形、分叶或不规则形状的、高出皮面的良性斑块。大小不一，可从米粒大小到草莓大小，少数甚至可覆盖一侧或整个肢体。其边界清楚，质地柔软，呈红色、紫红色，压之可褪色。

3. 海绵状血管瘤

出生时或出生后不久发生，也有于1岁后才发病的。损害一般较大，缓慢增长，好发于头皮和面部，常常累及口腔、咽颊黏膜处；呈圆形、扁平或不规则形状，为大小不等的、柔软的、高出皮面的隆起肿物，挤压后可缩小，有弹性。此型血管瘤可发生在内脏，如肝脏海绵状血管瘤；也可发生于肌肉间、骨间，为肌间海绵状血管瘤。巨大的海绵状血管瘤还可合并血小板减少症及紫癜。此型血管瘤以宝宝常见。年龄越小，出血越频繁，血小板越低，越容易出血。尤其是脑出血、呼吸困难、继发感染等，能危及生命。

4. 混合型血管瘤

即两种或两种以上血管瘤同时存在，以其中一种类型表现为主的血管瘤。60%的血管瘤发生于头面部，尤其是位于眼周、口周和鼻腔周围的血管瘤最常见。

皮肤血管瘤虽然是良性瘤，但由于其多数发生于暴露部位，因此严重地影响宝宝的容貌，特别是发生于颜面部位的血管瘤，如发生于一侧面部的海绵状或呈草莓状的血管瘤俗称"鸳鸯脸"，由于有碍容颜，对宝宝的心理打击是非常大的。血管瘤的传统治疗方法总体疗效并不令人满意，有不同程度的复发率，并可导致不同程度的后遗症，如局部溃疡、瘢痕形成、色素减退、局部皮肤萎缩等，个别还可导致严重的毁容。宝宝血管瘤的治疗应采取综合性治疗，不必急治。可每隔3～6个月到医院由专职医生进行随诊，观察其大小、颜色、厚度的变化，以决定是否可等待自行消退。一般适用于2岁以内宝宝的血管瘤。激光治疗一般适用于鲜红斑痣；敷贴及注射治疗适用于单纯毛细血管瘤及较小、较薄的海绵状血管瘤；冷冻，尤其棉棒冷冻治疗血管瘤，以2岁以内单纯毛细血管瘤宝宝的疗效最好。对于生长快，有毁容之虞，或较大的血管瘤还可以用电化疗法及早期选择用手术切除治疗。

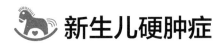 # 新生儿硬肿症

新生儿硬肿症指新生儿期由多种原因引起的皮肤和皮下脂肪变硬，伴有水肿、低体温的临床综合征。单纯由寒冷引起的又称新生儿寒冷损伤综合征，重症出现多器官功能损害。主要症状表现为体温不升、皮肤硬肿和器官功能损害。

1. 体温不升

体温过低，全身或肢端凉，体温常在 35℃ 以下，严重者可在 30℃ 以下。体温过低分产热良好与产热衰竭两种情况。产热良好者腋温高于肛温，大多病程短，硬肿面积小，属于轻型。产热衰竭者，腋温低于肛温，病程长，硬肿面积大，伴有多脏器功能衰竭，属于重型。

2. 皮肤硬肿

包括皮脂硬化和水肿两种情况。皮肤变硬，皮肤紧贴皮下组织不能提起。严重时肢体僵硬，不能活动，触之如硬橡皮样。皮肤呈暗红色或苍黄色，可伴水肿，指压呈凹陷性。

3. 器官功能损害

轻者，器官功能低下，表现为不吃、不哭、反应低下、心率慢或心电图及血生化异常；重者多器官功能衰竭，可发生休克、心力衰竭、肾功能衰竭及肺出血等。

患硬肿症的宝宝最好在医院治疗。护理硬肿的宝宝首先要做的就是恢复体温，使宝宝体温不低于 35℃，一般病情较轻的宝宝，可放置在 26℃～28℃ 室温中，用已烘热的棉被、衣服和尿布，外置 60℃ 热水袋，使其逐渐复温。体温恢复后的宝宝需要补充足够的能量，保证热量供给。体温恢复至 34℃ 以上时，可开始喂奶，吸吮力弱的可用滴管喂奶或鼻饲，吸吮力增加后用小孔奶头试喂，无青紫发憋可逐渐加奶量，不能吃奶的宝宝应静脉给予营养液。宝宝因硬肿肢体活动受限，所以要给宝宝勤翻身，以防局部压伤。注意观察病情变化。重症宝宝可出现休克、肺出血等严重并发症而致死亡，需及时到医院抢救治疗。

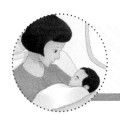 # 消化系统疾病

腹泻

腹泻是婴幼儿最常见的一种疾病，3 岁以下的孩子经常会有腹泻。据报道，每个儿童满 5 岁以前，大约罹患 10 次腹泻。腹泻也是儿童营养不良的主要原因。腹泻致死的主要原因是脱水，因此给腹泻患儿补充足够的液体至关重要。每一个家庭及社会都应该了解

腹泻的危害。

1.腹泻的常见原因

（1）腹泻的主要原因要追究到"病从口入"。粪便中的微生物由苍蝇、污染的手带到水、食物、餐具、饮水用具上，进入孩子口内；吃了腐败变质的食物也可引起腹泻。

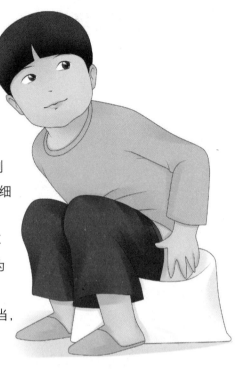

（2）长期应用抗生素可以因肠道直接受到刺激或菌群紊乱而发生腹泻。绝大多数抗生素只对细菌性感染有效，抗生素不应随便做预防用药。

（3）患各种肠道以外的感染，如肺炎、中耳炎等由于发热或病原体毒素影响也可有腹泻，称为症状性腹泻。

（4）婴幼儿的消化系统发育不成熟，喂养不当，如进食过多、食物成分改变，天气炎热时断奶等都可引起腹泻。

（5）气候改变引起感冒，睡觉时没盖好被子致腹部受凉，天气很热或衣着太厚而过热都是可能导致腹泻的诱因。

2.从婴儿大便的性状判断腹泻的原因

（1）大便绿色带少量黏液，便次增多，常表示肠蠕动亢进，见于饥饿时。

（2）大便外观似奶油状，有灰白色的皂块样物，表示脂肪消化不良。

（3）大便味酸臭、泡沫多，说明糖类（碳水化合物）消化不良，应减少淀粉类食物喂养。

（4）大便味甚臭、不成形，意味着蛋白质腐败作用增加，表示蛋白质消化不良，应减少奶量或冲稀。

（5）大便带绿色或黄色，蛋花汤样，常表示饮食不当，消化不良。

（6）大便稀水样，次数频，无腥臭味常为病毒性肠炎，以对症治疗为主。

（7）大便腥臭、黏液多或带脓血，表示为细菌感染，如痢疾与肠炎，应该积极治疗以控制感染。

3.腹泻的表现

婴幼儿腹泻的严重表现有以下几点，应当引起家长的重视：

（1）出现脱水征象，如眼窝下陷、眼球很少转动、口渴、口唇干燥、前囟下陷、皮肤松弛无弹性，严重时可有哭声无泪水、尿少等。这些症状说明病情严重，提示需要补液。

（2）不愿进食与喝水，并频繁呕吐。

（3）水泄频繁，1～2个小时内数次。

（4）发热或大便带脓血。

腹泻严重时应及时到医院诊治。

4. 腹泻时的喂养

（1）吃母奶的婴儿腹泻时仍应当继续吃母奶。如果孩子不能吸吮妈妈的乳头，可以把母奶挤在清洁的容器中用小勺喂。

（2）吃奶粉或牛奶的婴儿腹泻时，应在奶中加入相当于平时两倍的温开水，以补充丢失的水分。

（3）人们曾经认为腹泻的孩子不应该饮水，也不应该吃东西，这是不对的，腹泻的孩子也需继续进食，稀粥、米汤等都是可以用来补充孩子损失过多水分的适宜饮料。家庭也可自己配制一种简便饮料：8 小勺糖（约白糖 40 克或葡萄糖 20 克）和 1 小勺盐（约 3.5 克）溶于 1000 毫升凉开水或温开水中制成，当日服用，不要久放。若是呕吐应等几分钟再开始慢慢地喝，每次一小口，应该有耐心。

（4）幼儿一旦腹泻，食欲往往很差。应诱导孩子吃他喜欢吃的食物。给孩子准备一些他喜欢的饮料，如果鲜榨汁、菜汁以补充水分。易消化的食物是很重要的，每次少吃一点儿，可以多吃几次。可以让他适量吃些豆制品、鱼，或给他吃用瘦肉末做的软饭，面条里可以放一点儿芝麻油。可酌情食用酸奶及香蕉、苹果、菠萝等水果，还有色鲜、味美的食物。一般以现做现吃为好。每日进餐次数可增加至 5 ～ 6 次，即所谓少食多餐，以利于消化吸收，要慢慢地恢复到病前的饮食。

5. 口服补液盐

几乎所有的药房、商店、保健部门都备有给腹泻孩子准备的特殊饮料，这就是世界卫生组织的配方袋装的干粉状口服补液盐，简称"ORS"。口服补液盐的口袋上都注明应加一定量的水，如水太少有可能使腹泻恶化，水太多则效果不好。可用杯子加水搅匀后随时喂给孩子喝。按规定，口服补液盐每包内有：氯化钠 3.5 克，碳酸氢钠 2.5 克，氯化钾 1.5 克，葡萄糖粉 20 克，加凉开水或温开水 1000 毫升。ORS 是全电解质的，其渗透压偏高，不适于新生儿，急性腹泻请注意它仅供口服，按照脱水的情况由医生告知用量，切记这种饮料勿煮沸。

腹泻时排出稀便，大便次数增多，丢失了水分和盐类。在补给盐类的同时加入适量的糖，是为了促进水和盐的吸收，这种作用是其他各种药物成分所不能替代的。ORS 的配方是经过研究得知一定量的糖分可以介导盐和水进入体内，以补充腹泻时的损失而设计配成的，它的效果已被世界公认。口服补液盐是腹泻治疗方法的革命。无论在家庭或在医院内应用都有价值。

6. 婴幼儿腹泻的预防

（1）提倡母乳喂养，注意合理喂养，这对预防婴儿腹泻极为有利。

（2）在水源方面，我国城镇一般有自来水，乡村也有用井水、泉水或河水做饮用水的，不论什么水都应煮沸后给孩子喝。

（3）成人及小孩都应该养成在厕所大便的习惯，不要随地便溺，以免造成环境污染。

（4）接触食物前、饭前、喂婴幼儿前要先用肥皂洗手。

（5）饮用水及食物应该盖好，以免被病原微生物污染。

（6）食物要新鲜，现吃现做。

（7）要按计划免疫预防接种，预防接种可以提高孩子的抵抗力，防止一些疾病的发生。现已有轮状病毒疫苗可接种，轮状病毒是小儿腹泻的常见病原。

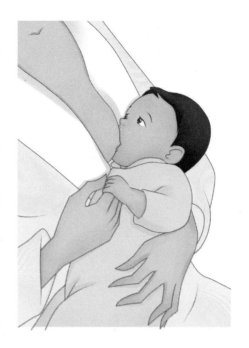

（8）处理好垃圾，防止苍蝇传播疾病，这在预防腹泻方面也有积极意义。

7. 农村家庭在环境卫生方面应该注意的问题

为了婴幼儿健康和防止疾病传播，对于农村家庭环境卫生方面特别提出几点小贴士：

（1）要正确地处理粪便、使用厕所。厕所应远离住房、道路、水源和小孩玩耍的地方。厕所应定期清扫、加盖，若没有厕所就应掩埋粪便。

（2）使用清洁水。没有管道水时，要使粪便与废水远离饮用水、洗澡水和洗涤用水。保持取水和盛水的桶、绳子、缸的清洁，水桶不放在地上，把水桶挂起，水缸加盖。

（3）让动物如猪、鸡、鸭远离饮用水。防止动物污染水源。

（4）从容器内取水时用清洁的勺或杯，手不要放入盛饮用水的容器内。即使看起来澄清的水，也可能含有病原微生物，应该将水煮沸再喝，婴幼儿的抵抗力比成人要差，必须喝煮沸后的水。

（5）有条件还应把家庭的垃圾烧掉或掩埋起来，也可预防疾病。

8. 生理性腹泻

生理性腹泻是指婴儿出生后或是经过一段时间经常有些腹泻，宝宝的大便次数可增多到每天6～7次，但是便内水分不多，色黄绿而无脓血，有不消化的食物成分。这种婴儿常是比较胖的，年龄多在6月以内，精神食欲与生长发育都好。这种腹泻可能是乳糖不耐受的一种特殊类型，在逐渐添加辅食以后大便的性状、次数都可渐渐转为正常，没有发热、呕吐等其他不适症状，被称为生理性腹泻。生理性腹泻是不需要治疗的。

婴儿肝炎综合征

1. 婴幼儿肝脏

婴幼儿的肝脏在正常情况下常常是可以摸到的。这是因为：①小孩的腹部肌肉较薄。②小孩的肝脏相对偏大。如出生时肝脏重为 120 ～ 130 克，是体重的 1 / 4，相对比成年人大。随着年龄增长，肝脏的重量相对地减少。到了青年时，肝脏重约 1200 克，仅占体重的 2.5% ～ 3.0%。

正常婴幼儿的肝脏往往可在右肋缘下摸到，大约为 2 厘米；3 岁以下幼儿的肝脏在右肋缘下 1 ～ 2 厘米，都是正常的。4 ～ 5 岁以后肝脏渐渐缩到肋下，但少数人也可以在右肋缘下摸到边缘。孩子的肝脏在腹部的剑突下边则更容易被摸到。所以不能认为婴幼儿能摸到肝脏是不正常。

2. 婴儿肝炎综合征四大特点

（1）在婴儿（包括新生儿）期发病。

（2）皮肤和巩膜（眼白）黄染，经查血证实是肝细胞损伤引起的黄疸。

（3）肝大，肝的质地异常。

（4）血中丙氨酸氨基转移酶增高。以上四大特点，如缺少一项也不能诊断。

3. 婴儿肝炎综合征病因

（1）**各种感染**：如病毒、细菌、寄生虫、真菌感染。我国以巨细胞病毒感染多见。

（2）**先天发育异常**：无胆管或胆管发育不良。

（3）**遗传代谢病**：如半乳糖血症、糖元累积症 IV 型等。

（4）**其他**：如血液病、药物中毒等。

4. 婴儿肝炎综合征预后

若是感染所致，大都可以恢复，但巨细胞病毒感染则可能有后遗智力低下、生长发育落后、听觉障碍等。先天性肝内胆管发育异常应请小儿外科会诊，如有必要并且有条件可以做肝移植，否则往往预后不好。肝功能衰竭、大出血、继发感染可见于严重的婴儿肝炎综合征。

如果怀疑本病，应当尽早诊断与治疗。

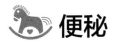 # 便秘

1. 正常排便次数

便秘是指大肠内存积过多或过久的废物，或大便太干太硬。由于每个孩子的习惯不同，便秘是没有绝对的日数限制的。出生后 1 周内的新生儿，平均每天排便 4 次，而哺喂母乳

的婴儿可以多至6～7次；1岁左右的幼儿约每天2次，到了4岁左右，就和大人差不多，每天2～3次，都算是正常。除了大便次数，大便质地的软硬，排便时是否很费力，伴有疼痛与否等，都可判别是否便秘。

宝宝若是多日不能正常排大便，大肠内的废物便会发酵，造成肚子鼓起。加之腹部不适，宝宝会经常哭闹，食欲减退，因肠胃吸收不良而影响身体发育，体重不增或减轻。更严重时，肠中积存过久的废物会产生毒素，以致伤害身体。

2.便秘原因

（1）**饮食因素**：婴儿饮食太少，饮食中糖量不足，大便量少。饮食中蛋白质量过高使大便呈碱性、干燥、次数减少。食物中含钙多也会引起便秘，如牛奶含钙比母乳多，因而牛奶喂养儿比母乳喂养儿发生便秘的机会多。过量补钙及过多摄入蛋白质营养物，如蛋白粉、牛初乳等也会造成便秘。蔬菜中的纤维可以刺激肠蠕动，促使排便。有些孩子不喜欢吃蔬菜，也是造成便秘的一个主要原因。

（2）**习惯因素**：由于生活没有规律或缺乏定时排便的训练，突然环境改变，均可出现便秘。

（3）**疾病因素**：佝偻病、营养不良、甲状腺功能低下的患儿常因腹肌张力差或肠蠕动减弱，便秘比较多见。肛裂或肛门周围炎症，大便时肛门口疼痛，孩子因怕痛而不解大便，以致发生便秘。先天性巨结肠的患儿，生后不久便有便秘、腹胀和呕吐。腹腔肿瘤压迫肠腔也可以引起便秘。

（4）**服用药物**：宝宝如因病服用抗生素等药物较多，肠道内菌群紊乱致正常肠内环境改变，肠蠕动减慢，肠功能紊乱而导致便秘。对于便秘的孩子除了疾病因素以外，尽量从饮食、运动方面着手。

3.便秘的防治

（1）**饮食调整**：牛奶喂养的婴儿便秘时，可将牛奶中的糖量增加，并增加水果汁，较大婴儿方可添加质量良好的蜂蜜。适当减少蛋白质类饮食，按年龄及消化力增加富含纤维的食物，增加谷类食物、蔬菜、水果等含渣食物。

（2）**食用益生菌**：调节肠道菌群的药物，如益生菌冲剂可加速肠道蠕动，利于大便排出。

（3）**按摩腹部**：以肚脐为中心，顺时针方向为宝宝按摩腹部，这样不仅可以帮助排便，而且有助消化。

（4）**排便训练**：3个月以上的婴儿就应当训练定时排便，若已经出现肛裂要在肛门周围涂以消炎的软膏。幼儿可在清晨或进食后坐便盆，养成每日定时排便的好习惯。

（5）**适当使用开塞露和缓泻药：**除非是多日便秘才临时用，务必不要常用开塞露、肥皂头通便。因为一旦养成习惯，正常的"排便反射"消失，便秘更难以纠正了。也不要经常服用缓泻药，因为婴儿消化功能不完善，用泻药后又可能导致腹泻。

鹅口疮

　　婴儿口腔炎最常见的是"鹅口疮"，是由一种叫做白色念珠菌的真菌感染所引起。奶瓶、乳头等都可能将它带入婴儿口腔，家长用纱布擦孩子的口腔黏膜，将黏膜擦伤，也会感染。白色念珠菌是人体内常见的条件致病菌，长期使用抗生素等药物、不注意口腔卫生、慢性腹泻、营养不良，都会并发本病。患鹅口疮时口腔黏膜及舌部稍有充血、水肿，经过1～2天后有乳白色乳凝块状物好似雪花片状附着在口腔黏膜上，不易擦拭。如果不治疗，严重时病变可能向下蔓延到食管及整个消化道。

　　一旦诊断为鹅口疮，可使用微生态疗法，大量补充益生菌抑制真菌生长。可以用2%碳酸氢钠溶液在喂奶前后清洁口腔或涂以中药冰硼散，病变广泛时可用制霉菌素涂患处。同时，注意口腔卫生，保持乳头清洁，奶具应严格消毒，不要用不洁的纱布擦洗口腔黏膜。

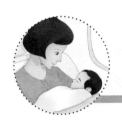

营养性疾病

营养不良

　　营养不良是由于长期进食营养物质不足，尤其是蛋白质和热能不足而引起的慢性营养缺乏，一些急、慢性疾病特别是长期腹泻，影响消化与吸收，先天性唇裂、腭裂影响进食，以及缺乏科学性喂养知识等均可造成营养不良。营养不良的孩子早期仅有体重不增、少动、不活泼等表现，进一步发展可以出现消瘦、贫血、便秘、消化不良，严重时精神差，智力与体格发育都受到影响，而且因为抵抗力差，所以容易发生感染，甚至因严重感染而死亡。本病是可以预防的，如宣传科学育儿，鼓励母奶喂养，合理的人工喂养和添加辅食，及时治疗急、慢性疾病等。3岁以前患营养不良，若没有及时纠正，尤其是女孩子，将来可能身材矮小、体弱多病，到了成年怀孕后也往往是生育低出生体重儿。低出生体重儿幼儿时期也容易患营养不良，如此形成恶性循环。所以，我们尤其要注意3岁以前孩子的健康成长，防止发生营养不良。

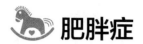

肥胖症

肥胖症也是一种营养紊乱的疾病，是营养过剩的结果，患儿的体重超出标准体重的20%，体内的脂肪量过多。对肥胖孩子也应注意用皮皱厚度作为脂肪含量的指标。

应当注意食物吃得过多可引起肥胖，人工喂养儿不要过早的添加淀粉食物，如果生后1～2个月就添加可促使婴儿肥胖，洋快餐可提供过高的热能，过多的热能转化成脂肪堆积在体内，宝宝会肥胖起来，应该引起家长的警惕。约有1／3患肥胖症的孩子可出现成人的肥胖症。肥胖儿高血压的发生率比非肥胖儿高7倍多，糖尿病、脂肪肝、呼吸通气不良、冠心病对肥胖的婴幼儿都有潜在的危险，肥胖儿抵抗力差，易患呼吸道感染，严重的肥胖儿肺泡换气不良，可出现低氧血症，红细胞增多，甚至心脏大，心力衰竭。还可有肾小球肥大，发生肥胖相关性肾小球疾病。所以，要从婴幼儿期注意膳食营养平衡，鼓励母乳喂养，监测生长发育状况，预防肥胖症的发生。

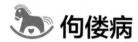

佝偻病

1. 佝偻病的表现

俗话说的软骨病在医学上称为维生素D缺乏性佝偻病（简称为佝偻病），缺乏维生素D，加之钙磷代谢不正常，婴幼儿就很有可能会得佝偻病，维生素D能促进体内钙与磷的吸收利用有助于骨钙化，是婴幼儿的常见病。这种病一般不会直接危及孩子生命，其重要意义在于可以使孩子抵抗力下降，容易并发肺炎、消化功能差，可患难治性腹泻等。此外，由于本病可以影响骨骼发育及造成骨骼不同程度的畸形，所以对孩子的生长发育有一定的影响。

婴幼儿的食品中包括乳类，而不论是母乳或牛奶含维生素D普遍不足；单靠食物是不能补足的，加之孩子生长发育快而未及时补充；或是晒阳光少；或因患呼吸道、消化道、肾脏疾病等，都可以造成维生素D的缺乏而发生佝偻病。本病在出生后2个月就可以开始出现症状，而在2～3岁以后就进入后遗症期，遗留下不同程度的骨骼畸形与牙齿改变。本病的防治应在新生儿期、婴儿期就开始。

佝偻病的早期症状在出生后2～5个月时渐渐出现，如烦躁不安、易惊、多汗、囟门大、出牙迟。婴幼儿期可以见到肋骨串珠、胸廓畸形（如鸡胸、漏斗胸）、腹大如蛙形，以及佝偻病性手镯（腕部膨大）。久坐后易发生脊柱弯曲，站立行走后下肢可出现"O"

型腿（膝内翻）或"X"型腿（膝外翻），重者步态不稳，左右摇摆似"鸭步"态。还可能发生一处或几处骨折。女孩的骨盆畸形于成年后可致难产。

2. 佝偻病的预防和治疗佝偻病的发病原因

3岁以前体内维生素D不足而致钙磷代谢不正常造成的。因为钙磷是骨骼的主要成分。有的家长认为佝偻病就是由于缺钙所致，以为多吃钙片、钙粉，孩子就不会得佝偻病。这种想法是不全面的。佝偻病发生的根本原因是缺乏维生素D，因此医学上称它为"维生素D缺乏性佝偻病"。由食物中吃进去的钙或另加的钙片，必须有足够的维生素D存在，才能将钙更好地从肠道吸收到血液里，再由血液送到骨骼，如缺乏维生素D，即使吃的钙片再多，也由粪便排出。即使往血管中注射钙剂，血液里的钙是增加了，但如果没有维生素D，钙还是不能吸收到骨端，而从尿中排出体外，也不能治好佝偻病。因为食物包括乳类中含维生素D的量都很少，所以防治小儿佝偻病，最主要的是要给3岁以内的孩子补充维生素D。

（1）补充维生素D：维生素D的制剂很多，其中鱼肝油是目前防治小儿佝偻病最常用的。各种维生素D制剂不同，主要是含量不一样，有的还含有维生素A即维生素AD丸，由于制剂太多，有的家长不知选用哪种好，可向医生咨询。维生素D给孩子应用的目的有两个，即防病和治病，防病则量要小，治病则量要大。但不论使用哪种制剂，要知道含量，按孩子病情给予合适剂量。

一般来说，如果是预防佝偻病，还是口服途径给药好。预防量为每日口服维生素D400国际单位，从孩子出生后3～4周开始，早产儿或双胞胎要在出生2周左右即开始服用。如果医生已诊断孩子有佝偻病，可根据病情选择治疗方案。有初期佝偻病的孩子，每日可口服维生素D5000～10000国际单位，1个月后改服预防量。若口服有困难可请医生安排治疗，如给予维生素D340万单位1次肌内注射，2～3个月后再改服预防量。严重的佝偻病，应当按医生的意见进行治疗。

（2）晒太阳：晒太阳可以预防佝偻病。原因是因为人体缺乏维生素D，所需的维生素D主要是通过阳光照射皮肤产生的。所以说，晒太阳对预防佝偻病非常重要。阳光中的紫外线波长275～325纳米的部分，能够使人皮肤中的7-脱氢胆固醇变成维生素D，然后贮存在肝内经过肝及肾的2次羟化作用成为有生物活性作用的维生素D。

夏天每天可在树荫下10～20分钟或更长些，人体得到的维生素D的功效约可维持1年。冬季晒太阳要在气温较高的中午为宜，至少应把脸与手暴露，包裹好宝宝以免受凉。

缺锌

锌对人体是很重要的，锌能影响核酸和蛋白质的合成，与人体的生长发育、免疫防御、伤口愈合等功能有关。缺锌的孩子可以出现低味觉而厌食、消瘦、生长发育障碍、异食癖、反复出现口腔溃疡等。

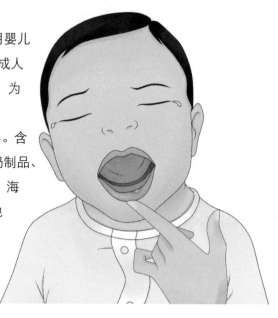

正常人每天需要一定量的锌，0～12月婴儿每日 6 毫克，1～10 岁儿童每日 10 毫克，成人每日 15 毫克；妊娠及哺乳期需要量略多，为每日 20～25 毫克。

动物性食物含锌一般比植物性食物为多。含锌较多的食物有：瘦肉、牡蛎、肝、蛋、奶制品、可可、莲子、花生、芝麻、胡桃等；紫菜、海带、虾类、海鱼等海产品中也富含锌；其他如红小豆、荔枝、栗子、瓜子、杏仁、芹菜、柿子等含锌也比较多。患有缺锌症的孩子除按医嘱用锌制剂外，也可酌情加食以上食物，预防缺锌。

 # 缺乏维生素 A

宝宝出生后常规服用的不是维生素 D，而是维生素 AD，因为维生素 A 本身就能促进骨骼和牙齿的正常生长。婴儿主要以乳类为主，如果乳量不足，会引起维生素 A 缺乏；幼儿如果饮食结构不合理，也会引起维生素 A 摄入不足。

维生素 A 缺乏的主要症状有： 对暗光线适应性差，从亮的地方到暗的地方，不能很快适应暗环境，定向发生困难；角膜与结膜失去光泽，眼科检查可见形似泡沫的白斑，称为结膜干燥斑；泪腺分泌减少，泪腺管被脱落的上皮细胞堵塞，眼泪减少，出现畏光、经常眨眼等现象；用手揉眼睛，继发结膜炎；皮肤干燥、角化增生、脱屑，抚摸时有鸡皮疙瘩样感觉，四肢伸侧明显；指甲多纹，失去光泽，易折裂，发脆，易脱落；容易患呼吸道感染；食欲减退，生长发育迟缓。维生素 A 缺乏的诊断必须由医生做出。

婴幼儿预防佝偻病和维生素 A 缺乏，适宜选用维生素 A 与维生素 D 的比例为 3：1 或 2：1 的鱼肝油。幼儿户外活动时间长，接触阳光时间多，饮食种类也多，通过饮食能够摄入一定量的维生素 AD，因此基本上不需要额外补充鱼肝油。婴儿户外活动少，尤其是北方的冬季，宝宝不能保证每天 1 小时以上充足的日光照射，也不能通过饮食获取所需的维生素 AD，所以就需要额外补充。

日常给宝宝服用预防量的鱼肝油，以依可欣为例，每粒含维生素 A1500 国际单位，维生素 D500 国际单位。如果隔天服用 1 粒，则每天额外补充维生素 A 是 750 国际单位，与每天每千克体重 1500 国际单位相距甚远。所以正确补充鱼肝油不会引起维生素 A 中毒。防止宝宝维生素 A 中毒不要同时服用两种以上的含有维生素 A 的营养素或保健品。一定要计算每日摄入的总量，包括食品、配方奶所含维生素 A 的剂量。父母不要因噎废食，担心宝宝发生维生素 A 中毒就不给宝宝服用正常剂量的鱼肝油，这同样是错误的。

缺乏维生素 B₁

维生素 B₁ 缺乏症（婴儿脚气病）不是足癣，而是一种营养不良性疾病，是由于缺乏维生素 B₁ 导致的一系列病理改变。现在生活条件好了，营养素缺乏性疾病发生率大幅度降低了，像脚气病这类发病率本来就不高的营养缺乏性疾病的发病率就更低了。但因为营养不均衡的现象存在，宝宝脚气病并不少见。

引起维生素 B₁ 缺乏的因素有很多，维生素 B₁ 在谷物的外皮和胚芽中含量很丰富，约占 80%，如果加工过度，去净外皮和碾掉胚芽，则维生素 B₁ 大量丢失；过分淘米、用力洗米甚至用手搓米、过长时间煮熬大米、在大米粥中加入苏打粉等，都可使维生素 B₁ 丢失，诱发脚气病；长期以碳水化合物为主要食物来源，缺乏肉、蛋及豆制品；患有慢性疾病，摄食过少；患有慢性消化系统疾病，降低维生素 B₁ 在十二指肠及小肠中的吸收。

脚气病临床表现和症状分为消化道症状和神经系统症状两种：食欲不振，消化不良，大便呈绿色而稀，或腹胀、便秘、呕吐，还可发生呛咳；脑神经麻痹症状，神情淡漠，嗜睡，眼睑下垂，颈部和四肢绵软，头颅后仰，手不能抓握，吸吮无力等，同时烦躁，气促，面色苍白，口唇发绀，咳嗽，皮肤出现紫色花纹。

如果宝宝得了脚气病，在日常生活中应注意，以米为主食时，要注意煮食方法。食品多样化，不能单一只吃大米或只吃谷物。猪肉含维生素 B₁ 最高，黄豆制品次之，应适量食用。脚气病治疗措施用维生素 B₁ 治疗，安全可靠。

缺乏维生素 C

维生素 C 是一种水溶性维生素，人体缺乏这种维生素 C 易得坏血症，所以维生素 C 又称抗坏血酸。维生素 C 是人体必需的营养物质，参与人体的多种生理活动，中国营养学会发布的维生素 C 每日推荐量为，0 ～ 12 个月婴幼儿每日 40 ～ 50 毫克，1 ～ 3 岁幼儿每日 60 毫克。

宝宝维生素 C 摄入量不足时，多表现为：面色发白，食欲不佳，易烦躁且体重增长缓慢；毛发干枯，易折断，伤口愈合差；免疫力低下降，易受感染，比如易感冒；牙龈出血、全身其他部位出血。

如果宝宝缺维生素 C，可以每天给宝宝吃 300 克蔬菜，加上 200 克富含维生素 C 的水果，基本上可以满足一天的维生素 C 需要量。但需注意，维生素 C 在储藏中特别容易损失，在烹调中怕热，还容易溶在水里面流失掉。所以要注意选择尽可能新鲜的蔬菜，烹调速度尽量快一些,如急炒、水焯、白灼、凉拌等均可。蔬菜做熟后维生素C有一定损失,但是因为加热后吃蔬菜的总量要大得多,宝宝也更容易消化吸收,所以得到维生素C的总量并不比生吃更少,而且还能得到更多胡萝卜素。

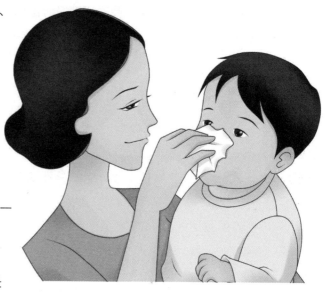

给宝宝服用维生素C片也是一种补充维生素C的办法,但不能不能毫无依据地乱用药,要在医生的指导下给宝宝服用。长期过量服用维生素C可能体内生成大量草酸,成为肾脏草酸盐结石的潜在危险。故药量也不要过大,要遵从推荐量。

婴儿手足搐搦症

婴儿手足搐搦症(低钙惊厥)是婴儿常见的不伴有发热的惊厥(抽筋)。本病由于维生素D缺乏而导致血中游离钙降低而出现全身抽筋、手足搐搦或喉痉挛的急性病症。6个月以下婴儿比较多见,抽筋可以是全身性突然发作短暂的意识不清,可伴有发绀。有时一天几次至几十次,抽后入睡醒来精神好,喉痉挛发作时因缺氧、口周发绀、窒息。此病在春季多见是因为冬季婴儿见阳光少致体内维生素D减少,春暖接触阳光多致体内维生素D骤增,血中钙沉积于骨,血钙下降引起本病发作,感冒发热也可诱发本病,本病应急诊就医,补充钙剂止抽搐,血钙恢复后再用维生素D。

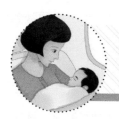

呼吸系统疾病

呼吸道感染

宝宝的呼吸道感染是很常见的疾病。呼吸道包括鼻、咽、喉、气管、支气管、毛细支气管和肺。呼吸道的任何部位发生了感染(俗称"发炎")都称为呼吸道感染。按感染的部位来分,以咽喉部为界,发生在咽喉部以上的感染,如鼻炎、咽炎等,可称为上呼吸道感染（感冒）；咽喉部以下部位的感染，如支气管炎、肺炎，可称为下呼吸道感染。在医学上为更明确说明呼吸道感染的情况，以发炎最突出的部位来下诊断：如咽部有 2 个扁桃体，扁桃体是淋巴组织，在幼儿时淋巴组织的发育旺盛，所以扁桃体常常肥大。它像守门卫士把守着咽部，首先抵抗着感染的入侵，所以容易出现炎症，甚至化脓，我们就称之为"化脓性扁桃体炎"。下呼吸道感染中以肺炎多见，尤其多见于出生后 2 岁以下的婴幼儿，发展中国家肺炎死亡的儿童占儿童死亡数的 25%。医生若诊断孩子为肺炎，就说明病情比较严重，如得不到及时有效的治疗和护理，则可能有死亡的危险。

1. 呼吸道感染的一般表现

宝宝呼吸道感染时，呼吸道的许多部位均可受累。按不同部位可有许多表现。

（1）**流鼻涕**：可以流清鼻涕或黏性的甚至是脓样鼻涕。同时常有鼻塞，引起喘气费力而张口呼吸，伴吃奶困难，因而哭叫不安。

（2）**咽痛**：婴儿不会诉说咽痛，常表现为哭闹、拒食。幼儿可自述咽痛、吞咽时加重。

（3）**发热**：常有不同程度的发热。

（4）**咳嗽**：上呼吸道感染不咳嗽或偶有几声干咳，咳声呈犬吠样粗重，见于喉炎。若是咳嗽频繁，有时咳得不能安睡，咳后呕吐或咽部有痰喘声，常表现病情严重，或许是得了肺炎。

（5）**呼吸困难**：鼻翼翕动、喘憋、发绀，见于肺炎。

（6）**耳部并发症**：如急性中耳炎（耳痛、耳流脓）。

（7）**其他**：少数宝宝因发热很高而出现"高热惊厥"。有时呼吸道感染也可以有轻度的腹泻。

2. 上呼吸道感染

上呼吸道感染（俗称感冒），常常有流鼻涕、嗓子（咽）痛、咳嗽等。孩子得了上呼吸道感染虽然大部分都能自愈，但有时可以发展为威胁孩子生命的肺炎，也可以说肺炎一般是由上呼吸道感染发展而来的，必须引起足够的重视。所以，父母及家庭中的其他成员都该懂得出现哪些情况就说明已发展为严重的感染——肺炎，以便及时请医生治疗。请记住如有以下表现应请医生检查，以免延误治疗。

（1）呼吸急促（如孩子每分钟呼吸多于 40 次）。

（2）胸廓的下部（指双肋弓之间的区域）在吸气时下陷。

（3）一喝水或吃奶就呛。

大部分儿童每年都有几次轻度的上呼吸道感染。如果你发现孩子每月都有上呼吸道感染，甚至一个月好几次，那你就应带孩子去看医生。因为这说明孩子有反复呼吸道感染，身体弱，抵抗力差，应及时处理。

3. 上呼吸道感染合并症——中耳炎

中耳炎是指位于耳朵的鼓膜内侧的中耳腔感染炎症。在患此病之前常有呼吸道感染，如发热、流涕、咳嗽等，继而出现耳痛，因为细菌或病毒由鼻子的深处或经过耳咽管入侵中耳腔。

症状方面应注意婴幼儿感冒后，若有不明原因的高热、哭闹，一压他的耳朵哭声就更加厉害、烦躁、抓耳等表现；因为耳痛，宝宝会把手伸进耳朵；由于重力关系，当宝宝被竖着抱的时候，耳朵的充血情况会比躺着时缓和，痛苦减轻。出现以上症状家长应及时送宝宝去医院检查耳部，及早发现中耳炎，避免鼓膜穿孔及其并发症，如脑脓肿、听力障碍等。

治疗方面须按时按疗程服用抗生素，医生也会按病情需要给予滴耳药，严重时需手术排出中耳的脓。若中耳炎反复发作，需要服用抗生素及滴鼻药；或是在必要时放置管子于中耳及耳道之间起通气作用；接受听觉测验，注意听力改变。

4. 呼吸道感染的预防

（1）增强孩子的体质： 这是预防呼吸道感染的重要措施。尤其应当注意孩子的喂养。用母乳喂养婴儿有助于预防感染，肺炎是婴幼儿的常见病，有人统计，人工喂养的婴幼儿患肺炎是母乳喂养者的两倍，所以婴儿出生后4～6个月喂母乳是非常重要的。任何年龄的儿童，只要提供了良好的营养条件，就不容易发生严重的呼吸道感染。橘子、黄色的水果蔬菜和深绿色的叶菜含维生素A较为丰富，也有助于预防孩子患肺炎。

（2）按时给孩子预防接种： 这可以预防常见的呼吸道感染的病原菌，如嗜血流感杆菌B型疫苗（Hib）和肺炎链球菌疫苗（Prevenar）已应用于临床。孩子接受了计划免疫就可以得到保护，免患一些严重的呼吸道感染，如百日咳、结核、麻疹等。

（3）保持生活环境卫生，保持空气清新： ①在充满烟雾（厨房燃气或吸烟者的烟雾）中生活和睡眠的孩子是容易得肺炎的。②居室拥挤，接近孩子的人咳嗽、打喷嚏也会增加孩子患肺炎的机会。所以，要鼓励孩子与成人分开睡，患感冒的成年人更应该远离孩子。避免去人多拥挤的公共场所。

5. 呼吸道感染婴幼儿的喂养

对患有呼吸道感染的婴幼儿要特别注意喂食的问题，以避免患儿发生营养不良，尤其对患有重症肺炎的患儿，更应耐心细致地喂养。喂食有助于增加机体抗感染的能力和维持孩子的生长。对母乳喂养的婴幼儿应增加哺乳次数，少量多次哺喂。月龄4～6个月以上的患儿要喂以含营养成分与热能较高的食物。根据患儿年龄，酌情选用谷物、豆制品的混合性食物或肉松、肉类、鱼、牛奶、鸡蛋等，应尽可能鼓励患儿进食。若有鼻塞、流鼻涕，宝宝吃奶时会感到憋气而哭闹不安，吃奶前妈妈可以用温热的毛巾给宝宝敷鼻部或轻揉鼻子，让鼻涕慢慢流出，吃一会儿奶就稍微休息一会儿，脸朝向一侧，使上方的一侧鼻孔鼻塞好转。黏稠的鼻涕可用吸鼻器吸，或在鼻孔内滴入一滴盐水（一杯水放一小勺盐）对鼻塞也有些效果。鼻塞流鼻涕缓解了，宝宝进食就舒服多了。体温＞39℃应该降温，以免影响进食；吸吮不良的婴儿可用杯或小勺喂养；因痰堵在咽喉部而不适，少量多次喂水或果汁也有利于消痰；咳嗽后或食后呕吐，则吐后休息片刻仍可适当喂食，以少量多次喂为原则；有发热、呼吸急促时，患儿丢失的液量比平日为多，应该喂奶、清水、果汁等以增加液体的摄入量。

患病期间患儿的食量或多或少会比平日减少一些。为了使患儿早日康复，病后对患儿细心的喂养是十分重要的。在患儿病后1周或直至体重恢复正常期，更应注意。

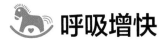

呼吸增快

婴幼儿（3岁以下）呼吸增快最常见的原因是肺炎。要确定3岁以下的孩子是否有呼吸增快，可以数呼吸1分钟内胸部或腹部的起伏次数。一般用闹表或秒表测定，婴儿的呼吸次数偶尔可有数秒钟的间歇，随后有一非常快速的呼吸阶段。一般应在孩子安静或入睡后观察计算其呼吸次数。每分钟的呼吸次数医学上称作呼吸频率。根据年龄不同其呼吸频率也略有差别。3岁以下孩子呼吸增快的参考标准：

＜2个月≥60次/分

2个月～1岁≥50次/分

1～3岁≥40次/分

如果每分钟呼吸次数等于或超过上述情况，可稍等片刻重新计算；如果第二次结果仍相同，就可以定为呼吸增快。

喘鸣与喉喘鸣

宝宝呼吸道感染时可以有喘鸣发生。细心的家长若把耳朵靠近宝宝喉头或颈部前方的气管所在部位就可以听出来。有喘鸣的患儿呼吸时带有柔和的乐声，呼气长（呼气时间比平时延长）而且费力。喘鸣时由于呼吸时气流通过炎症或痉挛的肺内支气管、细小的气道（毛细支气管）狭窄所引起。

宝宝一年内发作2次或2次以上的喘鸣叫做"反复喘鸣"，应该考虑有婴幼儿哮喘的可能。一般来说，宝宝喘鸣多是下呼吸道感染的支气管炎或肺炎的表现。患重症肺炎的婴儿有时可无喘鸣声发生，然而呼气费力和呼气延长却是存在的。上呼吸道梗阻，表现为吸气时喘鸣，同时可伴有吸气延长。呼气时出现喘鸣声，同时伴有呼气延长是下呼吸道受阻的表现。

喉喘鸣是指宝宝吸气时发出的粗大噪声。这种噪声的发生是由于喉头、会厌部或气管出现狭窄所致。健康的婴幼儿若突然出现喉喘鸣，特别是在平静时发生，就提示孩子可能患有呼吸道感染而致喉头、会厌、气管等部位水肿，使气道狭窄致梗阻。喉喘鸣提示有可能导致窒息和生命危险，必须积极诊治。

支气管肺炎

支气管肺炎是常见的重症。起病急，发展快，特别是婴幼儿症状不典型，应特别注意上呼吸道感染开始向下蔓延，大多数都有发热持续好几天，咳嗽、气喘较重，严重者可有呼吸困难、两侧鼻翼翕动、口唇发绀。在发热咳嗽同时精神不好，哭闹或昏睡，不愿吃东西。医生诊断肺炎是不困难的，有时为判断病情需做 X 线

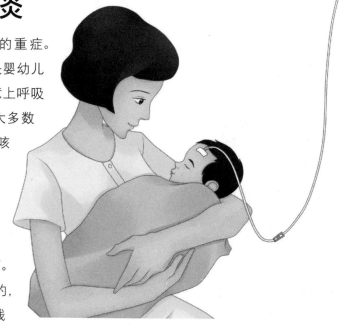

拍片。婴幼儿肺炎的病因多为生物因素，如细菌、病毒、支原体、真菌等，也有过敏性吸入性的因素所致，如并发有心力衰竭、脑病、肠麻痹等应及时治疗。

重症肺炎

重症肺炎一般有发热、咳嗽、呼吸增快、喘憋等症状。患有重症肺炎的宝宝呈重病容，通常都有胸凹陷（吸气时下胸内陷），有时胸凹陷可能是重症肺炎的唯一体征。胸凹陷不一定都伴有呼吸增快，如果肺炎很重，宝宝疲乏，需要用很大力气才能扩张肺部时，呼吸频率（每分钟呼吸次数）就反而减少而不是增加。

重症肺炎还可能有其他症状如：鼻翼翕动，即患儿吸气时鼻翼张大，是体内氧气不足的表现；哼哼声是患儿在费力喘息，呼气开始时发出的短促声响；发绀又称青紫，是由于体内缺氧，而使皮肤呈蓝色、紫色或灰色，通常以口唇、舌部明显。重症肺炎患儿

必须立即送医院抢救治疗。

宝宝呼吸时有胸凹陷是呼吸困难的主要表现，常见于肺炎患儿，如果宝宝吸气时下胸部内陷，即胸凹陷。这种表现说明宝宝喘气费力，有缺氧的可能。观察胸凹陷是否存在时，应该把宝宝的上衣掀起，使其胸部暴露，以便仔细观察。发现胸凹陷，通常为病情严重的肺炎所致；但如果胸凹陷伴有反复发作的喘鸣，则往往不一定是重症肺炎，而多半是由哮喘引起的。

婴儿哮喘与毛细支气管炎

婴幼儿哮喘的发病最初表现为反复"感冒"咳嗽或持续性咳嗽，或在呼吸道感染 10 天以上，又伴喘息，按支气管炎、肺炎治疗无效而应用抗哮喘药治疗有效，则应考虑可能为婴幼儿哮喘。

哮喘的基本病理改变是气道过敏性炎症，婴幼儿的喉、支气管腔狭小，黏膜血管丰富，软骨和肌肉都较为脆弱，容易因发炎而肿胀，气道狭窄，气流通过狭窄的地方产生一种类似笛音的声音称为喘鸣或喘息。

毛细支气管炎又称喘憋性肺炎，也有喘息的表现。本病常是由于呼吸道合孢病毒和副流感病毒感染引起的，有地区、季节流行，用支气管舒张药的效果不好，有条件可做病原的诊断（已有快速诊断的试剂）。

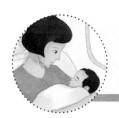

心脏系统疾病

心脏杂音和心脏病

有些婴幼儿在体格检查时经医生发现心脏有杂音，家长往往十分紧张，其实有心脏杂音并不一定代表有心脏病。正常的婴幼儿由于代谢旺盛，血流快，心跳也比年长儿及成人快，有时候可以出现生理性的心脏杂音。心脏杂音是生理性的还是病理性的心脏病变所引起，医生可从听诊杂音的强度、是出现在心脏收缩时还是舒张时、是否传导、性质是柔和的还是粗糙的等方面来区别，也常常需要做 X 线拍片看心脏外形，检查心电图及超声心动图，甚至做心导管来进一步明确诊断。有些心脏疾患如病毒性心肌炎等可以听不到杂音，所以心脏没有杂音并不等于没有心脏病，应该就医确诊，并随诊观察杂音的变化。

先天性心脏病

1. 先天性心脏病的原因

总体来说，至今尚未完全明确。妈妈在怀孕最初3个月，尤其是在2～8周，若是任何影响心脏发育的因素存在，就会使胎儿的心脏发育不正常而形成心脏的畸形或大血管异常。与先天性心脏病发病有关的因素主要有：

（1）宫内感染，多因准妈妈在妊娠3个月内被某些病毒感染所致（如风疹、流行性感冒、柯萨奇病毒感染等）。

（2）妈妈怀孕期有糖尿病、先兆流产。

（3）妊娠早期接触放射性物质或服用某些镇静药、抗癌药物等。

（4）某些遗传因素特别是染色体畸变，也常伴有心脏畸形。

2. 先天性心脏病的护理和治疗

近年来，随着孩子心血管病诊断治疗技术的提高，许多先天性心脏病都能在内科和外科医生的共同努力下得到及时正确的诊断，并行手术治疗，使小儿先天性心脏病的预后大大改善。对患有本病的孩子，应做到以下几方面：

（1）要努力维持患儿的健康状况，能顺利安全成长，达到适合手术的年龄。

（2）家长要细心耐心地护理，给孩子安排好生活。吃奶或进食后若有气急，就应少量多餐；患儿如有发绀，应该更加注意保护，喂以足够的水分，这样可以防止血液浓缩，以免发生脑血栓。

（3）要按保健医生的安排预防接种，避免呼吸道感染。先天性心脏病患儿常是体弱多病，

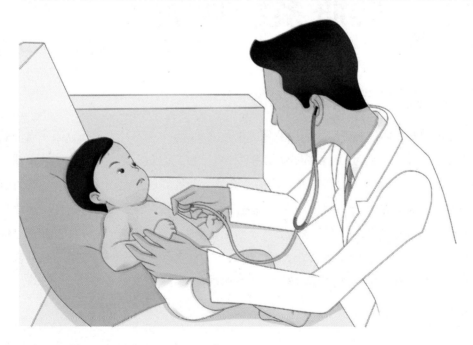

尤其容易得肺炎，一定要及时诊断治疗。

（4）患儿应定期请专科医生随诊，决定比较适当的手术年龄，有时因病情需要可不受年龄限制。

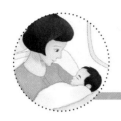

营养性贫血

贫血是一种症状，不是一种病名，贫血是指血红蛋白低于正常值。从外表看，轻度贫血往往无明显不正常的现象，中度以下可见面色苍白，可有食欲不佳，指甲色淡，孩子体重增长停滞或下降等症状。有些孩子皮肤本身就特别白，不一定就是贫血，可以翻眼皮看看，如果眼睑结膜为淡红或苍白才算贫血，单看面色不能草率地断定是否贫血。

1. 贫血的临床表现

贫血可发生于宝宝的任何年龄，主要表现为疲倦乏力，食欲缺乏、偏食、消化不良、烦躁不安、思想不集中，皮肤、口唇、口腔黏膜、眼结膜、手掌和指甲苍白。贫血严重时，可有低热、呼吸和脉搏加快，心脏扩大，心前区可听到杂音，也可有肝脾肿大，甚至智力发育迟缓。

如果妈妈怀孕时患有贫血，孩子也容易出现贫血。早产儿、双胞胎儿容易患贫血。

2. 病因

婴幼儿易患贫血。这种贫血主要是由于营养因素引起的。铁是造血的物质基础，婴儿期缺铁所引起的营养性贫血是最常见的。婴儿出生后生长发育很快，需要及时供给足够的营养。营养性贫血的病因有许多种：①饮食因素：胎儿期最后的 3 个月可以由母体供给铁贮存在胎儿体内，生后用母乳或牛奶喂养，奶中含铁量均很低；孩子到 3 月左右还不适当增加含铁的丰富辅食，就会导致孩子贫血。维生素 B_{12} 和叶酸缺乏可引起营养性巨幼红细胞贫血。羊奶喂养的婴儿尤应注意补充叶酸、维生素 B_{12}，否则可出现贫血。②疾病因素：如果孩子患有失血性疾病（如肠息肉、常有少量便血），慢性腹泻、反复感染、发热，都可能造成缺铁性贫血。

婴幼儿贫血可以缓慢起病，以 6 个月至 2 岁多见。孩子在开始时可以没有明显的症状，以后逐渐脸色发白，口唇不那么红润，指甲色淡，精神也不活泼，不愿吃饭。有些妈妈饮食单调，很少吃动物性食品，她们用母乳喂养婴儿，可使孩子因缺乏细胞核发育必需的物质而出现一种叫营养性巨幼红细胞性贫血，可有舌炎以及精神症状，如表现为少哭不笑、反应迟钝，以及手、唇、舌，甚至全身颤抖（震颤），熟睡时抖动消失；体检多可发现肝脾肿大；检验血可以确诊。严重贫血可以有气喘、水肿，由于抵抗力低下，易发生各种感染，尤其多见的是呼吸道感染。

如果你的小孩没有其他小孩那么活泼，稍许活动一下就会气喘，应带他去看医生以确定是否贫血。不要自行以"补血药"铁剂丸或补剂来治疗孩子的贫血病，4个月以后到2～3岁内的小儿贫血，最常见的原因是由于生长发育迅速，而营养供给不够引起的营养性贫血，以缺铁性贫血最为多见。

3. 营养性贫血的预防

（1）营养性贫血的预防应注意孕期保健。准妈妈应注意铁剂的补充。

（2）宝宝生长发育迅速，尤其是早产儿、双胞胎儿本身储存的铁不足，所以出生后2个月就要补充；正常新生儿铁的补充，也不能迟于出生后4个月。

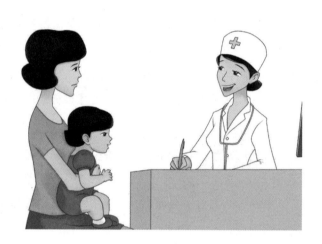

（3）提倡母乳喂养，同时哺乳期妈妈也应该有足够的铁摄入。

（4）注意合理喂养，及时添加辅食，不能偏食，要多吃些富含铁的蛋类。用羊奶喂养的婴儿应注意补充叶酸、维生素B_{12}。

（5）注意免受感染，一有感染应立即治疗，以免影响食欲而减少铁的吸收。

4. 婴幼儿贫血的护理

（1）对贫血的婴幼儿应安排一个环境安静、空气清新流通、阳光充足的住处，保证充足的睡眠与休息。

（2）根据孩子的年龄特点与消化能力，合理地添加辅食，如蛋黄、肉类、肝、肾、豆类、绿叶蔬菜及水果等。同时要注意食品的色香味，以促进孩子的食欲。喂养要有耐心。

（3）避免感染其他疾病，尤其应该注意不要和传染病或发热的病人接触。

（4）有震颤的患儿，要防止咬破口唇及舌尖，必要时可在上下门牙间垫上纱布包着的压舌板。

（5）服用药物时要注意有无药物反应。如果诊断孩子患缺铁性贫血，医生通常会给孩子服用铁剂，时间可能要长达1个月或稍长。在医生指导下服用铁剂，婴儿最好在两餐之间服，以利于吸收，因为铁对胃黏膜有刺激，服后易产生恶心呕吐，同时避免与牛奶、钙片同时服用，也不要用茶喂服，以免影响铁的吸收。铁制剂用量应遵医嘱。

（6）严重贫血的患儿，活动后易心悸、气急，必须卧床休息，必要时还需吸氧、输血。

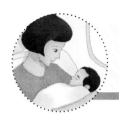

发疹性疾病

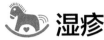 湿疹

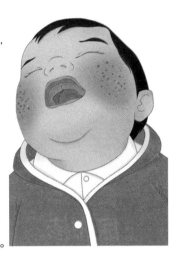

湿疹是一种皮肤炎症。宝宝的皮肤柔嫩细薄，抵抗力弱，容易受外界环境刺激，也容易受细菌感染，所以发生湿疹的机会甚多。湿疹是不会传染的，但若不给予适当治疗，患部会蔓延扩大，导致严重疾病。

1. 分类

（1）**接触性皮炎**：多出现在脸颊，患部出现鲜红色的疹子，且皮肤肿胀。冬天若宝宝患上接触性皮炎后，再暴露于寒冷的环境中，脸颊红得像个苹果。由于宝宝皮肤嫩薄，脸颊粘上食物或果汁等即使只是粘上唾液都会引起刺激。宝宝常以患部摩擦衣服、床单、被褥等。

（2）**脂溢性皮炎**：患此症的宝宝多为 6 周～3 个月大，也常见于哺乳期的婴儿，患儿皮肤呈油性，出现红疹，多在眉毛上方、颈、大腿内侧及脸颊周围。宝宝的头顶上有厚厚的黄色皮屑粘在头皮，形成一层疮痂，会发出臭味。发病原因可能与遗传过敏体质有关。

（3）**间擦疹**：当宝宝的皮肤潮湿，体温升高且出汗多，头部、腋下、肛周围及腹股沟等处较薄的皮肤，常因汗水的刺激，加上在身体活动时皮肤摩擦，而产生间擦疹。尤其是胖乎乎的宝宝，如颈部、腋下、腹股沟皮肤的褶皱间更易发疹。间擦疹之患部呈红色，可有糜烂，以致细菌会迅速繁殖蔓延。

（4）**异位性皮炎**：此病多为 3 月左右婴儿患病，病因不明，多有遗传倾向。宝宝的脸颊、颈部及手脚的皮肤潮红、水肿或剧痒，并有水疱形成，患处渗出脓液后结痂。搔抓摩擦，皮肤会变得像苔藓般硬厚。

2. 护理

家长不要给宝宝乱涂成药，应该去看医生。除使用药物治疗外，更需要注意以下护理皮炎的一般方法：

（1）保持皮肤清洁干爽。

（2）给宝宝洗澡，宜用温水和不含碱性的浴液，要特别注意清洗皮肤的褶皱处。洗澡时，沐浴剂必须冲净。洗后抹干身上的水分，再涂上非油性的润肤膏。

（3）宝宝的头发要每天清洗，若脂溢性皮炎，仔细清洗头部便可除去疮痂。如果疮痂已变硬粘住头发，可先在患处涂少量橄榄油，稍候再洗。避免受外界刺激。

（4）家长要经常留意宝宝周围的环境温度及湿度的变化。患接触性皮炎的宝宝，尤其要避免皮肤暴露在冷风或烈日下。夏天应仔细擦拭汗水；冬天干燥时，应搽防过敏的非油性润肤霜。

（5）家长不要让宝宝穿紧身的和易刺激皮肤的衣服，如羊毛、丝、尼龙等。

（6）若患剧痒的异位性皮炎或接触性皮炎，家长要经常修短宝宝的指甲，减少抓伤的机会。

（7）除异位性皮炎外，其他湿疹多无须忌口。让宝宝少吃动物蛋白质，如牛奶、蛋，必须在医生或营养师的监督下进行。在没有明显证据时，最好不要随便禁食某类食物。

（8）一般性的治疗，如润滑膏及药膏，必须持续使用。

尿布疹

1. 主要表现

尿布疹又称臀红，是由于阴部、臀部皮肤长期受湿尿布刺激，尿中的尿素被细菌分解产生氨，引起皮肤发炎。尿布上残留没有冲干净的肥皂及腹泻时的大便刺激，常用塑料或橡皮尿布包扎，也都会发生以皮肤红肿、小疹、小水疱溃烂为特征的尿布疹，以上情况如能设法避免就可预防。

2. 护理

臀红重者可发展到外生殖器、会阴部，可合并感染。主要治疗措施为：

（1）每次排便后，将臀部用温开水或4%硼酸水洗净、吸干（最好用软纸或纱布吸干），换尿布后，在外阴部涂鞣酸软膏或清洁的植物油。

（2）气温或室温不低时，可将臀部暴露于空气或阳光之下保持干燥，每次10～20分钟，每日2～3次。

（3）臀部每次清洗后皮肤破溃处可以用普通灯泡（40～50瓦）烤，灯泡距臀部30～40厘米，每次10～15分钟，每日1～2次，保持干爽。用灯泡烤时要有人守护在旁，以免孩子烫伤或尿液溅到灯泡上发生爆炸。

（4）擦油类或药膏时应用棉棒在皮肤上轻轻滚动，不要上下涂擦，以免疼痛和脱皮。细心的护理和积极的治疗措施会使臀红很快痊愈。

麻疹

麻疹是由麻疹病毒感染所引起，是主要影响皮肤及呼吸道的一种传染性极强的传染性疾病。无论是大人或孩子只要是对麻疹没有抵抗力，一旦接触了麻疹病人都会被感染而发病。这种疾病的潜伏期是2～3周，麻疹发生并发症的概率很高，可并发肺炎。在我国近年来普遍给宝宝接种了麻疹疫苗，所以麻疹已经很少见了。

1. 主要表现

在起病的第一天或第二天，患儿会有发热、流鼻涕、眼睛红而眼泪汪汪有分泌物、干咳，以及可能出现腹泻。到了第三天，体温下降，口腔黏膜出现白色盐粒状的斑点。在第4～5天，体温又上升，出现皮疹。最先在额头及耳后，皮疹呈浅粉红色斑点，宽约2～3毫米，微微隆起。皮疹逐渐向头部及身体扩散，当皮疹扩散时，其斑点愈来愈大，并且可能融合。到了第六天，皮疹开始消退，到了第七天时，所有的症状都消失。大多数的情况下，患儿的症状会在7～10天内消失，疹退后皮肤暂时留下浅褐色的色素沉着斑。

2. 护理

（1）保持室内空气温暖、湿润、流通，避免宝宝直接吹风。

（2）衣着适当，避免捂汗。

（3）可以洗澡，洗后用温水清洗眼睛、鼻、口腔。

（4）补充营养，宝宝患病期间往往食欲缺乏，应多喂清水及易消化的食物。

（5）不急于退热，应让宝宝自身调节，否则会影响皮疹透发。

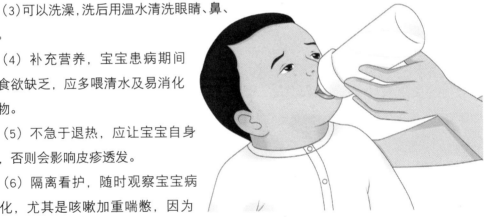

（6）隔离看护，随时观察宝宝病情变化，尤其是咳嗽加重喘憋，因为肺炎是最常见的并发症，所以如有异常现象，应及时就诊。

风疹

风疹是一种较轻的急性传染病。但是，准妈妈在妊娠期感染风疹可能导致胎儿畸形。本病由风疹病毒引起，通过呼吸道飞沫传播。冬春季节常常在幼儿园中流行。风疹病毒一旦侵入人体后，会潜伏14～21天。计划免疫中的麻风腮疫苗（MMR）是可以预防风疹的。

风疹的临床症状很像麻疹。但比麻疹轻得多，表现有咳嗽、流涕、喷嚏、食欲缺乏，耳后及枕后淋巴结常常肿大，体温一般不太高，1～2天后面部出现浅红色稍稍凸起的斑丘疹，迅速蔓延至躯干和四肢，皮疹大小不等，可密集融合成片，其形态近似麻疹。3～4天后，皮疹逐渐消退，不留色素沉着，其他症状也随之消失。

风疹患儿一般不需要特殊治疗。发热时应卧床休息，多饮水，吃容易消化的流食或半流食，可以服一些清热解毒的中药，高热时可对症降温，伴有咳嗽者可服止咳药。

幼儿急疹

幼儿急疹的特点是高热大约持续3～4天，热退出皮疹，故也称3日热疹或玫瑰疹，是由病毒感染而引起的突发性皮疹，一年四季都可以发生。常见于出生6个月～1岁左右的宝宝。幼儿急疹的潜伏期是10～15天。它虽然是传染性疾病，却很安全，不会像麻疹、水痘那样广泛传染，家中兄弟姐妹同时患病的机会不多。

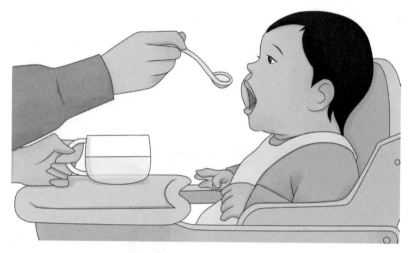

1. 主要表现

这些婴儿在没有出现皮疹前也有发热，热度可以比较高，但是感冒症状并不明显，精神、食欲等都还可以，咽喉可能有些红，颈部、枕部的淋巴结可以触到，但无触痛感，其他也没有什么症状和体征。当体温将退或已退时，全身出现玫瑰红色的皮疹，皮疹很快消退，没有脱屑，没有色素沉着，这时候幼儿急疹已接近尾声。本病对婴儿健康并没有什么影响，出过1次以后不会再出。

2. 护理

（1）让患儿休息，室内要安静，空气要新鲜，被子不能盖得太厚太多。

（2）要保持皮肤的清洁干爽，经常给宝宝擦去身上的汗渍，以免着凉。

（3）多喝开水和果汁水，以利出汗和排尿。吃流质或半流质饮食。

（4）体温超过39℃时，可用温水为孩子擦身，防止孩子因高热引起抽风。

水痘

水痘是由病毒引起的一种急性传染病。一年四季均可发生，尤以冬春季常见。婴幼儿和学龄前儿童为好发年龄，6月以内的婴儿较少发病。本病主要为呼吸道飞沫传染和接触传染，传染源来自病人，传染性很强，一次患病后可终身免疫。

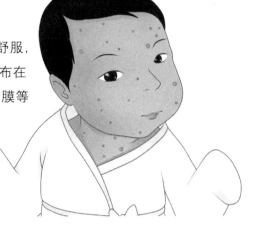

1. 主要表现

患水痘的患儿一般多有发热，全身不舒服，大约1天左右，身上开始出皮疹，皮疹多分布在躯干、四肢。另外，在口腔黏膜、咽部、结膜等处也能见到皮疹。皮疹有时很痒，患儿烦躁不安，并用手指搔抓，可以造成皮肤局部继发感染，皮疹多少不定，有时分批出现，一个患儿身上可以见到斑丘疹、小水疱、血痂，即同时有"各期皮疹"，几天或2～3周皮疹消退，一般不留瘢痕，水痘其他并发症不多见。

2. 治疗

患儿大都能很快自愈，可适当地服用中成药，当有继发皮肤细菌感染时，应选用抗生素类的药物治疗。

3. 护理

（1）患儿宜单独隔离，居室要通风，光线充足，发热时应卧床休息。

（2）饮食宜给予易消化，富含维生素的流质或半流质，发热高时可对症降温，注意要多休息。

（3）衣被不宜过多过厚，出汗会使皮疹发痒。保持衣服、被褥清洁，以免继发感染。

（4）剪短患儿指甲，保持双手清洁，以减少抓破水痘，引起感染。婴幼儿双手可用纱布包裹或戴手套。

（5）已被抓破的水痘应注意继发感染。

（6）注意病情变化，出疹后持续高热不退，伴有呕吐、惊厥时，应尽快就医。

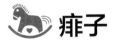 # 痱子

1. 主要表现

痱子是天热时幼儿容易发生的小病，也称为热痱。人体皮肤上有很多汗腺，当汗液排出不畅，导致汗腺周围发炎就叫痱子。痱子多发生在面部、额头、颈、躯干、大腿内侧、腋窝等处。白痱子常见于新生儿或儿童突然因暴晒而出大汗后；红痱子常伴有小丘疹、疱疹；脓痱子呈粟粒状脓疱，破后发生感染可成为脓肿（痱毒）。由于痱子痒而痛，所

以孩子常常因此哭闹不安并且搔抓，一旦继发感染并形成脓肿，则疼痛加重，还可有发热、精神不振等全身症状出现，应该积极处理。

痱子虽很常见，但常使宝宝不适、痒、痛而烦躁不安。痱子若发展可形成脓肿，化脓性细菌的毒素进入血液，严重时可造成脓毒血症或败血症。

2. 护理

有了痱子，可采取以下措施：

（1）注意室内凉爽通风。

（2）多给孩子喂水、勤翻身，注意背部通风干爽。

（3）保持皮肤清洁、干燥，不要用碱性肥皂。

（4）穿布料衣服，衣服应宽大。

（5）用痱子粉，为了防止出现热痱，洒一些在大人手掌中，轻轻匀开，均匀擦在宝宝身上，洗澡时应冲干净。如已长出热痱，痱子粉会增加毛孔上的污垢并无治疗效果，故需停用。痱子粉以滑石粉、氧化锌为主或加适量清凉止痒剂。

（6）轻的痱子可用 35%～ 70% 酒精轻轻涂擦，油膏可以妨碍汗液蒸发不能应用，重的毒痱（化脓）应该用抗生素控制感染，以防发展成败血症。

手足口病

手足口病是受肠道病毒感染导致的疾病，在幼儿园中可形成小范围的流行。

1. 主要表现

本病开始可先表现咳嗽、流鼻涕、烦躁、哭闹，多数不发热或有低热，发病 1～3 天后，于手、足及口部乃至肛门周围出现红疹，疹子的直径 3 毫米左右。虽然有手足的红疹多不影响宝宝的情绪，但口中出疹破裂则会因剧痛而不肯进食，经常流口水。有时有发热及不安等症状。此病病情较为温和，可自行痊愈。

2. 护理

应多喂宝宝开水、果汁等饮料。如有持续发热、呕吐、烦躁不安，应去医院请医生治疗。本病的预防很重要，在流行季节要少带宝宝到公共场所，教育宝宝养成讲卫生的良好习惯，做到饭前、便后洗手，对餐具、生活用品、玩具等定期消毒。本病无免疫性，患过本病如不注意预防，还会再患。

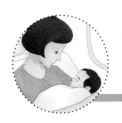

寄生虫病

 蛲虫病

你的宝宝说过肛门痒吗？请注意这是蛲虫病的症状。蛲虫是长约 1 厘米的白线头样的小虫，它寄生在人体的小肠下段及大肠内，对身体虽无直接危害，但是由于雌虫常在夜间爬出肛门外产卵，所以患蛲虫病的孩子就感到肛门痒，严重者睡眠不安、消瘦、不愿吃饭，女孩子可有外阴及阴道炎症和排尿不适的感觉。蛲虫的生活周期大约 20 天，由于其虫卵很容易飞扬在空气中，又经手、口食入而反复感染，所以在托幼机构中或家里只要有一个孩子得了蛲虫病，就很容易传播，且不易杜绝。成人也可以同时感染此病。

治疗本病的关键在于做好卫生宣传教育，搞好手的清洁卫生。尽管有一些驱蛲虫的药物，但单靠药物是不易根除的，因为有反复感染的问题，最好的办法是指导家长做好卫生护理工作。在给孩子治疗期间要注意以下事项：①睡觉时穿闭裆裤，裤腰及裤脚都加松紧口，两只小手也用布包好或戴上手套。②每天早晨起床把裤子、手套连同小床单一齐卷包起来（不要抖动或扫床），一并用开水烫透，这样蛲虫产出的卵就没有传播的可能。经过大约 20 多天的蛲虫生活周期，蛲虫就自行消灭了。

 蛔虫病

蛔虫病是孩子最常见的肠道寄生虫病。蛔虫的长度为 15～25 厘米。1 条雌虫每天产卵 20 万个，多么惊人的数目字！蛔虫卵随病人的大便排出，可以散落在泥土、水、食物中，如果被孩子食入，就在小肠中发育成幼虫。幼虫穿过肠壁入肝脏，然后到心及肺部，在穿破肺泡沿气管至喉部，再次咽下，回到小肠，发育成为蛔虫成虫。此过程需要 10 天左右。蛔虫在人体内绕了这么一个圈子，可以引起许多病症。蛔虫寄生在孩子的肠道里，吸取营养物质，孩子常常消瘦，不爱吃饭或能吃而不见胖、异食癖（吃泥土、指甲）或腹痛。蛔虫幼虫经过肺部可引起发热、咳嗽、荨麻疹、血中嗜酸性白细胞增高，称为"过敏性肺炎"。突然腹痛、呕吐而患"盲肠炎"（阑尾炎），是由于蛔虫钻入阑尾引起的。蛔虫钻入胆管可以引起胆道蛔虫症而发生剧烈的阵发性腹痛，但婴幼儿较少见。一大团蛔虫堵住肠道可引起肠梗阻，孩子表现为腹痛、腹胀、呕吐、不能排便，如不及时治疗，可致死亡。

作者曾见到 1 例 3 岁女孩，消瘦、贫血、营养不良、有腹水、右上腹隐约摸到 1 个长 2～3 厘米的小香肠样的包块，死后经病理证实肝内胆管到处堵塞了大小不等的蛔虫。这一例给作者留下终生难忘的深刻印象。据了解这个女孩子是第三胎，她经常在地上爬着玩，父母对她很不关心，没有尽心照料，以致酿成此严重后果。可见防治蛔虫病的重要性。

预防蛔虫感染并不难，主要是讲究卫生，如食前便后洗手，不要随地大小便，保持环境及饮食卫生等。治疗上有效果较好的驱蛔虫药，可在医生指导下服用。请记住：没有肝、肾疾病，急性发热，腹泻，腹痛，以及在近期未用过驱虫药者，方可进行驱蛔治疗。

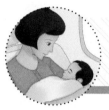

其他疾病

 ## 婴儿化脓性脑膜炎

化脓性脑膜炎（简称化脑）是较常见的中枢神经系统感染性疾病，是由化脓性细菌引起的脑膜炎症。婴儿常见的细菌有肺炎链球菌，嗜血流感杆菌等感染，预防接种肺炎链球菌（Prevenar）、嗜血流感杆菌（HIB）疫苗，分别对以上2种细菌感染有预防的功效。如能早期诊断，得到及时而彻底的治疗，可以大大提高治愈率。以下的表现应考虑脑膜炎的可能性：发热，呕吐（表现为并没有恶心就一口口地喷吐出来，即所谓的喷射性呕吐），精神不好，烦躁或嗜睡，眼神发直、前囟门紧张或凸起来，颈部有些发硬等。这时应立即到医院检查、诊断和治疗。

 ## 婴儿泌尿系统感染

婴儿的泌尿系感染常常以全身症状为主，如发热、面色不好、不愿进食、呕吐、腹泻等。不一定都有尿时痛、排尿时哭闹、尿频、尿急等典型的症状，有时也可有排尿时哭闹或尿布疹（臀红）顽固不愈等表现。查尿可发现异常。如果经医生诊断为泌尿系感染，必须及时彻底治疗。

还要引起注意的是，患儿有没有与泌尿感染伴发的先天畸形及尿路梗阻。另外，尿反流（尿液从膀胱向输尿管反流）在婴儿期多见，这是近年来为专家们所重视的问题。尿反流严重时可以导致肾损害、感染及肾脏的瘢痕形成，长此下去将来会向慢性肾功能不全的方向发展，后果严重。所以不可忽视婴儿的泌尿系统感染，尤其是反复的泌尿系统感染更应该详细检查及彻底治疗。多喝水、勤换尿布是护理上应特别注意的事。平日要做好宝宝的外阴清洁护理，尤其是女孩，大便后清洗，勤换尿布，尽量少穿开裆裤，宝宝的毛巾应与大人分开。

苯丙酮尿症

苯丙酮尿症（PKU）是一种常染色体隐性遗传疾病，父母自身表现可以是正常的，但可把隐性致病基因传给后代。患儿生后大多无明显症状，往往在出生后 3～4 个月时开始出现智力发育不全，头发变黄，有的反复抽风、易激动、好动、尿及汗有鼠臭或霉臭味，如不治疗可造成智能残疾。

苯丙酮尿症是新生儿筛查的重点疾病，全世界数千名患儿得到早期诊治可以不出现智力损害而健康成长。由于本病患儿的血中苯丙酸增高，影响了大脑的正常发育。正常饮食中普遍都含有这种物质（含苯丙氨酸），所以患儿既要保证供给生长发育所需的足够的蛋白质，又要限制苯丙氨酸的摄入，需吃特殊食品（含量低或无苯丙氨酸的奶粉），在婴儿期提倡喂母乳和晚断奶。患儿应该由医生、营养师安排饮食，定期测定血苯丙氨酸，按其变化调整食谱。当今我国已开发了多种口味的饮食供给不同年龄的苯丙酮尿症患儿食用，也总结了早期干预的模式，取得满意的效果。关于治疗时限，即用低苯丙氨酸饮食治疗的时间至少要到 10 岁，这一观点已是国内外专家的共识。

苯丙酮尿症是一种完全可以治疗，而且效果满意的疾病；坚持治疗，苯丙酮尿症患儿的未来是美好的。

 # 皮肤异常与智力低下

神经皮肤综合征已知有几十种。常见的只有几种，如结节性硬化症，神经纤维瘤、脑三叉神经血管瘤等。上述疾病可以有皮肤异常改变、智力低下、惊厥等表现。

皮肤的异常变化常在婴幼儿时期出现，如结节性硬化症在婴儿时期可见到灰白色的色素脱失斑、鲨鱼皮样斑。皮脂腺瘤从针头大到豌豆大、无痛结节，2 岁以内发病为多，有惊厥与智力低下表现。又如神经纤维瘤在患儿出生时其皮肤上就可见到浅棕色大小不等的牛奶咖啡斑，若有 5 个直径 0.5 厘米以上的这种斑就应注意本病。有些患儿尚可伴有惊厥、智力低下、语言与运动迟缓。脑三叉神经血管瘤病于患儿出生后就可有面部上方一侧的血管痣。患儿常出现血管痣，对侧肢体的抽搐，智力低下可轻可重，还可在出生后不久即患青光眼。所以皮肤有上述异常表现，要注意有智力低下的可能。

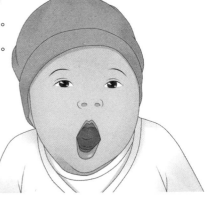

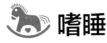 # 嗜睡

宝宝在应该醒着时或玩耍时总是想睡觉；你和孩子谈话或逗着玩时，他并不向你的脸看着，反而凝视着别的东西，精神恍惚，这种情况即是嗜睡。

正常的婴儿在听大声说话、拍手或给他解开衣服时，常常会从睡中醒来。不易被唤醒的患儿在妈妈讲话、医生拍手时也不睁眼，仍然继续睡。如果孩子没有用过镇静药而出现嗜睡或不易被唤醒，都表示他有病，而且病情可能比较严重，应请医生仔细检查处理。

婴幼儿脑肿瘤

尽管脑部肿瘤可见于宝宝的任何年龄，但由于婴幼儿不易确诊，而且适于做手术的脑部肿瘤较少，故应特别警惕脑肿瘤的发生。婴幼儿如有以下表现，要注意有脑肿瘤可能：

活动减少，烦躁或诉头痛，反应迟钝，性格改变。

视力障碍如复视或视力受损害，突然出现斜视。

常常出现呃逆或打哈欠。

与饮食无关的呕吐，尤其是喷射性呕吐不伴恶心。

头围增大，前囟门隆起，骨缝裂开，头皮静脉怒张（"青筋暴露"）。

步态与年龄不相称，或幼儿突然不愿行走。

这些症状的出现应该引起家长的高度重视，并及时去医院详细检查以明确诊断。

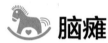 脑瘫

脑瘫是一种综合征，是由于出生前发育中的胎儿到出生后1个月的婴儿因各种原因所致的脑部非进行性的损伤，主要表现为中枢性运动和姿势发育障碍，症状可以在婴儿期出现，可以伴有或不伴有智力低下，常伴随感觉、认知、交流、行为异常，抽搐，感知觉障碍。

脑瘫可致终身性残疾，需要长期进行康复治疗和护理。脑瘫的患儿一旦确诊，在婴幼儿时期就应尽早开始请专科医生治疗。由于本病的功能障碍，除运动障碍外还涉及很多方面，如语言、认知、心理行为、视听觉、进食、排便等，还有关节畸形、肌萎缩、肌腱挛缩等都需要全面综合评价，以便做好系统、持续地进行治疗。治疗脑瘫的方法很多，也有广泛应用的各类矫形器具，功能电刺激装置，以及外科矫形，有关神经方面的新技术、新疗法也取得了很好的效果，脑瘫患儿的家长和亲友应有信心和耐心，坚持为宝宝治疗。

唇腭裂

唇裂俗称"豁嘴"，重者连口腔内的上腭及咽部的"小舌头"（悬雍垂）也都裂开，叫做腭裂，俗称"狼咽"，我国每600～1000个新生儿中就有1个唇腭裂的孩子。这是一种先天性畸形，是胎儿在母体内早期发育时形成的。病因尚不甚清楚，可能与遗传、感染、内分泌功能紊乱、药物等有一定关系。

这种小孩的身体可以发育得很好。如果在 1 岁左右做唇裂的缝合手术，上学以前再做腭裂修复术，一般对外形发育没有多大影响。但是婴儿及幼儿时期尚未手术之前，要小心护理，如吸奶或喂食时小心不要呛着，以免发生吸入性肺炎，这在新生儿期尤为重要。此外，腭裂的孩子发音不清楚，在手术修复后经过训练，语言会清晰的。所以，有唇腭裂小孩的家长应该有信心给孩子治疗。

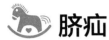

脐疝

脐疝是婴儿的常见病。由于婴儿脐部软组织薄弱，肠管通过疝环（孔）突出于脐部，便形成脐疝。检查时在脐部可见一个圆形的突起，摸起来很软，里边像有气体。在患儿活动或哭叫时脐疝可以变大，安静或睡时用手挤压又可暂时消失。大多数脐疝可逐渐变得狭窄并闭合了。脐疝较大，如在 3 厘米以上，则可能需要手术。一般认为 2 岁以上的脐疝应该请外科医生处理。

肠套叠

肠套叠是指肠子的一段套人相邻肠子的肠腔内。肠套叠的发生与肠蠕动不正常有关系。婴儿容易得肠炎；饮食改变如增加辅食后随时可以出现肠痉挛；又如高热时都可以致肠蠕动不正常，而导致本病的发生。

肠套叠多见于健康的乳儿。早期诊断才能及时处理。肠套叠有以下主要表现：

患儿突然一阵阵地剧烈哭闹，哭时表情痛苦，面色发白，出汗。约间隔几分钟至几十分钟发作 1 次，不发作时可以吃奶。渐渐地精神不好、嗜睡、呻吟。

果酱样大便（血便）。开始时血便中还混有点黄色便，2～3 次后完全呈果酱大便。有时在肛门指诊时可发现这种大便。

腊肠样肿物。触诊时大部分患儿在肚脐的右方或脐周围摸到一个腊肠样小肿物。

若是发病两天未能及时诊断，就可能出现危及生命的肠坏死、腹膜炎、休克等。

隐睾

对于男宝宝来说，一侧或两侧睾丸没降到阴囊里称为隐睾；如果阴囊里摸不到睾丸而有时在大腿根部可以摸到未降到阴囊里的睾丸，则多半就是隐睾，这在早产儿很多见。

胎龄 28 ~ 36 周时胎儿的睾丸由腹腔内的腹膜后降至阴囊内，也有一部分新生儿出生后短期内降至阴囊。1 岁以内绝大多数都能自行降下，也不会影响日后的生育功能，所以家长不必担心。如果 2 岁上下仍为隐睾，应当请泌尿外科医师进行治疗或行睾丸松解固定术。若有双侧隐睾最迟应在 5 岁后，不要超过 10 岁行手术治疗。

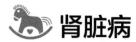 肾脏病

　　儿童时期常见的肾炎、肾病在婴幼儿虽不多见，但是先天性梗阻性肾病、肾发育不良是孩子引起慢性肾脏病最常见的病因。所以，从婴幼儿起就要注意保护肾脏，及早发现肾受损伤的表现。因为任何肾脏疾病如不治疗最终都会发展为终末肾病、肾功能衰竭，这时只有依靠透析、肾移植。虽然肾替代疗法在技术与设备上都有了很好的进展，然而长期疾病的折磨，使患儿和家长蒙受精神心理病痛的压力，以及社会经济负担仍是很突出的问题。

　　婴幼儿期的泌尿系感染，小儿泌尿系较常见的先天疾病后尿道瓣膜，这些疾病如未及时合理治疗会形成肾瘢痕，严重的输尿管膀胱反流，均可导致不可恢复的肾损伤。

　　有些药物可以损伤肾脏，滥用抗生素，过量使用维生素 D，对发育中的婴幼儿肾脏都是不利的。

　　先天性肾病综合征可在 6 个月内发病，有水肿、蛋白尿，且预后欠佳。韦母瘤可以有腹部包块与无痛血尿，都可在婴幼儿时起病。在对肾脏病的早期预防干预方面，尿筛查发挥着重要的作用。尿筛查是指用试纸查尿蛋白、血尿，方法简便，经济实用，可做大面积普查，有疑问时再复查及详查，这是早期发现小儿肾脏损伤及肾脏病的好方法。

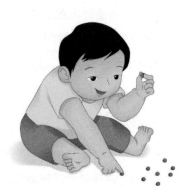

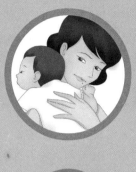

第四章

宝宝意外伤害和急救

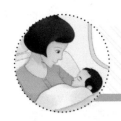

婴幼儿意外伤害的预防

意外伤害就是在预料之外的情况下，由于某种原因而发生的损伤或灾害。意外伤害是我国 0～14 岁儿童的第一位死因，超过 4 种儿童常见疾病死因的总和，目前已被公认为重大的公共卫生问题。意外伤害对婴幼儿健康的威胁并不亚于疾病，甚至超过一般常见病对健康的危害。随着医疗保健事业的发展，预防接种的普及，疾病导致儿童伤残越来越少，而意外伤害已成为儿童后天伤残的主要原因。过去人们认为伤害是无法避免、不可预防的，因此称为"意外伤害"，而不少成功经验已经证明，伤害是可以预防的。

随着年龄增长，婴幼儿活动能力渐渐增加，活动范围也日益扩大，且活泼好动，好奇心强，精力旺盛，但是，他们缺乏独立生活能力，各种感知觉尚未发展成熟，缺乏应变能力以及自身防卫能力，缺乏危险意识和自我保护意识，因此，家长照顾婴幼儿要十分细心，对药品、毒品、家用电器、厨房用具、高层建筑门窗、外出交通安全等都要格外注意，以防发生意外伤害。除了有较高的安全意识外，照料者还应掌握初步的意外伤害紧急处理技术，及时应对各种伤害。

根据危害程度的不同意外伤害可分为以下三种：

（1）迅速危及生命的。如触电、外伤大出血、气管异物、误食毒物、车祸等，这一类事故必须在现场争分夺秒地进行抢救，避免死亡。

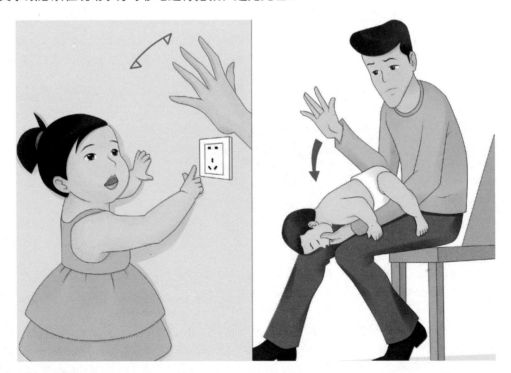

（2）伤害虽不会顷刻致命，但也十分严重。如各种烧烫伤、骨折、毒蛇咬伤、狗咬伤等，如迟迟不作处理或处理不当，也可造成死亡或终生残疾。

（3）轻微的意外伤害。如擦破表皮、烫起小水泡等，可以在家里进行简单处理。

儿童意外伤害一旦发生，如果家长掌握救护技术，并能冷静、沉着、迅速地采取急救措施，往往能在很大程度上争取时间，减少婴幼儿的伤残或死亡。因此，除了要掌握预防意外伤害的知识外，还要具备简单处理意外伤害的应急救护知识和能力，使婴幼儿得到及时妥善的处理，为转送医院进行急救创造条件和赢得时间。

❶ 急救处理原则：

（1）抢救生命。首先关注受伤婴幼儿的呼吸、心跳是否正常。当呼吸、心跳出现严重障碍时，必须立即采取人工呼吸和心脏按压相结合的急救措施，同时联系急救中心。

（2）减少痛苦。各种烧烫伤、骨折会带来剧烈疼痛，甚至出现疼痛性休克，因此在处理包扎、固定、搬运时，动作要轻柔，位置要适当，语言要温和，必要时可用镇痛药。

（3）预防并发症。抢救时要尽量预防和减少并发症的出现，如伤口感染的问题。骨折时减少移动体位，防止韧带和血管的再损伤。以免遗留残疾，带来终生不幸。

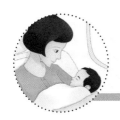

婴幼儿鼻出血的处理

鼻出血是儿童期比较常见的特殊部位的出血。流鼻血的主要原因有以下几种：

（1）感冒。感冒会使得鼻黏膜的抵抗力降低，加上感冒的症状（鼻塞、流鼻涕、鼻脓等）使宝宝有直接伤害到鼻黏膜的动作（如用力擤鼻涕、挖鼻孔等），引起流鼻血。

（2）鼻过敏。鼻子发痒、流鼻涕、鼻塞，宝宝会经常挖鼻子，因而使得鼻黏膜经常受伤而流血。

（3）用手指抠挖鼻孔习惯使得鼻子等入口处及鼻前庭反复受伤，结痂，久而久之，鼻子入口处及前庭部就会产生溃烂，而容易流血。

（4）有血液疾病。虽然宝宝鼻子没有受伤，但却时常流鼻血，通常流速缓慢，但是次数却很频繁，这种状况的流鼻血常是由于血液疾病所致，遇此情况，须立刻到医院做血液检查，以防万一。

一旦出现鼻出血，应保持镇静并安慰婴幼儿，并让婴幼儿坐着或半躺，稍抬高头部，然后用消毒棉球堵塞鼻孔出血点或用手捏住婴幼儿两侧鼻翼5～10分钟左右；同时用冰袋或冷毛巾湿敷前额及后颈部约5分钟左右，至出血停止即可。

注意，不要让宝宝躺下，或者头部后仰，这样会使血液流进咽部，血腥味的刺激会使宝宝咳嗽，从而加重出血，甚至引起呕吐。止血后将婴幼儿脸洗干净，让婴幼儿安静地坐下或躺在床上休息一会即可。鼻血止住后几个小时内，应看管好宝宝，保持安静，不要做剧烈的运动，更不能抠挖、摩擦鼻子，以免引发再次流血。

如果出现下列情况，需要带宝宝去看医生或送急诊：

（1）宝宝由于头部受到重击或者从很高的地方跌落引起流鼻血。

（2）用尽办法止不住鼻血。

（3）经常流鼻血，并且每次持续 15 分钟以上。

（4）宝宝最近开始服用一种从未吃过的新药。

（5）流鼻血的同时伴随其他部位出血，如牙龈出血。

（6）鼻腔内出现块状突起，应去医院确诊，是否宝宝患了鼻血管瘤。

❶ 注意事项：

（1）如果采用上述方法仍不能止血，必须马上急诊就医。

（2）轻度鼻出血以安静休息为主，采取半卧位或坐位，头部抬高。

（3）止血后 2～3 个小时内不要让其做剧烈运动。

（4）如果婴幼儿鼻腔时常出血，应去看医生，找出病因，治疗原发病灶。

❶ 预防措施：

为宝宝勤剪指甲，并将剪短后的甲边缘磨平，同时注意纠正孩子抠挖鼻孔的习惯；冬春季节，防止居室内过于干燥，可以使用加湿器，但要经常清洁加湿器以免滋生霉菌；不要给宝宝盲目进补，以免引起燥热性鼻出血。

平时不要给宝宝吃过多巧克力、曲奇饼、薯条、开心果等容易上火的零食；给宝宝多喝开水，多吃蔬菜和水果及富含营养且清淡、易吸收的食物，防止维生素 C 的缺乏；使用鼻腔喷雾加湿剂或者凡士林涂抹在鼻腔前庭部位，以防鼻腔黏膜干燥；带宝宝外出时，为宝宝戴上口罩，减少冷空气对鼻腔黏膜的刺激。

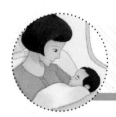

轻微扭伤的处理

急性扭伤常发生于活动较多的关节，如踝关节、腕关节以及腰部。扭伤后局部不能按摩，以防加重损伤，因为按摩只能加重出血，甚至形成血肿。如果同时伴有骨折，按摩时移动骨折部位，骨折残端可能刺伤深部神经血管，会造成严重后果。

发生下皮软组织损伤甚至皮下出血情况时，虽然表面皮肤无损伤，局部肿胀较轻，但由于皮下血管破裂，皮下出血不止，皮肤乌青块会不断扩大，按压时疼痛，紧急处理时绝对不能热敷，一定要用冷敷，以达到血管收缩止血的目的。方法是用冰袋敷于患处或用冷毛巾湿敷，敷 1 小时左右即可。24 小时后，在出血完全止住的情况下，方可改为热敷，促进局部血液循环，帮助血肿吸收。

对于损伤性肿块，如果表面上无伤口的一般无须特殊处理。如伤处血肿较大，在伤后 24 小时内可用毛巾包冰块在肿胀处冷敷；24 小时后可用热毛巾对伤处进行热敷，以扩张血管，促进血液循环，促进康复。或用中药（如正红花油）搓揉血肿部位，以促进消肿和淤血吸收。如局部疼痛严重，或有其他异常情况，应及时去医院诊治。

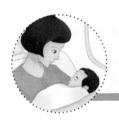

脱臼的处理

脱臼又称关节脱位。婴幼儿脱臼明显比成人多，这主要是由于关节发育尚不成熟，关节韧带松弛，结构不稳定，当外力较大地作用于关节时，关节结构发生移位。发生后要尽早就医复位，愈早愈容易复位，不掌握方法不要随意牵拉，应由专业医生诊治。

急救处理首先为避免婴幼儿再度跌倒受伤，应帮助其坐下或躺下，检查是否有其他伤处，并检查远端脉搏，让患儿安静、温暖，并防止休克，通常以坐姿最舒服。

固定脱臼部位是减轻疼痛最佳的方法。可用杂志、厚报纸或纸板托住手肘，另外使用三角巾，将手肘固定在胸部，就可以避免肩关节的活动，减少疼痛。禁止进食。因可能需要全身麻痹治疗，可以聊天方式分散其注意力，以减少其痛觉，使用冰敷减少婴幼儿疼痛及肿胀，若要移动患儿，尽量让其自己动，若无法自动，则以托手肘及腕部来帮助患儿，同时可用一个小枕头或软垫，置放在患儿伤侧上肢内侧及胸部之间。

如果婴幼儿可以忍住疼痛，最好立即给予复位；严重者需进行手术复位，应尽快到医院治疗。

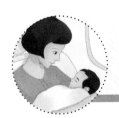

擦伤的处理

擦伤是婴幼儿最常见的外伤。表皮擦伤，以肘部、手掌及膝关节处为多见，一般可以在家里处理。

如果伤口小而浅或仅损伤表皮，出血量少，可用凉开水或生理盐水洗净周围皮肤，再用凉开水或生理盐水洗净伤口。如有泥沙等污物应彻底冲洗干净。如冲洗不掉，可用消毒针挑出，以免污物留在皮肤里。清洁伤口后，用50％的酒精由里到外消毒伤口周围皮肤，在伤口表面涂上红药水或紫药水即可，注意，这两种药不能同时涂在一起。擦伤的创面不必包扎，但注意避免沾水及沾上尘土及其他脏物，以防止创面感染。如果创面较脏，可用清水冲洗干净。否则，创口愈合后，脏东西可能留在皮肤里去不掉了。

脸部的擦伤，需注意如有砂子、煤渣嵌入皮肤时，及时用软刷子刷洗创面，不能有渣屑留于皮肤内，以免影响孩子的容貌，一般不要涂抹紫药水。如果擦伤面较大，在面部创面清洁消毒后，敷上油纱布，再包扎好。

如伤口少量出血，可用消毒纱布止血后，再上药，不用包扎，避免沾水，让其自然干燥。操作过程中注意安抚婴幼儿的情绪，采取办法转移婴幼儿的注意力，顺利地清洁、消毒、涂药水。如果发现有轻度感染，创面有少许分泌物时，每天清洗创面，然后涂红霉素软膏，几天以后就会痊愈。

一般婴幼儿四肢外伤后，需要及时抱起婴幼儿，安定他们的情绪。待伤口检查处理后，进行全身观察，发现其他异常如婴幼儿外伤后呕吐、烦躁、精神委靡，必须及时送医院检查。如果出血量多，首先急救止血并尽快送医院。急救止血可用手指压迫止血法。

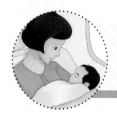

骨折的紧急处理

由于人体骨骼的结构特点以及运动时的力学原理，在几个部位容易发生骨折，如桡骨内下端、肱骨下端、胫骨中上端和股骨颈等。四肢骨折后常突然引起明显的成角、旋转等畸形，还会引起比韧带损伤更为剧烈的疼痛，血管破裂出血会形成皮下瘀斑。当有多处骨折或者折断的骨头损伤内肘或大血管时，可能导致婴幼儿失去知觉，甚至休克。

一旦发生骨折，尤其是较大骨骼的折断时，外伤都较严重，往往伴有其他的损伤。所以，首先要观察婴幼儿的全身情况，注意是否有创伤出血或内出血，有无昏迷现象，呼吸道是否阻塞等，然后再对局部予以处理。

可以就地取材，使用夹板、木棒等，用毛巾垫于患处，将骨折部位的上下两个关节都固定住。上肢要弯着固定即屈肘位，下肢要直着绑即伸直位，这是维持上下肢平时的正常功能位置。在固定中应注意的是，如果固定完以后发现肢端苍白、发绀、肢体发凉、麻木或疼痛时，说明血循环不良，很可能是包扎过紧所致。应适当放松或重新固定，否则肢体可能因严重缺血而不得不截肢。

经初步处理后，在保证伤肢固定安稳的情况下，转至医院，做进一步治疗。婴幼儿如果呼吸、心跳正常，神志清醒，须经止血、包扎、固定后方可搬运。搬运过程中应密切关注生命体征有无异常变化。

有条件时，尽可能采用担架、平车搬运。疑有脊柱骨折的，搬运时应使伤儿体位伸展，切忌一人搬运或一人抬肩，一人抬腿搬运，必须多人搬运，且应平托平放，一人平抬肩、头部，一人平抬背、腰部，另一人平托双下肢及臀部，而且应按口令，动作一致，将孩子放于硬的平板担架或平板车上。如仅有软担架可垫木板或使孩子俯卧。对怀疑有颈椎骨折的，应在上一种方法的基础上，由第四人将双手分别放在婴幼儿下颌两侧，使头部与躯干保持一条直线，并向头顶部轻轻牵拉。婴幼儿平放仰卧担架上时，应在颈后及颈部两侧加衬垫物，保持颈椎生理弧度。

婴幼儿骨折的愈合一般比成人迅速，骨骼修复能力很强，骨折很少需要手术治疗，大多只需石膏固定。婴幼儿骨折发生后 1 年内，应不时带婴幼儿去医院复查，以确保断骨复位正确，愈合良好。

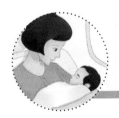

烫伤的处理

宝宝一旦出现烫伤，首先要应判断烫伤的程度，然后再采取相应措施。

1. 一度烫伤

仅损伤皮肤的表层，出现局部红肿，但没有起水泡。可立即用凉水冲洗或浸泡受伤部位 10 分钟左右，或将伤处泡在凉盐水中，然后涂上蛋清、植物油或烫伤膏、肥皂、清凉油等，即可止痛、消肿。

2.二度烫伤

伤及真皮，皮肤受伤处呈淡红色或苍白，还出现水泡，疼痛剧烈。可视具体情况决定应采取的措施。如果水泡不是很大，且没有破（不能弄破），则可用75％的酒精将水泡周围消毒，然后用消毒纱布包扎，待其干燥后自愈即可。如果水泡面积较大或已破损，则要及时去医院处理。

3.三度烫伤

烫伤程度较深，伤及皮下组织、肌肉甚至骨骼，可出现昏迷、休克等症状，应马上去医院处理。并注意在送往医院的途中，要用干净的纱布或被单盖住受伤部位。

一旦发生烧烫伤，迅速移开热源，如热水袋、热水瓶、开水壶、饭锅、清洁用的盐酸、硫酸或者含强碱的溶液等，并尽快脱去或剪掉烧烫伤部位的衣服、帽子、鞋袜等。如果衣服和皮肤粘在一起，切勿撕拉，将未粘在皮肤上的衣服剪开，粘着的部分让其留在皮肤上以后处理。如果身上还沾有热粥、热菜等要轻轻擦去。冬天穿的衣服多，不要将衣服扒开，要连同衣服一起在冷水龙头下冲洗，降温。再扒开衣服检查其烫伤程度，如果直接扒掉衣服，容易撕裂被烫伤的皮肤。眼睛里溅入强酸强碱，立即用手把眼皮分开，将凉开水倒入壶中，对眼睛冲洗10～15分钟以上。

烫伤是婴幼儿常见的意外伤害事故。除了婴幼儿直接接触热源性物品外，较多的情

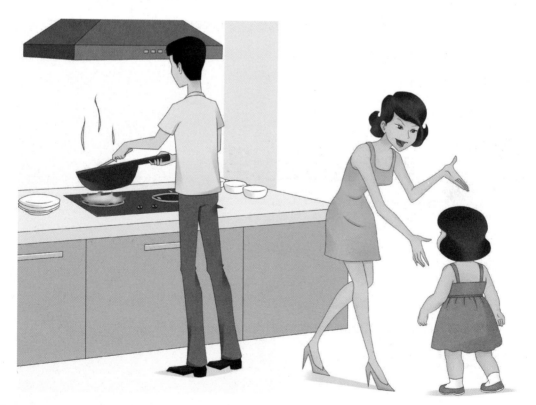

况是由于成人操作失误所致，常见的有食物过烫，还有热水袋保暖的操作不当。

① 预防措施：

（1）不要把热的食物或者开水放在桌子边缘，防止不小心碰倒后洒在婴幼儿身上。

（2）抱婴幼儿的时候不要端热饮料或较热的食品，外出吃饭尤其要注意。

（3）喂食的汤、粥等要晾温后才可让婴幼儿接近。

（4）为婴幼儿洗手、洗澡时应先放凉水再放热水。把婴幼儿放进浴缸之前，用手试试水温，最好用温度计测试一下，水温在 37℃～ 38℃最为适宜。

（5）不要让婴幼儿靠近热水龙头，避免婴幼儿被烫伤。

（6）任何点火用具不要随便放在桌上，特别是打火机，孩子会打开或放到口中。

（7）任何热的食物，不要放在低矮的桌子上，以及桌子的边缘处。

（8）在厨房做饭时，最好不要让幼儿进入。

（9）不要把电热锅、电饭煲放在地上。

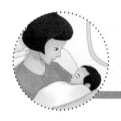

意外坠落的预防

调查显示，年龄越小，越容易因跌落而受伤。在婴幼儿阶段，最常见的是从小床上坠落，其次是椅子翻倒而跌落，再者是从楼梯摔下、从高处跌下，在学走路时跌倒也是难免的。

这些事故引起的伤害，较严重的有脑震荡、内出血、骨折等，头部外伤也十分常见。还可能造成心理损伤——宝宝在坠地过程中受到惊吓，引起情绪激动、恐惧、睡眠障碍等症状。

如果头皮擦伤、头皮血肿以及头皮裂伤后，仅出现局部的出血、疼痛、血肿，此为轻者，可不用上医院治疗；如在头部损伤后出现恶心、呕吐、头痛、失语、神情呆板、反应迟钝、面色苍白等现象，则表明有严重的头部损伤，可能有颅骨骨折、脑震荡、脑出血等，应该及时送往医院急救，不然会出现昏迷、抽搐现象，造成瘫痪，甚至危及生命。

① 预防措施：

（1）预防宝宝坠床，家长首先要端正思想，多留心，多警惕，别存侥幸心理。

（2）婴幼儿的床要稳当牢固，高度最好低于 50 厘米，这样即使掉下来，婴幼儿也不致摔得太重。可以在床边的地面上铺些具有缓冲作用的物品，如海绵垫、棉垫、厚毛毯等。

（3）当宝宝已经能够走路时，保持家中的地面干燥，特别是盥洗室保持洁净，十分重要。

（4）靠窗不要放置凳子和沙发等家具。

（5）为楼梯装上安全门。在可能使婴幼儿受伤的地方，随时关上门。

（6）在一楼以上的窗上，安装护栏。

（7）抱婴幼儿上下楼梯时，注意拉住扶手，避免绊倒。

（8）保证家具是牢固地靠墙而立。防止带有尖角的家具伤害婴幼儿。

（9）如果婴幼儿有严重跌伤，或跌落后行为不正常，应立即送去医院治疗。

（10）婴幼儿在婴幼儿车、机动车里系好安全带。

（11）在给婴幼儿换尿布或衣服时，人不要离开婴幼儿，保持有一只手保护着婴幼儿。

（12）经常检查婴幼儿活动的地面是否平整、有无障碍物。

（13）不要让婴幼儿在窗台上玩，窗户的锁扣不能轻易打开，阳台上不要堆放杂物，防止孩子从杂物上攀爬翻过栏杆或窗户而坠楼。

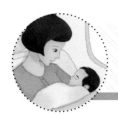

食道异物的紧急处理

吞食异物的孩子很多，从8个月到10多岁都有，但是以2到6岁的孩子最多，因为这个阶段的孩子对各种物品都非常好奇，喜欢用嘴去探究奥秘。家长和家长要收好小物件，如纽扣、钱币、别针、发夹、钥匙圈、玻璃球以及体温表等，减少孩子吞食异物的机会。

如果发现孩子吞食了异物，不要吓唬孩子，也不要试图通过喂水和食物帮助孩子排便，因为5岁以下的孩子，在吞食了硬币之类的异物后，一般是无法自行排出体外的，必须送到医院救治，而且在途中要尽量让孩子保持安静，因为越哭闹越易发生意外。

发现婴幼儿吞食异物以后，为了明确消化道异物的性质和部位，需要作X线摄片及其他检查。特别应当注意的是，有许多误吞异物不能被X线显影，如塑料、玻璃制品等，所以应当提高警惕。

检查以后，应坚持至少3天仔细观察婴幼儿的大便。如果异物是光滑、圆的，极可能从大便中排出。观察时，用水将大便冲散稀释，从大便沉渣中去寻找。如果异物是尖锐的，如别针、发夹等，要吃一些粗纤维的蔬菜如韭菜等，使异物能被包裹，避免异物损伤胃肠道黏膜，并容易帮助排便。体温表中的水银较重，吞入后可能造成肠穿孔，应当密切加以观察。一般来说，只要异物顺利通过消化道内两处最狭窄的部位——幽门及肠回盲部，均能随大便自然排出。少数异物可在幽门、十二指肠、回盲部嵌顿，时间过长可发生局部炎症、溃疡、出血及穿孔等并发症。此时应手术探查，取出异物。

特别应当注意的是，不要给婴幼儿服用泻药。泻药可引起肠道蠕动亢进，加速异物在肠内移动，反而容易引起嵌顿，严重者可引起肠穿孔。

❶ 预防措施：

（1）要教育儿童不要养成口内含物的习惯；

（2）不要在婴幼儿哭闹说话时喂食；

（3）把儿童容易误食误饮的物品放置在儿童接触不到的地方。

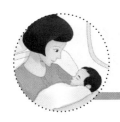

气管异物的紧急处理

气管、支气管异物大多发生在学龄前婴幼儿，5岁以下婴幼儿约占80%～90%，尤其在1～2岁极易发生。

在人体咽喉下，有两个并行的通道食管和气管，食物经过食道进入胃中，气体经过气管进入肺泡。在咽喉处，有一块如同叶片的薄片小骨，医学统称为会厌软骨。当食物和水进入时，会厌软骨盖住气管口使食物和饮水进入食道，而不会误入气管。然而，由于婴幼儿的会

厌软骨的工作不如成人快捷敏感、指挥自如，因此，当宝宝吃一些圆滑的物品时，稍不小心，会厌软骨就来不及盖住气管，使食物滑到气管，发生气管异物。婴幼儿气管异物较多见的是花生米、瓜子、黄豆、核桃仁、玉米粒、图钉、小玻璃球、果冻等。

气管是呼吸的通道，假如异物较大堵住气管，患儿可在几分钟内因窒息而死亡。因此是小儿耳鼻喉科最常见危重急诊之一，常发生于5岁以下儿童。气管、支气管异物是危及生命的急症。必须及时确诊，并尽早取出异物。在医院内可通过支气管镜等将异物取出。此病非常危险，应注意防范。

❶ 疾病病因

引发宝宝气管异物的原因有如下几种：

（1）孩子牙齿没有发育完全，咀嚼功能差，食物不能完全嚼碎，特别是像花生、瓜子、豆类等硬果壳类的食品，当孩子在玩耍、哭闹或嬉戏时，食物就容易吸入气道造成气管、

支气管异物。

（2）因为孩子有口含物品（如塑料笔帽、小橡皮盖等）的习惯，稍不注意就有可能吸入气管，造成气管异物。

（3）吃东西的时候，例如果冻，螺蛳等等食物由于吸食过猛也会吸入气管造成孩子气管异物。

（4）重症或昏迷患儿，由于吞咽反射减弱或消失，偶有将呕吐物、血液、食物、牙齿等呛入气管。

发现婴幼儿气管有异物，首先要仔细检查婴幼儿的口腔及咽喉部，如在可视范围内发现有异物阻塞气管，可试将手指伸到该处将阻塞物取出，如果此处理失败，则可试用拍背法或推腹法进行急救。

（1）拍背法。家长取坐位，将婴幼儿放在双腿上，婴幼儿胸部紧贴家长的膝部，头部略低。家长以适当力量用掌根拍击婴幼儿两肩胛骨之间的脊椎部位，异物可被咳出。

（2）推腹法。将婴幼儿仰卧平放在适当高度的桌子或床上，家长站在婴幼儿左侧，左手放在婴幼儿脐部腹壁上，右手置在左手的上方加压，两手向胸腹上后方向冲击性推压，促进气管异物被向上冲击的气流排出。如此推动数次，有时也可使异物咳出。

以上两种方法如有异物排出，家长要注意迅速从口腔内清除阻塞物，以防再度阻塞气管，影响正常呼吸。如经上述方法无效，应立即去医院急诊求医。这是因为幼儿气管异物自然咳出的机会很少，只有在医院手术室的条件下，用喉镜或气管镜才能取出异物。所以必须认识到及时治疗的重要性，万万不可贻误时间，否则后果不堪设想。

🟠 预防措施：

（1）婴幼儿不要喂食颗粒状的食物，如花生、豆类、糖豆等，也不要将花生、瓜子、黄豆放在婴幼儿能拿到的地方，看到婴幼儿嘴里含有花生米、黄豆等食物时，要好好讲道理，让他们吐出来，不要吓唬，以防吓哭，反使食物误入气管。

（2）避免喂食果冻状食物，以免婴幼儿吸入食物的时候食物堵住气管。

（3）孩子哭闹、嬉笑或跑跳时不要喂食物，不要追着孩子喂食物，吃食物时不要让孩子讲话，也不要骂孩子。

（4）教育孩子不要将玻璃球、曲别针、橡皮头及手中玩的小玩具含在口中。孩子可能吸入或吞下的物品，都不能当玩具，以免不慎或突然说话时误吸入气管内。

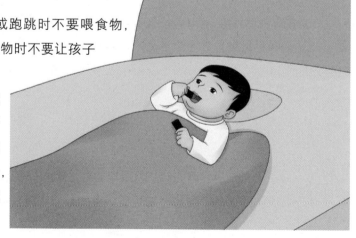

（5）孩子吃鱼或排骨等时要注意将鱼刺、鱼骨或排骨的骨头剔除。

（6）教育孩子不要将瓜子、花生等食物上抛，然后张着嘴接食物。大人也不要表演这吃食物的方法，让孩子模仿。

（7）不让孩子躺在床上吃食物。

（8）幼儿气管异物直接危及生命安全，因此应充分认识其危害性，注意预防幼儿气管异物的发生。在幼儿的活动范围内应避免存放小物品，如小纽扣、图钉等，防止出现意外。

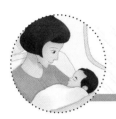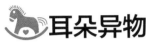

五官异物的处理

耳朵异物

婴幼儿常会把小物件塞入耳内，也可能有虫子爬进耳内，如不处理，可能发生感染。处理方法是：将婴幼儿头歪向一侧，患耳向下，让异物滚出。如果是虫子入耳，让婴幼儿进入暗室，或没有光线的房间，用手电筒向婴幼儿的耳道照射，可以诱使虫子飞向亮处，离开耳道。如果在家里不能排除异物，要尽快去医院检查，千万不要自己试着用镊子或耳勺挖取。

鼻腔异物

婴幼儿有时把纸团、豆子等塞入鼻孔，如果没有发现，会引起感染、出血。豆粒、纸团等如未泡涨，可用擤鼻涕的方法将其擤出。如已泡涨，则需医生处理。如果是虫子进入鼻腔，可用纸捻刺激婴幼儿鼻腔，使其在打喷嚏时把虫子喷出。不要随意给婴幼儿掏鼻孔，否则容易使异物进入咽喉部、气管、容易引起窒息。

眼睛异物

异物进入眼里，可引起刺痛、流泪，较大较硬的异物还会伤害眼结膜。如果婴幼儿感到异物进了眼里，首先需要进行检查。家长可把手洗净，检查眼内有无异物：让婴幼儿向上看，用手按住下眼皮往下拉，可看下眼睑内有无异物，如果没有，可用拇指和食指提起上眼皮，食指轻轻一按，拇指将眼睑往上翻，可看上眼皮内有无异物。如

有异物，不要乱揉，应该提起眼皮轻轻动，让眼泪把异物冲出来，也可用棉棒蘸水将

异物沾出。取出异物后，冲洗或消毒眼睛：往眼里滴一两滴眼药水，既可预防发炎，又可冲掉异物。如果眼睛严重发炎，需要马上送医院处理。

咽喉部异物

在咽喉部的异物，绝大多数是鱼刺，尤其儿童更常见。鱼骨刺入咽喉部最常见的部位是咽后壁及两侧扁桃体。正确的处理方法是应该去医院，请五官科医师检查，将刺拔去，不然会引起咽后壁感染、脓肿。如果只看见黏膜处是鱼骨刺入的伤痕，约经 1～2 天后异物感会自行消失。

需要注意的是，当宝宝出现咽喉部异物时，给婴幼儿吞饭团或者喝一些醋都是错误的方法。用喝醋来达到所谓软化鱼骨的目的是无效的。因为食用醋酸度不高，接触鱼刺的时间又很短，况且被刺入黏膜内的鱼刺根本无法与醋液接触，所以这种方法是行不通的。

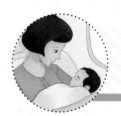# 被动物咬伤后的处理

猫狗咬伤

一旦被猫、狗咬伤，重要的是做好现场救护工作。凡是猫、狗咬伤，不管是疯狗、病猫还是正常的狗、猫（有相当多的一部分正常的狗、猫的唾液中带有狂犬病毒），千万不要急着去医院找医生诊治，而是应该立即、就地、彻底冲洗伤口：用肥皂水彻底清洗伤口，然后再用自来水反复冲洗，最好不少于 15 分钟。冲洗伤口一是要快。分秒必争，以最快速度把沾染在伤口上的狂犬病毒冲洗掉。因为时间一长病毒就进入人体组织，沿着神经侵犯中枢神经，置人于死地。二是要彻底。由于猫、狗咬的伤口往往外口小，里面深，这就要求冲洗时尽量把伤口扩大，让其充分暴露，并用力挤压伤口周围软组织，而且冲洗的水量要大，水流要急，最好是对着自来水龙头急水冲洗。三是伤口不可包扎。除了个别伤口大，又伤及血管需要止血外，一般不上任何药物，也不要包扎，因为狂犬病毒是厌氧的，在缺乏氧气的情况下，狂犬病病毒会大量生长。

因此，对咬伤的伤口应立即挤血，而不是忙于止血。对于伤口大的，为防止出血过多，可进行止血。伤口反复冲洗后，再送医院作进一步伤口冲洗处理（牢记到医院伤口还要认真冲洗），接着应接种预防狂犬病疫苗。这里特别要指出的是，千万千万不可被狗、猫咬伤后，伤口不作任何处理而涂上红药水包上纱布，这样更有害，应该立即、就地、

彻底冲洗伤口，在 24 小时内注射狂犬疫苗。这种药物在被咬当日就注射第一针，然后分别在第 3 天、第 7 天、第 14 天、第 30 天各注射一针，共 5 针。

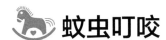 被蜂蜇伤

被单个蜜蜂蜇伤一般无关紧要，只是局部产生灼痛、红肿，少数会出现水泡，很少引起坏死。但被群蜂蜇伤或毒性极强的黄蜂蜇伤后，会引起发烧、头痛、恶心、呕吐、昏倒、昏迷，以致痉挛、休克、肺水肿、心脏及呼吸麻痹，甚至导致呼吸停止而死亡。偶尔可见到婴幼儿被蜂蜇伤舌或咽部，发生喉头水肿窒息。另外也有对蜂毒过敏的婴幼儿，虽然是单处局部被蜇伤，但仍会发生吞咽困难，声门水肿，胸部气闷，腹部疼痛，腹泻，甚至会因过敏休克而死亡。

被蜂蜇伤应立即让婴幼儿静卧，将蜂刺取出，患处涂氨水、碳酸钠等碱性药水。如果蜇伤在口、咽部位，可涂硼砂甘油或甘油以消除水肿，严重的要尽快送医院救治。

婴幼儿被毒蜘蛛蜇伤也可以根据上述方法处理。

蚊虫叮咬

夏天是蚊虫活动频繁的时节，宝宝幼嫩的皮肤就成了攻击对象，他们比成人更容易被蚊虫叮咬。被蚊虫叮咬后常会引起皮炎，这是夏季宝宝皮肤科常见病症。宝宝常会感到奇痒、烧灼或痛感，表现出烦躁、哭闹；个别严重者可于眼睑、耳郭口唇等处见到明显红肿，甚至出现发热、局部淋巴结肿大等，偶发由于抓挠或过敏引起的局部大疱、出血性坏死等严重反应。

如果是有瘙痒感的昆虫叮咬，可在宝宝患处涂抹镇静剂、铝盐（滚珠香体露里面就含有铝盐）、止氧剂，或者将 1 茶匙醋对 3 茶匙玉米淀粉和成糊。如果感到非常痒，可以每天涂抹 1% 的氢化可的松软膏 2 次。如果患处因为瘙痒被抓伤，应该每天涂非处方的抗生素软膏 2 次，并且用创贴把伤口保护起来防止再次抓伤。如果瘙痒影响到宝宝的睡眠，可以在宝宝睡觉之前，给他服用与之体重相符剂量的苯海拉明。如果是有疼痛感的昆虫叮咬，可给宝宝服用适量的布洛芬来镇痛、消炎。

为保护宝宝不被蚊虫叮咬，可以保持室内清洁卫生，定期打扫，不留卫生死角，不

给蚊虫以藏身繁衍之地；开窗通风时不要忘记用纱窗做屏障，防止各种蚊虫飞入；在暖气罩、卫生间角落等房间死角定期喷洒杀蚊虫的药剂，最好在宝宝不在的时候喷洒，并注意通风；宝宝睡觉时，为了让他享受酣畅的睡眠可以给他的小床配上一顶透气性较好的蚊帐；或插上电蚊香，注意蚊香不要离宝宝太近；还可以在宝宝身上涂抹适量的驱蚊剂。

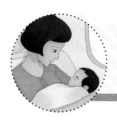

误服药物的紧急处理

　　一旦发现孩子误服药物，正确处理的原则是：迅速排出，减少吸收，及时解毒，对症治疗。首先，尽快弄清什么时间，误服了什么药物和大体剂量，为就医时提供情况。不要打骂和责怪孩子，免得孩子害怕不说真实情况而误诊。

　　如果误服的是一般性药物（如毒副作用很小的维生素、止咳糖浆等），可让孩子多饮凉开水，使药物稀释并及时排出。

　　如果吃下的药物剂量过大又有毒性，首先应立即用手指或硬鸡毛刺激舌根催吐，然后再喝大量茶水、肥皂水反复呕吐洗胃。催吐和洗胃后让病人喝几杯牛奶和 3～5 枚生鸡蛋清养胃解毒。

　　如果误服了腐蚀性药物，如碘酒类药物之后要分秒必争，马上喝米汤、面汤等含淀粉液体；若是来苏儿可喝蛋清、牛奶、面粉糊以保护胃粘膜。若为强碱，应立即服用食醋、橘汁、柠檬水等。若为强酸类，应立即服肥皂水、牛奶以保护胃黏膜。急救后应立即送医院。另外，病人送医院急救时，应将错吃的药物或药瓶带上，以使医生对症及时采取解毒措施。为了防患于未然，有孩子的家庭，应当妥善保存所有药品，最好放在高处或加锁保管。

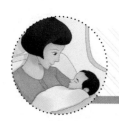

溺水的紧急处理

　　孩子溺水的原因是进入太深的水域，或者在面部浸水时陷在水中。非常年幼的孩子即使在十几厘米深的水中也会发生溺水。孩子在这种情况下的自然反应或者是惊慌、挣扎、停止呼吸，或者是屏住呼吸。当他最终必须呼吸时，就会吸入水并窒息。溺水导致的死亡经常是这种情形。当一个孩子在死亡前被救起，称这种情况为几乎溺水。

　　溺水平均 5～6 秒，呼吸心跳会完全停止。一部分婴幼儿溺水后发生喉头痉挛或心跳停止，死亡时间更短。若溺水得救，往往有水源代谢紊乱。由于溺水过程中水中有杂质、泥沙和呕吐物被吸入气管和肺中，所以溺水现场救护后还会发生急性肺水肿、肺炎、肺脓肿等并发症。溺水引起窒息，可发生脑水肿。因此，溺水婴幼儿现场得救后不要以为没事，而要迅速送医院进一步抢救治疗。

任何曾经溺水的孩子，即使看上去很好也要进行全面的体格检查。如果他曾经停止呼吸、吸入水或失去知觉，应该需要医务人员观察至少 24 小时，直到确信他的神经系统和呼吸系统没有发生损伤的危险。

❶ 急救措施：

一旦发生溺水，溺死过程极短，因此抢救溺水婴幼儿必须争分夺秒。如果是在浅水区营救溺水婴幼儿，营救者双手托住婴幼儿腹部高举过头，使婴幼儿的腰、背、头和脚同时下垂，促使呼吸道内的水自然流出，与此同时，营救者的双手臂应不停地颠颤，这样不但能使溺水婴幼儿呼吸道内的水自然流出，还能起到人工呼吸的作用。

如果在深水中，营救者应从其背部托其头或拉其胸，使溺水婴幼儿鼻口露出水面，迅速游泳托上岸边，应谨防被溺水婴幼儿抱住自己的身体，最好携带救生圈、木板、绳索或小船，用以保护自己。

如果溺水婴幼儿离河边很近或坠入冰洞，可用木棍、绳索、衣服等让他抓住，然后拉出水面。

营救落井婴幼儿时，除用绳索、竹竿等让落水婴幼儿抓住外，营救人员下井时必须用绳索系好，以防万一。

婴幼儿离水上岸后，应迅速清除其口中的泥沙污物，立即将其抱起俯卧在抢救者的肩使其腰背向下，头及脚下垂。抢救者扛着婴幼儿快步奔跑，并不时颠颤，使其呼吸道内积水倒出，也可将溺水婴幼儿俯卧于水牛背、斜坡、大石头、倒树干、小木凳上。头低脚高，同时

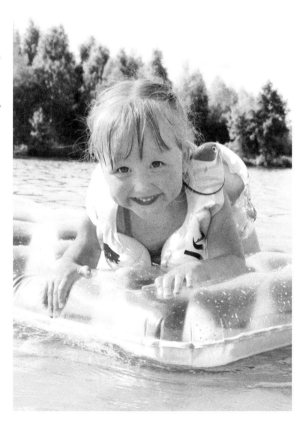

进行口对口呼吸、保暖。抢救者还可单腿跪地，将溺水婴幼儿俯卧在另一条屈腿上，同时进行压背拍胸呼吸。总之以既能倒出呼吸道内的积水，

又能便于人工呼吸和心脏按压为最好方式。

如果婴幼儿尚有心跳、呼吸，应及时撬开口腔，迅速清除其中的泥沙等污物，并将舌头拉出，保持呼吸道畅通。如果婴幼儿呼吸、心跳已经停止，仍不应放弃抢救，应立即进行口对口的人工呼吸及心脏按压，要分秒必争，千万不可只顾倒水而延误呼吸、心跳的抢救，尤其是最初几分钟尤为重要。

心跳、呼吸复苏后，应及时送往医院继续抢救。在路途中要注意保暖，密切注意观察，必要时仍应继续进行人工呼吸及心脏按压。

❶ 预防措施：

不要让孩子单独游泳，在孩子接近诸如游泳池、湖泊或河流等一大片的水域时，要一刻不停地监护他。

后院的浅水容器里的水应该倒掉，并且扣过来放，以防小孩溺水。

不要将水放在学步孩子可以到达的地方，在不用时将水倒出去或用盖子盖紧，洗碗以后立即放空水池。

注意观察马桶，假如孩子特别活跃或充满好奇心，要关上浴室的门并上锁。

不要在孩子可以接触的盆中遗留哪怕是十几厘米深的水或清液。

在水流动时，千万不要让孩子待在浴盆的下方或旁边，或者沿充满水的浴盆行走。

不要单独把孩子留在浴缸，哪怕是一会儿也不行，因为孩子在两三寸高的水中也会造成溺水身亡。也不要让一个 12 岁以下的孩子来看着浴缸里的孩子洗澡。在你必须接电话或者去开门的时候，要把孩子用毛巾包起来，然后抱着他一起去。

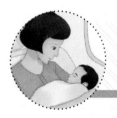

触电的紧急处理

婴幼儿玩弄电器、用湿手摸电源开关、摸灯口等原因可导致室内触电。如室外发生高压线落地，就会以断落处为中心形成电场，周围 10 米内都会使人触电，离电线落地点越近，电压越大，危险也越大。电闪雷鸣时，人在树下或高大建筑物下避雨，可能遭到雷击。

触电对人体的伤害可分为两种症状。局部症状是轻者感到发麻，重者可出现烧伤全身的症状，如电流通过心脏时，可引起心室颤动，致使心脏停搏，呼吸骤然停止。

日常生活用电以及电气设备日益增多，婴幼儿接触电的机会也越来越多，常因玩弄电源发生触电事故；在夏秋季节，天气炎热潮湿，风雨较多，有时会因为触碰了倒塌电线杆上的电线而致触电。

发现婴幼儿触电，必须想办法使婴幼儿离开带电的物体，不然，电流通过人体的时间长，危险就愈大。因此，第一件事就要以最迅速、最安全、最可靠的方法断开电源。

如果婴幼儿触电的场所离控制电源开关、保险盒或插销较近时，最简单的办法是断开电源，拉开保险盒或拔掉插销，这时电源就不能再继续通过婴幼儿的身体。

如果婴幼儿触电的场所离电源开关很远，不能很快的拉开电源开关时，可以用不传电的东西，如干燥的木棒、竹竿、衣服、绝缘绳索等（千万不能用导电物品），把婴幼儿所碰到电线挑开，或者把婴幼儿拉开，使他隔离电源。

如果当时除了用手把婴幼儿从电源上拉下来以外，再没有更好的办法时，救护人最好能戴上胶片手套，如果没有胶片手套，可以把干燥的围巾或呢制便帽套在手上，或给婴幼儿身上披上胶片布，以及其他不导电的干燥布衣服等，再去抢救。

如果没有这些东西，救护人可以穿上胶片鞋站在干燥的木板或不导电的垫子上，或衣服堆上进行抢救。抢救时只能用一只手去拉婴幼儿，另一手决不能碰到其他导电的物体，以免发生危险。

❶ 急救措施：

婴幼儿触电后应注意有无呼吸及心跳，在等待急救车到来之前，如心跳、呼吸停止的，一定要及时做人工呼吸及心脏按压。

如果触电时间较长，通过人体的电流较大，或者是电流从右手到左脚，此时电流通过人体的重要器官（心脏和中枢神经系统），损害就很严重，孩子表现为面色苍白或青紫，昏迷不醒，甚至心脏、呼吸停止。这时就应该分秒必争地进行现场抢救，立即做口对口呼吸和心脏按压。在心脏按压和人工呼吸的同时，应尽快用汽车把婴幼儿送医院，因电击后内脏等损伤、脑外伤、脾破裂、大出血等，应立即去医院及时治疗。

如果通过人体的电流很小，触电的时间也短，脱离电源以后孩子只感到心慌、头晕、四肢发麻。这时候，要让他休息 1～2 小时，并有人在旁守护，观察呼吸、心跳情况，一般不至发生生命危险。皮肤灼伤处敷消炎膏以防感染。但如果让患儿立即走动，也有可能引起死亡。

研究和统计表明，如果从触电后 1 分钟开始救治，则 90% 可以救活；如果从触电后 6 分钟开始抢救，则仅有 10% 的救活机会；而从触电后 12 分钟开始抢救，则救活的可能性极小。因此当发现有人触电时，应争分夺秒，采用一切可能的办法挽救生命！

❶ 预防措施：

（1）家用电器开关插口应遮盖或装在离地面 1.6 米高的墙壁上。应经常检查各种电器安装是否合乎标准，电线、电器是否漏电，电线应从房顶走线，对易发生触电的隐患应及时检修，以防万一。

（2）所有的电器设备，用完后立刻放回安全的地方，如电熨斗、搅拌器、电吹风等。

（3）注意电热恒温开水器的水温和摆放位置，以免孩子触摸或碰倒。

（4）所有孩子够得到的插座都要套上专用的塑料罩。

（5）风扇、取暖炉要放在安全的地方，或用围栏围住。

（6）孩子从懂事的那天起就要教他不能接近、触摸电插座、开关、电线以及各种电器设备。

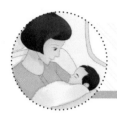

急救止血法

急救止血可用手指压迫止血法，即用手指压迫出血的血管上方（近心端），用力压迫至下面的骨骼处，或用较宽的布带，绑扎于上述部位，但每隔3～5分钟要放松一次，防止绑扎部位下面的肢体缺血坏死。也可用加压包扎止血法。方法是用消毒纱布盖在伤口上，再用绷带缠紧，有时消毒纱布上面需用绷带卷加强压力。如果创面不大，但伤口较深应及时去医院处理。

婴幼儿出血大多由于外伤引起。由于外伤引起的大出血，如不及时予以止血与包扎，会严重地威胁人的健康，乃至生命。血液从伤口向体外流出称为外出血，常见于四肢的损伤，这是可以看得到的出血，容易引起重视而立即进行止血。止血前首先应观察婴幼儿心跳、呼吸和血压。

如果出血保留在体腔或组织内，称为内出血，常见于脑内、胸腔或腹腔的损伤，这是看不见的出血，容易被忽视。其实内出血往往较外出血更为严重，更易威胁孩子的生命。所以当出现严重外伤后，定要到医院及时检查，X线、B超及CT检查均能做出有效的出血诊断。

出血又分为动脉出血、静脉出血及毛细血管出血三种。毛细血管因血管微细，出血后容易凝固而能自行止血，静脉出血的血颜色呈暗红色，为持续流出。小的静脉出血容易凝固，可自然止血，应洗净创伤后敷料包扎即可，较大的静脉出血应加压包扎后送医院由医生处理。而动脉出血由于压力很高，可在短时间内造成大量出血，引起休克甚至死亡，所以必须立即急救止血。

对伤口小、出血少的小伤，只要洗净伤口，消毒后涂上红药水即可，不需作任何包扎，较大的伤口，应在局部清洗消毒后，涂上红药水或止血药（如胶海绵、云南白药）再用消毒纱布包扎。如果伤口在毛发多的部位，应当先剃去毛发，再清洗消毒后包扎。处理完毕后应注射破伤风抗毒素。

如果出血量大，出血速度快，血呈鲜红色，这是动脉出血，应立即指压止血。

1. 指压止血法

指抢救者用手指把出血部位近端的动脉血管压在骨骼上，使血管闭塞，血流中断而达到止血目的。这是一种快速、有效的首选止血方法。止住血后，应根据具体情况换用其他有效的止血方法，如填塞止血法，止血带止血法等。这种方法仅是一种临时的，用于动脉出血的止血方法，不宜持久采用。下面是根据不同的出血部位采用的不同的指压止血法。

2. 颌外动脉止血法

一手固定伤员头部，用另一手拇指在下颌角前上方约 1.5 厘米处，向下颌骨方向垂直压迫，其余四指托住下颌；本法用于颌部及颜面部的出血。

3. 颈动脉止血法

用拇指在甲状软骨，环状软骨外侧与胸锁乳突肌前缘之间的沟内搏动处，向颈椎方向压迫，其余四指固定在伤员的颈后部。用于头、颈、面部大出血，且压迫其他部位无效时。非紧急情况，勿用此法。此外，不得同时压迫两侧颈动脉。

4. 锁骨下动脉止血法

用拇指在锁骨上窝搏动处向下垂直压迫，其余四指固定肩部。本法用于肩部，眼窝或上肢出血。

5. 肱动脉止血法

一手握住伤员伤肢的腕部，将上肢外展外旋，并屈肘抬高上肢；另一手拇指在上臂肱二头肌内侧沟搏动处，向肱骨方向垂直压迫。本法用于手、前臂及上臂中或远端出血。

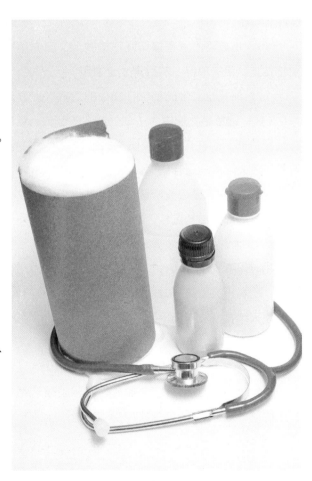

6. 尺、桡动脉止血法

双手拇指分别在腕横纹上方两侧动脉搏动处垂直压迫。本法用于手部的出血。

7. 股动脉止血法

用两手拇指重叠放在腹股沟韧带中点稍下方、大腿根部搏动处用力垂直向下压迫。本法用于大腿、小腿或足部的出血。

8. 足背动脉与胫后动脉止血法

用两手拇指分别压迫足背中间近脚腕处（足背动脉），以及足跟内侧与内踝之间处。本法用于足部出血。

9. 指动脉止血法

用一手拇指与食指分别压迫指根部两侧，用于手指出血。

10. 加压包扎止血法

伤口覆盖无菌敷料后，再用纱布、棉花、毛巾、衣服等折叠成相应大小的垫，置于无菌敷料上面，然后再用绷带、三角巾等紧紧包扎，以停止出血为度。这种方法用于小动脉以及静脉或毛细血管的出血。但伤口内有碎骨片时，禁用此法，以免加重损伤。

11. 填塞止血法

用无菌的棉垫、纱布等，紧紧填塞在伤口内，再用绷带或三角中等进行加压包扎，松紧以达到止血目的为宜。本法用于中等动脉、大、中静脉损伤出血，或伤口较深、出血严重时，还可直接用于不能采用指压止血法或止血带止血法的出血部位。

12. 止血带止血法

这是四肢较大动脉出血时救命的重要手段，用于其他止血方法不能奏效时。如使用不当可出现肢体缺血、坏死，以及急性肾衰竭等严重并发症。

❶ 注意事项：

（1）止血带不宜直接结扎在皮肤上，应先用三角巾、毛巾等做成平整的衬垫缠绕在要结扎止血带的部位，然后再上止血带。

（2）结扎止血带的部位在伤口的近端（上方）。上肢大动脉出血应结扎在上臂的上1／3处，避免结扎在中1／3处以下的部位，以免损伤桡神经；下肢大动脉出血应结扎在大腿中部。而在实际抢救伤员的工作中，往往把止血带结扎在靠近伤口处的健康部位，有利于最大限度地保存肢体。

（3）结扎止血带要松紧适度，以停止出血或远端动脉搏动消失为度。结扎过紧，会损伤受压局部；结扎过松，达不到止血目的。

（4）为防止远端肢体缺血坏死，原则上应尽量缩短使用止血带的时间，一般止血带的使用时间不宜超过2～3小时，每隔30～50分钟松解一次，以暂时恢复远端肢体血液供应。松解止血带的同时，仍应用指压止血法，以防再度出血。止血带松解1～3分钟后，在比原来结扎部位稍低平面重新结扎。松解时，如仍有大出血者或远端肢体已无保留可能，在转运途中可不必再松解止血带。

（5）结扎好止血带后，在明显部位加上标记，注明结扎止血带的时间，尽快运往医院。

（6）解除止血带，应在输血输液和采取其他有效的止血方法后方可进行。如组织已发生明显广泛坏死时，在截肢前不宜松解止血带。

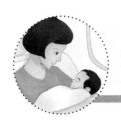

胸外心脏按压和人工呼吸

心脏跳动是生命的标志，当发现突然昏迷、呼吸停止、触不到大动脉及心尖搏动时，即提示发生了最危急最严重的疾病状态——心跳呼吸骤停。家长应冷静对待，马上与急救中心进行电话联系，同时立即进行现场抢救。

首先检查婴幼儿是否还有呼吸和脉搏。最简单的方法是触摸颈动脉，即颌下与其耳间的连线处。如果发现呼吸停止，需要采取口对口的方式进行急救。由于心跳、呼吸骤停往往互为因果，所以心脏与呼吸复苏应两者同时进行，否则复苏难以成功。最好有两人配合，一人负责胸外心脏按压，另一人负责人工呼吸。心脏按压 5 次，人工呼吸 1 次。如仅 1 人抢救时，也应尽量按 5 : 1 比例交替进行。

1. 胸外心脏按压

胸外心脏按压，依传统的观点是"心泵机制"，即在胸外按压时，心脏在胸骨和脊柱之间挤压，使左右心室受压而泵出血液；放松压迫后，心室舒张，血液回心。近年临床观察证明，人体循环的动力不单是心泵机制，主要还是来自胸腔内压增减的变化，心脏骤停病人的胸廓仍具有一定的弹性，胸骨和肋骨交界处可因受压下陷。因此，当按压胸部时，使血液向前流动的机制是由于胸腔内压力普遍增加，以致胸内压力＞颈动脉压＞头动脉压＞颈静脉压。正是这个压差使血液流向颈动脉，流向头部，回流到颈静脉。

救助 2 岁以下的婴幼儿时，用一只手垫着背部，支撑起婴幼儿的头颈，用另一只手的两个手指，按压胸骨下部的位置，每分钟 100 次，压下的深度为 1.5 ～ 2.5 厘米，1 次呼吸配合 5 次压迫。

2. 人工呼吸

将婴幼儿的头部略向后倾 15°左右，以使其呼吸道畅通，检查喉内有无异物。

用嘴盖在婴幼儿的嘴与鼻子上面，向里面轻轻吹气，速度为每 3 秒一次。每隔 4 次，检查一下婴幼儿是否有了呼吸，吹到恢复呼吸为止。

如果是婴幼儿发生窒息，也按同样的方法向口中吹气。

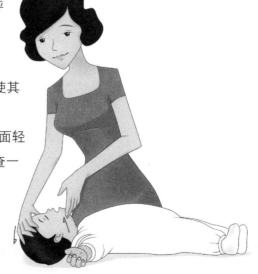

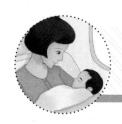

护送受伤婴幼儿去医院急救

伤势危重婴幼儿在现场得到及时、初步的急救后，紧接着就需要及时安全地送到医院，进行全面的检查和救治。如何做好搬运和护送，对病情的变化起着重要的作用。做好护送会减少病情的加重。

搬运和护送时，根据病情不同选择适宜的搬运方法及搬运工具。在抢救婴幼儿时动作要轻缓、敏捷、一致。转运的路途较远时，还需要寻找合适的交通工具，例如震动小的汽车或船舶等。

有各种外伤和骨折、大出血的婴幼儿，必须进行固定、止血的处理后才能转送。对急性中毒的婴幼儿，必须要在现场洗胃催吐。当婴幼儿奄奄一息或已测不到脉搏时，首先要在现场进行急救，并在转送途中继续进行观察和抢救。

运送处于昏迷状态或休克状态的婴幼儿，要让婴幼儿平卧在担架上，平抬平放，要让婴幼儿的头向一边偏。对于受伤的肢体要由专人扶持或照顾，不能随其来回摆动，以防在运送中再受到伤害。对于体质轻、伤情不重的婴幼儿可以抱送去医院，对于伤情较重或骨折、胸部创伤的婴幼儿不能采取这种方法，必须用最适宜的搬运工具。

运送的担架要垫厚些，尽量使婴幼儿舒服一些，尤其是受伤躯干，肢体与担架接触的地方，更要采取一些保护措施。把婴幼儿放上担架后，应根据不同的情况，作一些体位的调整。如果是车祸，怀疑是颅脑损伤，可将头部适当地抬高；如果头颅骨折，头部两侧应用沙袋、枕头固定，避免来回晃动。如果婴儿发生休克，侧头部不应垫枕头，必要时脚还要稍垫高，以形成头低脚高。

对一些头部损伤或高热的婴幼儿，往往头部需要冷敷或用冰袋，以降低头部温度，保护脑组织。对于冻伤的婴幼儿，需要保暖及使用热水袋等使婴幼儿体温恢复。

长途转运需要准备一些饮料，如糖盐水或某些含有糖盐的饮料，以备途中饮用。还应备用一些急救药品、夹板、止血带、敷料等。

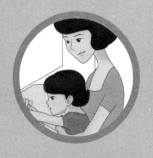

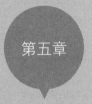

第五章

宝宝预防与接种基础知识

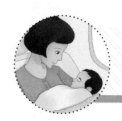

预防接种的重要性

 ## 预防接种增强宝宝免疫力

刚刚出生的婴儿身上带着妈妈"赠"的抗体，可以抵御各种各样的疾病。另外，由于妈妈的乳汁中含有一定量的抗体，所以母乳喂养的孩子抗病能力更强。刚出生的婴儿在6个月内很少得传染病就是因为有了这些抗体。

可是，这些抗体不会永远用不完，在婴儿长大到6个月时，来自母体的抗体会逐渐消退，这时孩子自身的抗体产生的还不够多，所以6个月大小的孩子会出现抵抗力减弱的现象。这时，如果不小心接触到了病毒、细菌等病原体，孩子会被传染而患感染性疾病。为了提高孩子抵抗传染病的能力，同时预防传染病的发生，就需要有计划地按时给儿童进行预防接种，以保护儿童健康地成长。这种有计划地预防接种疫苗称为计划免疫。

 ## 计划免疫的种类

计划免疫是根据疫情监测和人群免疫状况的分析，按照规定的免疫程序，有计划地利用生物制品对人群进行预防接种，以提高人群的免疫水平，达到控制以至于最终消灭相应传染病的目的。

一般情况下我们将计划免疫分为两种。

一种是"人工主动免疫"。就是在婴儿感染猝死综合征之前接种和内服灭活菌苗和疫苗，使体内产生相应的抗体。这种免疫就像战士平时"实战演习练兵"一样，若再受到同种的细菌或病毒侵袭时，机体就有能力歼灭这些入侵之"敌"。接种卡介苗、麻疹疫苗、百日咳菌苗等就属于这一类。通常免疫在接种后1～4周的时间出现，免疫抗体保持数日至数年，因此需要反复接种。

另一种叫做"人工被动免疫"。就是在已接触传染病的孩子尚未发病时给其注射丙种球蛋白、胎盘球蛋白、抗毒素及成人血清等，就是直接将抗体——"援兵"输入体内，增加消灭入侵的致病微生物的有生力量，从而防止发病或减轻症状。这种方法的特点是注射后立即生效，但维持时间短，通常2～3周即消退。只适用于紧急预防或治疗。

 ## 常见疫苗都有哪些

目前在国内外经常使用的疫苗有几十种到上百种，最常用的有以下几种。我国已经使用的疫苗有卡介苗、百白破三联疫苗、脊髓灰质炎疫苗（麻痹糖丸）、麻疹疫苗和乙肝疫苗，这些疫苗已列入我国计划免疫的程序中，又称之为基础免疫疫苗。目前国内外经常使用的其他疫苗介绍如下。

（1）**脑膜炎球菌疫苗**：国内目前应用的是用 A 群脑膜炎球菌荚膜多糖制成的疫苗，用于预防 A 群脑膜炎球菌引起的流行性脑脊髓膜炎，接种对象为 6 个月至 15 周岁的儿童和少年。

（2）**乙脑疫苗**：用于预防流行性乙型脑炎（简称乙脑）。乙脑疫苗为减毒活疫苗，用于预防流行性乙型脑炎。其中灭活乙脑疫苗的接种对象为乙脑流行地区 6 个月以上到 10 岁以下儿童及由非疫区进入疫区者，而减毒活疫苗则用于 1 岁以上儿童。

由于流脑和乙脑在我国流行较广，因此目前已将此疫苗纳入了计划免疫程序之中，对所有健康儿童均予以接种。

（3）**水痘疫苗**：水痘散布于全世界，各地区人群均受到普遍感染，病毒具有高度传染性，在儿童中的传播占 90% 以上。主要传播途径为空气飞沫、直接接触和母婴垂直传播。近年来，无论儿童还是成人水痘发病均有上升趋势，但绝大多数病例是儿童。目前，美国等发达国家已经规定在儿童及成人中常规接种水痘疫苗。我国水痘疫苗接种对象为 12 个月～ 12 周岁的健康儿童。有严重疾病史、过敏史、免疫缺陷病者及准妈妈禁用。

（4）**腮腺炎疫苗**：用于预防由腮腺炎病毒引起的流行性腮腺炎，即"痄腮"。流行性腮腺炎一般说来是良性传染病，其特点是发热和腮腺肿大。我国生产的腮腺炎疫苗是减毒活疫苗，如果 1 岁内接种，机体难以得到足够的保护性抗体，1 岁以上孩子即使已患过没有明显症状的流行性腮腺炎或是否接种过本疫苗不能肯定时均可接种。另外还有"麻、风、腮"三联疫苗，称为 MMR，除预防腮腺炎外还可预防麻疹、风疹。

（5）**狂犬疫苗**：用于狂犬病的预防。狂犬病是致死率达 100% 的烈性传染病，及时并全程接种疫苗是预防此病的重要措施之一。与任何可疑动物或狂犬病人有过密切接触史的人，如被动物包括外表健康的动物咬伤、抓伤，破损皮肤或黏膜被动物舔过等都应该尽早接种狂犬疫苗。另外，被动物咬伤机会较大或其他有可能接触到狂犬病毒的人则应提前进行预防接种。

（6）**出血热疫苗**：用于预防流行性出血热。分为单价疫苗和双价疫苗两种，前者可分别预防家鼠型出血热或野鼠型出血热，后者则对此两型出血热均有预防作用。出血热疫区 10 ～ 70 岁的人都应接种此疫苗。疫区的林业工人、水利工地民工、野外宿营人员等则更应接种。

（7）**B 型流感嗜血杆菌疫苗（Hib）**：可预防 B 型流感嗜血杆菌引起的脑膜炎和肺炎这两大严重危害儿童健康的疾病。肺炎是我国婴幼儿死亡的第一原因，而脑膜炎的病死率和严重后遗症的发生率也非常高。大约 50% 的脑膜炎和 30% 的孩子肺炎都是由 B 型流感嗜血杆菌引起，感染主要对象是 5 岁以下的婴幼儿。一旦患病，发病快，诊断困难，患

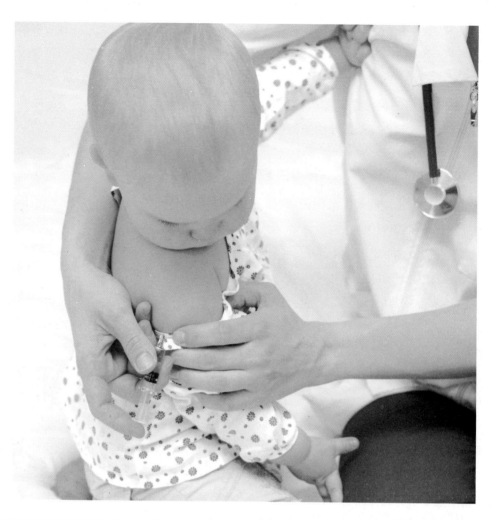

儿往往不能得到及时有效地治疗。加上目前滥用抗生素造成细菌耐药性增强，因此进行预防接种非常必要。世界上有 20 多个国家已将它列入国家计划免疫之内，2 个月以上的孩子即可接种。

（8）麻风腮联合疫苗：它可同时预防麻疹、风疹、腮腺炎三种疾病，保护率麻疹为98.0%，风疹为 99.3%，腮腺炎为 96.1%。目前，麻疹是儿童健康杀手；腮腺炎可使部分儿童成年后不育；风疹则会造成胎儿先天性耳聋、白内障、智力发育迟缓。由于这些疾病具有高度传染性，所以通过接种是最佳的预防方法。

（9）23 价肺炎疫苗：可以有效地预防肺炎，已经在美国、英国、加拿大等 30 多个国家及地区应用 14 年以上，接种后保护率可达 92%，具有良好的安全性，免疫功效可维持 5 年。2 岁以上体弱或反复患肺炎的幼儿及高危人群（如无脾儿童）可以使用。提醒一点，正常婴幼儿预防肺炎，最好还是首选 Hib。

（10）流感疫苗：可预防流行性感冒。6 个月以上的孩子都可接种。现在对流感尚无特效治疗方法，流感疫苗是预防流感既经济又有效的措施。

（11）轮状病毒疫苗：口服轮状病毒疫苗，可预防婴幼儿最常见的秋季腹泻。

以上介绍的几种疫苗都是进口疫苗，与国产疫苗相比品质更优良，有效率高，不良反应小。国产的流行性腮腺炎疫苗、气管炎疫苗等价位一般不高，但品质上要比进口疫苗稍差一些。

⚠ **温馨小提示：** 购买疫苗一定要去当地防疫站或疾病预防控制中心购买，切不可贪图便宜从不正规途径购买，否则很危险，不恰当接种疫苗严重损害健康甚至危及生命。

疫苗接种的时间安排

宝宝出生后，要带好宝宝的户口簿、出生证，以及出生时在出生医院接种的卡介苗和乙肝疫苗接种卡，到居住地点的街道医院儿保科办理《预防接种证》，街道医院就会定期预约打疫苗了。

国家规定（强制免疫）的疫苗是必须打的，即强制免疫的，也是免费的。儿童日后入托、入学甚至出国都要凭打过的接种证办理相关手续。还有一些疫苗不属于强免范围，如麻腮风、风疹、腮腺炎、肺炎、水痘等，都要收费的，可自愿选择打或不打。凡是收费的疫苗都需要家长签名认可方可接种。

以下是强制免疫的疫苗（2006 年 3 月 1 日执行）。

出生时：乙肝疫苗（第一次）、卡介苗。

1 月龄：乙肝疫苗（第二次）。

2 月龄：脊髓灰质炎疫苗（第一次）。

3 月龄：脊髓灰质炎疫苗（第二次）、百白破（第一次）。

4 月龄：脊髓灰质炎疫苗（第三次）、百白破（第二次）。

5 月龄：百白破（第三次）。

6 月龄：乙肝疫苗（第三次）、A 群流脑疫苗（第一次）。

8 月龄：麻疹疫苗（第一次）、乙脑疫苗（非活第一、二次，减活第一次）。

9 月龄：A 群流脑疫苗（第二次）。

18 月龄：百白破（第四次）、麻疹疫苗（第二次）。

2 岁：乙脑疫苗（非活第三次，减活第二次）。

3 岁：A 群流脑疫苗（第三次）。

4 岁：脊髓灰质炎疫苗（第四次）。

6 岁：乙脑疫苗（非活第四次，减活第三次）、A 群流脑疫苗（第四次）、精白破（第一次）。

由此可见流脑疫苗的接种时间分别为：6 月龄、9 月龄、3 岁、6 岁。

乙脑疫苗的接种时间分别为：8 月龄、2 岁、6 岁。

孩子在打防疫针前，家长要给孩子洗澡并换件干净衣裳，向医生说清孩子健康状况，经医生检查认为没有接种禁忌证方可接种。孩子打完预防针 24 小时之内最好不要洗澡，打过防疫针以后要避免剧烈活动。

 # 卡介苗的接种

我国计划免疫疫苗包括卡介苗、脊髓灰质炎疫苗、百白破三联疫苗、麻疹疫苗和乙肝疫苗。接种这些疫苗，都是免费的。

（1）卡介苗——出生第一针：接种卡介苗，可以增强宝宝对于结核病的抵抗力，预防严重结核病和结核性脑膜炎的发生。目前我国采用的是减毒活疫苗，安全有效。宝宝在出生后，就要及时接种卡介苗。

（2）禁忌：当新生儿患有高热、严重急性症状、免疫不全、出生时伴有严重先天性疾病、低体重、严重湿疹及可疑的结核病时，不应接种。

（3）注意事项：接种后在接种部位有红色结节，伴有痛痒感，结节会变成脓包或溃烂。此类现象属疫苗的正常反应，一般 2 ～ 3 个月自行愈合。

如果宝宝出生时没接种，可在 2 个月内到当地结核病防治所卡介苗门诊或者疾病预防控制中心的计划免疫门诊补种。

 # 脊髓灰质炎疫苗的接种

（1）脊髓灰质炎疫苗——可以吃的疫苗：脊髓灰质炎疫苗，简称脊灰糖丸，是一种减毒活疫苗，它是白色颗粒状糖丸。宝宝出生后按计划服用糖丸，可有效地预防脊髓灰质炎（即小儿麻痹症）。

（2）注意事项：①婴儿服用糖丸时，应用冷开水溶解后送服。这个疫苗是活病毒制品，如果用热开水溶解，活疫苗会因温度过高而失去活性，吃了也没有作用，在宝宝体内不会产生抗体。② 30 分钟内不能吃热的东西（包括母乳）。③服用后如果因吐奶或呕吐等导致疫苗服用剂量不足，可重新补服。

 # 百白破疫苗的接种

（1）百白破疫苗——三联针：百白破疫苗是将百日咳菌苗、白喉类毒素及破伤风类毒素混合制成，可以同时预防百日咳、白喉和破伤风。接种对象是 3 个月以上宝宝。

百白破疫苗必须连续打三针，即 3 个月时注射第一针，以后每隔 1 个月注射一针。三针连续注射后，才会产生足够的抗体。

这些抗体只能维持一定的时间，不能终身免疫，所以在一段时期后还要打加强针。由于大年龄儿童或成人对百日咳菌苗的不良反应较大，故 7 岁起加强用疫苗不再含有百日咳细菌成分，而改用白破二联制剂。

（2）注意事项：①百白破疫苗接种后可能会引起局部硬结、发热等不良反应，一般反应2～3天内消失。②接种后如果体温在38.5℃以上，可到医院就诊，进行对症治疗；局部红肿、硬结范围较大，持续时间较长，应到医院就诊，进行对症治疗和定期观察，硬结尽量不予切开。③一旦发生高热、局部硬结等症状较为严重的不良反应，不要再注射百白破疫苗。

麻疹疫苗的接种

麻疹疫苗是一种减毒活疫苗，接种反应小，抗体产生快，免疫持久性好。6个月以内宝宝由于有从母体获得的抗体，一般不会得麻疹。所以第一次接种应在宝宝满8个月，4岁时再复种。

乙肝疫苗的接种

乙型肝炎在我国的发病率很高，慢性活动性乙型肝炎还是造成肝癌、肝硬化的主要原因，让宝宝接种乙肝疫苗是非常必要的。我国于2002年11月将乙肝疫苗纳入计划免疫。乙肝疫苗第一针应在宝宝出生24小时内及时接种，出生1个月时打第二针，出生第6个月时打第三针。

不同疫苗需要加强的时间不同

1岁内完成了几种疫苗的基础免疫后，孩子体内产生了足够的抵抗疾病的能力，这可以保证孩子在一定时间内免受这些传染病的"骚扰"。

但是随着时间的推移，孩子体内的抗体水平也会逐渐下降，不同的疫苗下降程度不同。因此有些疫苗需要在孩子1.5～2岁期间进行加强接种，有些疫苗要等到孩子4岁以后才需要加强接种。百白破混合疫苗和麻疹疫苗需要在孩子1.5～2岁期间需要加强，接种的方法与基础免疫相同。而到孩子4岁加强一剂脊灰糖丸，以后到6岁时再接种一次白破类毒素混合疫苗。另一种需要加强接种的疫苗是流行性乙型脑炎疫苗，初次接种是孩子8个月时，间隔一年的时间则需进行加强接种一次，最好是在每年的4～5月份接种，因乙型脑炎的发病流行季节是在每年的夏秋季节，该疫苗在孩子6岁时还应在加强接种第二次。

不同疫苗不可以同时用在同一部位

过去认为几种预防疫苗同时接种可能互相影响，甚至使接种后反应增强，因此有些地方规定，两种死菌苗或死疫苗的接种时间必须间隔 2 周，两种活菌苗或活疫苗的接种时间必须间隔 4 周。

但是新的研究表明，并不是所有疫苗都不能同时接种。例如，在服脊髓灰质炎糖丸的同时接种卡介苗或"百白破"类毒素混合制剂，非但不会影响免疫力的增加而且还可使反应不加重。但为了保证安全两种或两种以上疫苗不能同时注射在同一部位。

接种疫苗后的正常反应

进行预防接种后孩子会有一些反应，有些是正常的，有些是不正常的。哪些反应是正常的呢？

（1）正常反应：打疫苗后出现低热、针孔处红肿和硬结等现象是正常的。这类现象一般会在预防接种后 24 小时左右出现。注射部位肿大的硬结范围又分为轻、中、重。轻的直径小于 2.5 厘米，中度的在 2.5～5 厘米之间，超过 5 厘米为重反应，这种反应可持续数小时或数天。接种部位反应较重的可引起邻近的淋巴结、淋巴管发炎。

（2）处理：如果局部红肿较重可以早晚进行热敷，每次 5 分钟左右（卡介苗接种后红肿严禁热敷）。要勤换内衣避免破溃后感染。如局部感染时可涂甲紫药水。

这些症状可通过热敷或自行在一天内消失。如麻疹疫苗，大部分的接种者不会有特殊的反应，一部分人会有 1～2 天的局部肿痛，约 5% 的儿童接种后 1～2 周会产生红疹，5%～10% 的儿童在接种 4～10 天后发热，轻的 37℃～37.5℃，中度的 37.6℃～38.5℃，39℃以上为重的。除此之外，部分孩子可伴有头痛、头晕、全身无力、寒战，恶心，呕吐，腹痛、腹泻等症状，以上反应一般多在 24 小时之内消退很少持续 3 天以上。如果重度发热可服用退热药。一般体温恢复正常后，其他症状也就自行消退。如果高热不退或有其他异常应及时送往医院诊治。

（3）避免这类反应的措施：到正规医疗单位打疫苗，安全性是有保证的。一方面正规医院医务人员有安全注射的意识；另一方面儿童免疫接种过程可做到一人一针一管。另外，大部分疫苗是需要恒温保存，不正规的医疗单位很难保证疫苗的保存质量。因此，给小孩接种疫苗一定要到政府指定的医疗单位。

接种疫苗后的异常反应

在接受预防接种后，少部分孩子可出现轻微的不良反应，其中有些属于正常反应，包括局部的和全身的反应。

局部反应是在注射部位出现红、肿、热、痛或局部淋巴结肿大。全身反应有寒战、发热、头痛、食欲缺乏、呕吐、腹痛等。这些情况一般都不需要治疗。只要让孩子多喝水并减少活动，

1～2天后这些反应都会消失。异常反应和上述一般反应只是少数人发生，发生的多少与疫苗种类和接种者体质有密切关系。

（1）**异常反应**：血管神经性水肿或过敏性休克；神经系统变态反应；晕针。

（2）**对策**：异常反应的发生率虽然很低，但家长还是应该注意自己的孩子有无高度精神紧张及过敏体质。如果出现晕针或过敏性休克应让孩子平卧，口服温开水或糖水，头部放低，还要采取相应的紧急对症处理措施。

接种疫苗后还可能偶合其他疾病。一种情况是被接种者正处于某一急性传染病的潜伏期，接种后刚好发病；另一种可能是被接种者已患有某种疾病但临床症状不明显，接种以后症状表现明显或加重；还有些慢性病人在接种后发生症状加重或急性发作的情况。这一些情况统称为偶合或诱发。偶合及诱发其他疾病是一种巧合，把这种情况与接种反应混为一谈是不对的。

 # 加强护理减少接种疫苗后的反应

大多数疫苗接种是不会引起严重反应的，但是由于体质不同，孩子在进行预防接种后可能会出现一些轻重不同的反应。主要的有局部反应和全身反应，发生过敏反应是很少的。

我们采取哪些措施可以有效减少预防接种后的反应呢？

为了保证安全、减少反应，各种预防接种必须在孩子身体健康的时候进行。如果孩子有病就暂时不要接种。例如，发热时不要打白喉、百日咳、破伤风三联疫苗；腹泻时不要口服孩子麻痹症糖丸；饥饿时不宜打预防针，以免发生低血糖等严重反应。

打针前做好孩子的工作，让勇敢的孩子先打，以消除胆小孩子的紧张害怕心理。打针后2～3天内应避免剧烈活动，注意保持注射部位的清洁卫生，不要用手搔抓。暂时不要洗澡，以防局部感染。

注射预防针后要加强护理。要好好休息，不要跑跳过多。不吃有刺激性的食物，如大蒜、辣椒等。多喝白开水，家长随时观察孩子接种后的反应。

 # 如何选择疫苗

我们知道，有些疫苗是必须打的，但是还有一些疫苗是自愿打的。对于自愿打的疫苗我们需要如何选择呢？

（1）当地是否出现某种传染病流行。

（2）以前是否接种过。除了流感疫苗保护期只有一年，其他大多数疫苗都有比较长的保护期，不必重复接种。

（3）是否属于重点保护人群，如流感疫苗和肺炎疫苗的重点保护人群是65岁以上的老年人、7岁以下的幼童和体弱多病的人；甲肝疫苗重点接种人群是没有感染过的儿童及餐饮业工作人员、经常接触甲肝病人的医务人员和经常出差、饮食卫生没有保证的人。

（4）有无接种禁忌证，每种疫苗的使用说明书上都列有禁忌证，即哪些情况下不能接种。

（5）是否处于疫区，如出血热疫苗，一般只有生活在疫区和将要前往疫区的成人需要接种。

接种疫苗防病并非万无一失

常常有家长有这样的疑问：给孩子打了疫苗，孩子就不会再得病了对吗？

从原则上来讲，预防接种的效果应该是不得病。从几十年的预防接种的实践来看，预防接种可以有效地控制许多传染病。现在的孩子得麻疹、百日咳、脊髓灰质炎等疾病的情况已非常少见。这不能不归功于疫苗的广泛应用。所以说，从总体上来说接种疫苗后应该不得病。

但是凡事没有绝对，有极少数孩子在接种疫苗仍得病。这是为什么呢？这可能与所接种的疫苗和被接种的对象两方面有关。

预防接种的原理是将已经死亡或衰弱的特定病毒或细菌注射入体内，使身体认得它们并激活免疫系统，从而产生出专门的抗体和免疫细胞，来对抗未来这些病毒或细菌可能引起的疾病。如果人体所接种疫苗因剂量不足、注射方式不正确，达不到使身体产生出足够的抗体或免疫细胞时就不能有效对抗这些病毒或细菌的入侵。如水痘疫苗的接种应在上臂外侧三角肌附着处用消毒剂消毒，皮下注射疫苗 0.5 毫升。有的医生在注射疫苗时针刺的太深，注射到肌肉里或是剂量小，影响了预防效果从而未达到目的。又如，小儿麻痹糖丸应用清洁的汤勺将糖丸研碎，然后溶于冷开水中服用，如用热开水溶化或混入其他饮料中服用就会将疫苗中的病毒杀死，影响免疫效果。因储藏不正确而使疫苗失去了应有的活力，也会使免疫效果大打折扣。小儿麻痹糖丸的保存适宜温度是 8℃以下，所以在气温超过 8℃时从冷藏箱中拿出来后应立即口服，时间长了就失去了作用。

有些疫苗的接种需要多次完成才能达到真正不得病的目

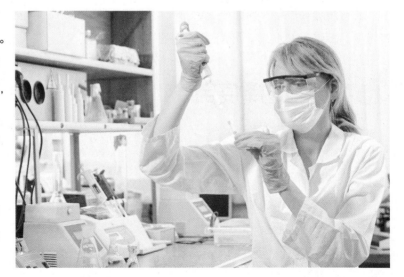

的，这就是所谓"加强免疫"。1岁之前预防结核病、脊髓灰质炎、百日咳、白喉、破伤风、麻疹等传染病所接种"四苗"应在婴儿第一年内完成，使孩子体内对这6种病产生特异性抗体，但它在体内只能维持一段时间，体内抗体浓度降低时应再接种1～2次，再次接种再次刺激机体产生抗体，使抗体维持在足以抵抗病原体的较高水平上。如果半途而废机体仍会得病。

所有的疫苗接种都可能会有缺点，疫苗并非百分之百地保护每一个接种的人，也不能完全对抗同一族谱中的所有细菌。同时，对疫苗过敏的人也不适合使用。

预防传染病最积极的办法还是讲卫生，多锻炼身体。预防针不宜打得过多过滥。因为疫苗在生产过程中要使用某些人体细胞或动物蛋白，疫苗提纯过程难以完全去除这些蛋白，接种疫苗后，人体在产生对某种疾病抗体的同时也会产生异体蛋白抗体，有可能造成过敏反应。

 # 免疫接种利己利人

由于免疫接种的实施，多数疾病在某一国家或地区的发生率可能降到了非常低的水平。这并非意味着传染那些疾病的细菌及病毒已经绝迹，针对这些疾病的免疫仍是必要的。在世界上的其他国家或地区可能还很普遍，旅游者可能会将这些病菌带过来，甚至蔓延。

免疫接种也可间接保护那些不能接种疫苗或对疫苗没有反应的人。如果他们周围的人群都接种了疫苗，那么他们感染上传染病的概率就会降低。

 # 注射疫苗不可贪多求全

有些家长盲目迷信疫苗的防病作用，以为让孩子注射疫苗的种类和数量越多越好，这是错误的观点。

疫苗中的防腐剂——硫柳汞对婴儿的神经发育具有毒性。硫柳汞为抗微生物剂，从20世纪30年代以来，硫柳汞一直被用于防止细菌和其他微生物污染疫苗。小剂量的硫柳汞有时会引起过敏反应，大剂量硫柳汞则可引起神经和肾脏毒性，导致婴儿神经发育迟缓。少量的注射不会对孩子身体造成明显影响，但是如果反复的、多次的为孩子注射疫苗就会影响孩子的神经发育。

接种疫苗是预防许多疾病的重要手段，疫苗中硫柳汞的不良反应与疾病的危害相比仍是极其轻微的。所以疫苗有必要打，但是注意注射疫苗时不要贪多求全。

 # 哪些是必须接种的疫苗

在儿童预防接种证上一般列有7种疫苗：卡介苗、脊髓灰质炎疫苗、百白破三联疫苗、麻疹疫苗、乙肝疫苗、乙脑疫苗、流脑疫苗。接种证上没有列出的还有预防水痘、甲肝、肺炎、流感、出血热、腮腺炎、风疹、狂犬病等疾病的疫苗。面对种类繁多的疫苗，家长们很想知道哪些预防针是必须打的，哪些是自愿选择的。

国家规定纳入计划免疫、有统一免疫规程的疫苗只有5种，即卡介苗、脊髓灰质炎疫苗、百白破三联疫苗、麻疹疫苗、乙肝疫苗。这5种疫苗是儿童必须接种的。疫苗接种的经费由政府负担，部分省、自治区、直辖市在此基础上又增加了流脑和乙脑疫苗。其他疫苗由地方卫生防疫机构根据疾病发生和流行的特点、规律，确定针对某一重点保护人群接种，或是向公众推荐，由人们自己选择接种或不接种，费用一般是自己承担。只有当某一地区出现疫情或发生大的自然灾害，为避免某些传染病暴发流行政府才会有针对性地要求人群普遍接种某种疫苗。

 # 哪些孩子不宜接种疫苗

每种预防疫苗均有一定的接种对象，不是任何孩子任何时候都可进行预防接种。在有以下情况时均不宜进行预防接种。

（1）传染病恢复期，或者有急性传染病接触史而未过检疫期的儿童不宜接种疫苗。此时孩子的免疫力可能比较低，若此时打预防针容易使孩子发生不良反应，有时会让孩子病情加重。

（2）感冒、发热的时候不能打预防针。此时若打预防针会使体温升高，诱发或加重疾病。

（3）患哮喘、湿疹、荨麻疹的孩子和有过敏体质的孩子不宜打预防针。这类孩子打预防针后容易发生过敏反应。有些致敏性较强的预防针（如麻疹活疫苗或白百破混合制剂等）会导致孩子过敏。

（4）有癫痫和惊厥史的孩子不宜打预防针。这类孩子如果打预防针，尤其是打乙脑或百白破混合制剂，可能会发生晕厥、抽搐和休克的危险；有严重佝偻病的孩子不宜用小儿麻痹糖丸。

（5）患急慢性肾脏病、活动性肺结核、严重心脏病、化脓性皮肤病、化脓性中耳炎的孩子，打预防针后可出现各种不良反应，使原有的病情加重而影响孩子的康复。但需要指出的是，孩子如果患有先天性心脏病，只要心脏功能好就可以打预防针。

（6）预防接种期间，若孩子不舒服，有呕吐、腹泻和咳嗽等症状时，在征得医生的同意后可暂时不打预防针，待症状好转后再补打。

（7）近一个月内注射丙种球蛋白者也不宜接种疫苗。等身体恢复正常后即可进行常规接种。如发现自己的孩子有免疫缺陷则不能进行预防接种。

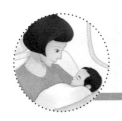

接种疫苗的常见问题

 母乳喂养的孩子也需要免疫接种

有的人认为，母乳喂养的孩子无须接受免疫。这是错误的想法。母乳并不像疫苗那样可以预防传染病。的确，母乳喂养的婴儿很少患感冒，但是母乳并不能预防百日咳、脊髓灰质炎、白喉等严重疾病。所以要在合适的时间为孩子进行相关的免疫接种。

 疫苗接种后不一定都发热

是不是所有打了预防针的孩子都会发热？

孩子在预防接种后不一定都会发热。预防接种后的孩子会不会发热与预防接种的疫苗有关。有的疫苗如卡介苗、脊髓灰质炎糖丸不会引起发热；而"百白破"、伤寒、副伤寒、乙脑、流脑等疫苗则会使有些儿童发热；麻疹疫苗接种后 7 天左右，少数儿童会持续发热几天。预防接种引起的发热一般都不会很高。如果体温特别高就要仔细检查，并继续观察是否有其他疾病并发，以便及时发现、治疗。

为什么接种伤寒、副伤寒三联菌苗后反应比较大？

三联菌苗是一种杀死了的菌体菌苗，由于伤寒、副伤寒菌体内含有的内毒素毒性比其他肠道细菌大，所以菌苗接种后反应比较大。常见的反应有注射部位红肿、胀痛，以及高热、嗜睡、疲倦等反应。

 百白破与孩子猝死综合征无关

将注射百白破疫苗与婴儿猝死综合征联系起来是没有任何科学根据的。出现这样的说法是因为：婴儿接受第一次疫苗注射的月龄为 2 个月，这正好是婴儿猝死综合征的高发期。二者之间并无内在联系。

 "洋疫苗"不一定比国产疫苗好

目前，我国预防接种的诸多疫苗常常有国内疫苗和进口疫苗的区别。这两种有什么不同呢？从多年的临床观察效果和研究证实，国产、进口疫苗都安全有效。价格上的差异在于进口疫苗和国产疫苗毒株及其培养工艺不同，以及由此引起的产生抗体数量多少、防疫时间长短、副作用大小等方面的区别。

目前，国产疫苗和进口疫苗都通过了国家卫生部门的严格检查，生产线都是按照 GMP 要求，由国家医药监督管理局批准生产。人们可以根据自己的经济承受能力选择使用。

 # 6 个月以内婴儿需要接种的疫苗有哪些

2～6 个月婴儿需接种多次疫苗，如口服小儿麻痹糖丸注射百白破三联疫苗、乙型肝炎疫苗和乙脑疫苗。每次接种都有一定的时间和要求。

在婴儿满 4 个月时应口服第三颗麻痹糖丸，至此即完成了全程的基础免疫，在婴儿体内产生了足够的抗小儿麻痹症的抗体，可维持 2～3 年。因此在 4 岁左右还应再服 1 次以强化对该疾病的抵抗力。

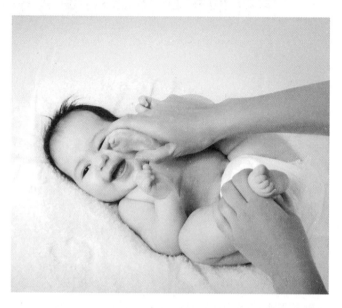

百白破三联疫苗从婴儿出生后满 3 个月开始接种第一针，要完成该疫苗的基础免疫还需在出生后满 4 个月和满 5 个月时再各接种 1 次。注射百白破三联疫苗的第二针后，因注射剂量增加了往往会发生一定的反应，如在接种后的当天晚上婴儿会哭闹不安，难以入睡，有时还会发热。注射的局部会红肿、疼痛可使婴儿烦躁不安。这种反应一般可持续 1～2 天而自行恢复，不需处理。如果婴儿体温升至 39.5℃以上，有抽搐、惊厥、持续性惊叫等严重反应时，家长应该带孩子及时到医院进行诊治。在进行第三针注射时应将上述情况反馈给医生，由医生决定是减少剂量注射还是改用白破疫苗注射，或是不再进行第三针注射，以免再次发生严重反应或过敏反应。

乙型肝炎疫苗的第三针应在婴儿满 6 个月时接种。因为与第二针相隔时间较长，有的家长往往会忘记。如果不接种第三针，抗体水平低且持续时间短。

 # 麻疹疫苗何时接种合适

7～9 个月的婴儿需要接种麻疹减毒活疫苗，接种麻疹疫苗后可预防婴儿患麻疹。

目前，规定在婴儿 8 个月时都应接种麻疹疫苗。这是因为在婴儿 8 个月时由母亲传递给婴儿的麻疹抗体逐渐消失，婴儿对麻疹的抵抗力下降。这时必须采取人工的方法，即注射麻疹疫苗，在婴儿体内经过一次轻微的麻疹病毒感染，从而在体内产生相应抗体，对麻疹有了抵抗力，这种抵抗力一般可持续3～4年。

接种时在婴儿的上臂外侧进行皮下注射。接种麻疹疫苗后反应很轻，仅少数婴儿在接种后6～10天可有发热，但体温不会超过38.5℃，持续2天即消退。婴儿的精神、食欲均不受影响。也有的婴儿在接种后发热的同时可出现皮疹，多见于胸、腹及背部的皮肤，皮疹数目不多并且1～2天内即消失，皮疹消失后也不会像患麻疹那样皮肤上留有褐色斑。因此不需要做任何处理。在注射的局部一般无不良反应。

在婴儿患有发热，其他疾病的急性期、恢复期均应暂缓接种。对鸡蛋过敏的婴儿应当慎重使用麻疹疫苗。在注射丙种球蛋白、胎盘球蛋白后需间隔30天才可接种麻疹疫苗。而接种麻疹疫苗后2周才可注射胎盘球蛋白或丙种球蛋白等，以免影响麻疹疫苗的免疫效果。

1岁儿童要接种流脑和乙脑疫苗

婴儿1岁时应接种流脑多糖疫苗和乙脑疫苗。按规定在婴儿10～12个月期间进行流脑疫苗的初次接种，需要接种2次完成基础免疫，两次之间应间隔3个月。乙脑疫苗有两种，一种是灭活的，一种是减毒的，我国免费的是灭活疫苗，这种初免是2针，间隔7～10天，减毒的初免是1针。两种比较，灭活的要多注射1次，但孩子反应相对较小，接种减毒疫苗的孩子可以少注射1次，但反应相对较大。

这两种疫苗一般接种在婴儿的上臂外侧三角肌附着处，进行皮下注射。接种后反应轻微，仅少数孩子出现接种部位有红晕、硬结等反应，全身仅有发热，偶尔可出现过敏反应，这些反应经过1～2天后也会自行消失，不需要做任何处理。

流感疫苗分几种

流感疫苗有减毒活疫苗和灭活疫苗两类。

1.减毒活疫苗

常规使用鼻腔喷雾法接种，发热反应率偏高，适用于一般人群。接种后14天开始产生抗体，一个月后达高峰，免疫力持续6个月到1年左右。我国多次观察减毒活疫苗预防效果比未接种者高2～4倍。

2.灭活疫苗

目前较常使用的有浓缩提纯疫苗和亚单位疫苗。接种反应较低，适用于减毒活疫苗禁忌者中的"高度受威胁人群"，如婴幼儿、准妈妈、老年人和慢性病患者。一般第一年皮下注射2针，以后每年加强1针。其预防效果比未接种者也是高2～4倍。

由于流感病毒有时常发生变异的特点，使疫苗的效果受到一定限制，需要随病毒变异而更新型种，所以流感疫苗的效果不稳定且只能降低发病率，不能控制流行。因此目前只有部分国家在重点人群中应用疫苗预防。

 ## 卡介苗接种的阳性反应

在婴儿接种卡介苗 3 个月后，即婴儿满 3 个月时应到指定的医疗卫生保健机构进行卡介苗接种后效果的检查。当前采用"人型结核菌纯蛋白衍化物（PPD）"进行效果检查。具体做法是在婴儿的前臂掌侧中部，将 PPD 进行皮内注射，类似做青霉素皮试。所不同的是观察结果的时间不同。注射 PPD 后，经 48 ～ 72 小时进行复查。如果注射部位只有针眼大小的痕迹而无硬结则为阴性反应，说明卡介苗接种后无效果，此时应请医生做进一步检查以探明原因，是否与婴儿自身免疫功能不足有关，是否卡介苗接种过程技术操作有问题，然后再做处理。如果注射部位出现红肿并有直径为 5 ～ 10 毫米大小的硬结则为阳性反应，大约 95% 的婴儿是阳性反应，这说明卡介苗接种后在体内产生了对结核菌的抵抗力。如果注射部位的硬结直径超过 20 毫米或在红肿、硬结上有水疱、坏死出现，属于强阳性反应，这时应到医院进一步检查以确定婴儿体内结核菌感染情况，相应的处理。

接种部位脓肿或溃疡超过 6 个月不愈的，家长应该再检查一下孩子是否腋下淋巴结明显肿大，建议带孩子去结核病防治所检查，如确为脓疱，需要用消毒注射器将脓液抽出，一般 2 ～ 3 次即可痊愈。如脓疱有破溃趋势可切开引流，手术切口会比自然破溃破口整齐，引流通畅的愈合也快，局部可用利福平粉剂涂敷。如果孩子腋下淋巴结直径超过 1 厘米则可局部热敷或加用抗结核药物。

 ## 几种预防接种可否同时进行

过去认为，几种疫苗同时接种可能互相影响，甚至使接种反应增强，因此有些地方规定，2 种死菌苗或死疫苗的接种之间须间隔 2 周，2 种活菌苗或活疫苗的接种之间必须间隔 4 周。但是，新的研究表明，并不是所有疫苗都不能同时接种。如在服脊髓灰质炎糖丸疫苗的同时接种卡介苗或百白破类毒素混合制剂，非但不会影响免疫力的增加，而且还可使反应不加重。但为了保证安全，2 种或 2 种以上制剂不能同时注射在同一部位。

 ## 先天性心脏病的孩子可否预防接种

先天性心脏病的种类很多，如小型室间隔缺损、房间隔缺损、动脉导管未闭等。这些先天性心脏病早期都不会出现功能改变，因此预防接种不会对他们产生严重影响。相反，这些儿童因为心脏有缺陷，所以比健康儿童更易感染疾病，而且一旦感染疾病也较难治愈，因此更应该预防接种。只有那些青紫型先天性心脏病（如法洛四联症或其他复杂畸形），或已经出现心功能障碍的先天性心脏病患儿，才不能打预防针。但口服脊髓灰质炎糖丸疫苗还是安全的。

有抽搐史的儿童可否预防接种

不是所有曾抽搐的儿童都不能预防接种，而是首先要弄清楚抽搐的原因，来决定是否可以预防接种。例如，有的儿童因低血钙而发生抽搐，但已经好了几个月，不影响接种。还有一些儿童在新生儿期有过颅内出血，或之后曾有不明原因的抽搐，且伴发热或不发热，怀疑或已经脑电图检查证实患有癫痫或中枢神经系统疾病，即使已经治疗，但还未治愈的，就不能接种。有些儿童在 3 岁内曾因高热有过抽搐，但没有昏迷等其他情况，体温下降后也没有再抽搐，这些儿童在预防接种后应该仔细观察。

对有抽搐史的儿童，接种卡介苗，口服脊髓灰质炎糖丸疫苗一般都没有问题，注射麻疹疫苗问题也不大，但接种百日咳菌苗或百白破类毒素混合制剂必须谨慎，以免产生神经系统的严重症状。如果儿童在第一次注射时哭闹得特别厉害，再次注射时也要特别注意。

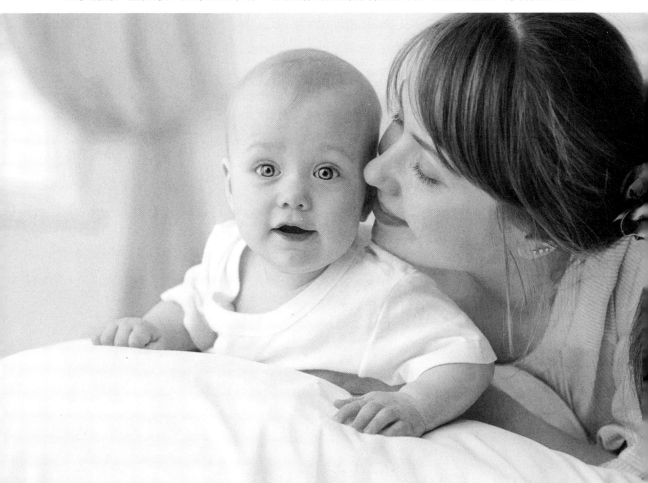

特殊体质的孩子可否预防接种

患自身免疫性疾病、免疫缺陷者禁忌接种；有明确过敏史者禁种白喉类毒素、破伤风类毒素、麻疹疫苗、脊髓灰质炎糖丸疫苗、乙肝疫苗；患有结核病、急性传染病、肾炎、心脏病、湿疹及其他皮肤病者不予接种卡介苗；在接受免疫抑制药治疗期间，发热、腹泻和急性染病期忌服脊髓灰质炎疫苗；儿童及家庭成员患癫痫、神经系统疾病，有抽搐史者禁用百白破菌苗；患有肝炎、急性传染病或其他严重疾病者不宜进行免疫接种。

 ## 预防接种常见的不良反应

用于预防接种的疫苗都是安全的，大多数疫苗接种后不会引起严重反应。但由于每个孩子的体质不同，在进行预防接种后，可能会出现一些不同的反应，主要有局部反应和全身反应。

1. 局部反应

接种后数小时至 24 小时左右，注射部位会出现红、肿、热、痛，有时还伴有局部淋巴结肿大或淋巴管炎。红晕直径在 2.5 厘米以下为弱反应，2.6～5 厘米为中等反应，5 厘米以上为强反应。局部反应一般持续 2～3 天。

2. 全身反应

一般于接种后 24 小时内出现不同程度的体温升高，多为中低度发热，持续 1～2 天。体温 37.6℃左右为弱反应，37.6～38.5℃为中等反应，38.5℃以上为强反应。但接种活疫苗需经过一定潜伏期（5～7 天）才有体温上升。此外，还常伴有头晕、恶心、呕吐、腹泻、全身不适等反应。个别儿童接种麻疹疫苗后 5～7 天出现散在皮疹

3. 过敏性休克

注射免疫制剂后数秒钟或数分钟内发生表现为烦躁不安、面色苍白、口周青紫、四肢湿冷、呼吸困难、脉细数恶心呕吐、惊厥、大小便失禁，甚至昏迷。如

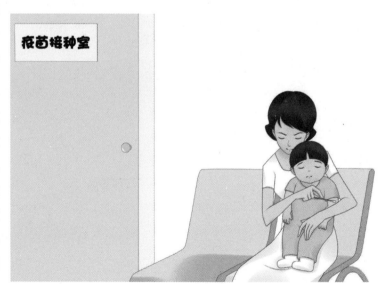

不及时抢救，可在短期内危及生命。

4. 晕针

儿童在空腹、疲劳、室内闷热、紧张或恐惧等情况下，在接种时或接种后几分钟内，出现头晕、心慌、面色苍白、出冷汗、手足冰凉、心搏加速等症状，重者心搏、呼吸减慢，血压下降，知觉丧失。

5. 全身感染

有严重原发性免疫缺陷或继发性免疫功能遭受破坏者，接种活菌苗、活疫苗后可扩散为全身感染。

6. 过敏性皮疹

一般于接种后几小时至几天内出现。

接种后出现什么症状必须去看医生

各种疫苗均可能引起发热，注射局部红肿、疼痛或出现硬结等炎症反应。出现很轻微的局部反应和全身反应一般不需要处理，只要注意适当休息，多饮开水，避免着凉，注意营养，1～2天后反应就会消失。局部反应较重时，可用干净毛巾做热敷，每天4～5次，每次10～15分钟，可帮助消肿，减轻疼痛。但卡介苗的红肿处不能做热敷。如果预防接种后出现高热不退、局部肿块、疼痛、炎症长久不退，或发生与反应性质及表现不相同的反应，如化脓性皮疹、晕厥、面部水肿，甚至过敏性休克、感染扩散等，应立即去医院就诊。

打预防针后是否要忌口

一些家长认为，打完预防针后不能给孩子吃鸡蛋、鱼、水果等食物，认为这些食物会影响免疫力的生成，这是毫无道理的。

预防针的免疫作用，是依靠其抗原作用刺激身体产生能杀灭细菌或病毒的免疫力完成的。不管是哪一种疫苗都必须达到一定的抗原量，才能充分发挥作用。打预防针后，身体内产生免疫力是人体的正常功能，不同于疾病，自然也就不需要忌口。相反，免疫力都是由物质组成的，这些物质本身就是蛋白质。如果多吃含蛋白质丰富的食物，使制造免疫力的原料增多，会促进免疫力的产生。同时，蛋白质等物质的增多，也有利于儿童的生长发育。如果打完预防针后不让吃这，不让吃那，使制造免疫力的原料供应不足，会使免疫力减退。特别在儿童期，接种那么多的疫苗，若要忌口很多次和持续一段时间，肯定会影响孩子的健康发育。

不过，在儿童接种疫苗的1周内，一些刺激性强的饮食，如浓咖啡、浓茶、醇性饮料、酒心糖等确实不宜食用。因这些食物会增加预防接种的反应，使症状加重。

 ## 预防接种后孩子能否终身免疫

　　孩子在预防接种后免疫效果持续长久与否，与每种制剂及被接种者的年龄有一定关系。如乙脑疫苗产生的免疫期只有1年，而且年龄越小消失越快，所以流行地区需要每年接种；麻疹疫苗接种一次成功后，免疫效果可维持几年甚至十几年，但在出生6个月内的儿童接种效果不明显；口服脊髓灰质炎糖丸的效果也可以维持几年，但百日咳菌苗的效果就不够理想，即使间隔6～8周连续注射3次，效果也不能持久。所以有的疫苗每隔一定时间就需要再加强接种。卡介苗的效果虽比较持久，但有接触结核病患者可能的儿童，到7岁或12岁时还需要再接种，这样才能保持较持久的免疫能力。

　　预防接种毕竟与天然免疫的情况不同，因为预防接种主要是靠人工的方法把死的或对人体无毒的或减弱了毒力的活细菌、病毒或毒素接种到人体，使人体产生相应的抵抗能力（抗体）。对人体的这种刺激虽然比自然感染的毒性远远为低且较为安全，但免疫力的持续时间也就没有天然免疫时间长久，所以目前还不可能做到预防接种后终身免疫。

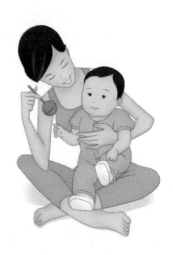

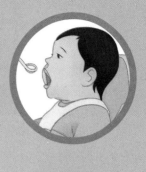

第六章

0～6岁宝宝日常保健护理

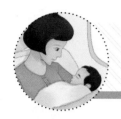

新生儿篇

 ## 早产儿的护理

（1）坚持母乳喂养，因母乳中所含蛋白质、脂肪、糖的比例适当，富含必需氨基酸。尤其是早产儿所必需的胱氨酸、牛磺酸较高，而对中枢神经系统有不良作用的苯丙氨酸和酪氨酸较低。无法母乳喂养者以早产儿配方乳为宜。

（2）尽早补充维生素C、维生素A、维生素D、维生素K及铁和钙。

（3）早产儿喂养需耐心细心，防呕吐。

（4）由于早产儿免疫功能低下，容易发生感染，因此要积极预防。每次接触早产儿前要用肥皂洗手，避免患感冒或腹泻者及皮肤感染者接近早产儿。

（5）早产儿居住的室温一般应保持在24℃～26℃，湿度保持在55%～65%。如发现四肢冰凉，可加盖棉被，或用热水袋放置于小被之外，或把孩子紧贴于母亲胸怀使其保暖。

（6）衣服要用棉布制作，以宽松柔软为宜，易穿易脱、干燥清洁。婴儿包裹不宜过紧，更不宜用带子捆绑，夜间一定要松开褓裎，使宝宝手足伸屈方便，有利于血液循环。

（7）脐带脱落前应保持干燥，不可洗盆浴，尿布也不要盖住脐部，被尿浸湿容易得脐炎。一旦脐部有分泌物或脐轮发红，可用75%酒精涂抹，然后盖上消毒纱布。脐带脱落前每天用毛巾或海绵揩去身上汗液，脐带脱落后每天洗澡，至少一天一次，以保持皮肤清洁。

（8）每次大便后以温水洗臀部，以免发生红臀。

（9）睡觉时选择侧卧，这是因为如果宝宝有溢奶情况发生时，溢出的奶可顺嘴角流出，减少婴儿窒息的机会。

 ## 新生儿窒息的护理

一般而言，健康的新生儿一出生就会立即发出啼哭声。如果新生儿娩出时不哭，就有可能气闭闷绝，"死于襁褓之中"。这种现象在医学上称为新生儿窒息，应立即抢救。抢救方法有如下几种。

1. 急忙用手拍打婴儿背部。

2. 用手指弹击婴儿双侧脚。

3. 轻轻按压婴儿人中穴（鼻下唇上正中凹陷中心）。

4. 如果婴儿口中有黏液等阻塞物，迅速用手指掏出，或者用橡皮管吸出。

5. 经用上述方法婴儿仍不啼哭，应马上进行人工呼吸。

人工呼吸的方法有 2 种：①将 1 块纱布盖在新生儿口上（纱布可以不用），一手托起婴儿后颈部，另一手轻压婴儿上腹部，对准婴儿口部吹气，见到胸部隆起时，将口移开。每分钟 4 ～ 16 次，直到呼吸恢复为止。注意吹气不可过猛，防止发生肺泡破裂，吹气同时压迫上腹部，防止空气吹入胃内。②提起婴儿两手，向两侧外上方伸直外展，相当于吸气。然后将两上肢在胸前交叉，相当于呼气，要有节律地进行，频率在每分钟 16 次左右，至出现呼吸、皮肤转红为止。在抢救过程中要注意婴儿的保暖，使腹部皮肤温度保持在 36℃～ 37℃。

新生儿头颅血肿的护理

在分娩过程中，头盆不称、胎位不正、胎头抵达骨盆壁时头部受产道的骨性突起部位（如骶骨岬、耻骨联合）的压迫；产钳助产牵引而受伤；胎儿本身体质所引起，如血液中凝血酶原低下，凝血功能较差，血管壁弹力纤维发育不完善等。以上这些因素都可能引起新生儿头颅血肿。主要症状表现为以下两种。

1. **帽状腱膜下血肿**：血肿发生于头颅的帽状腱膜与骨膜之间。因有小动脉损伤，故出血易扩散，一般比皮下血肿大。由于帽状腱膜下组织疏松，尤其新生儿本身有血液系统缺陷者，出血向外扩散，整个头部肿胀呈紫色，压之凹陷，柔软。出血多可导致贫血或出血性休克而死亡，这种情况须早期诊断及时治疗。一般血肿大都在 2 ～ 3 天内缩小而逐渐消失。

2. **骨膜下血肿**：又称头颅血肿，占产伤的 0.1%～ 1.8%，血肿部位以顶部多见，枕部、颞部、额部少见。血肿多于出生后数小时至数天逐渐增大，小者如鸡蛋，大者可与颅骨块大小相仿，由于颅缝处骨膜与颅骨粘连较紧，所以血肿境界清楚，不超过骨缝范围。血肿常为一侧，也可同时发生在两侧。血肿吸收较慢，一般需要 3 ～ 8 周，先在血肿周围机化、钙化变硬呈环形，中心有波动感，易误诊为凹陷性骨折，X 线摄片可鉴别。头颅血肿往往单独存在，仅有局部血肿而无全身症状。但如血肿很大，出血较多，则可致贫血。血肿中红细胞破坏溶解，可致生理性黄疸加重及延迟消退时间。血肿应与头皮水肿相鉴别。若血肿与头皮水肿同时存在，则水肿先行消退，以后血肿才逐渐消退，必要时需作颅骨摄片，以除外骨折。

❶ 头颅血肿的对策：

1. 血肿初期可局部冷敷，防止血肿增大。

2. 血肿大者应作 X 线摄片检查，了解是否有颅骨损伤，抽血验凝血功能，如有异常及时给予相应的治疗。

3. 头颅血肿任其自然吸收，切勿揉擦血肿，禁忌自血肿内抽血，以防感染。如发生感染，形成脓肿时，应及时切开引流。

4. 有血肿的患儿宜少搬动，注意向健侧卧位。

 # 新生儿脐带出血的护理

脐带是宝宝在子宫里吸收营养、维系生命的纽带，随着宝宝出生，脐带会被剪掉。脐带一般在出生后 3 ～ 7 天脱落。但在脐带脱落前，脐部易成为细菌繁殖的温床。脐带结扎后留有脐血管断口，如果脐部感染，细菌及其毒素进入脐血管的断口处并进入血循环，就会引起菌血症。

新生儿脐带出血常有两种情况。

1. 脐带脱落后局部肉芽组织的渗血。这种情况较为多见，常继发感染，并伴有少量脓性分泌物。可用 1% 硝酸银烧灼肉芽组织，或用 1% 碘酒消毒处理。必要时可使用抗生素、维生素 K 等药，以利于尽快恢复。

2. 脐动脉出血。这种情况较少见，由于脐带粗大，干缩后线结松脱，易致出血，此种出血多在出生后 24 小时内发生。有时因脐带剪除过多，线结松弛而自行脱落，还可因为扎脐的线过细、过紧，将血管扎断而致出血。这种出血应在脐凹处重新处理，结扎脐带，缝扎断裂血管，以防出血过多而发生贫血。严重出血者可给予输血。

脐带断端的护理对预防新生儿脐带出血很有必要：

（1）每天清洁小肚脐：刚出生的小宝宝，脐窝里经常有分泌物，分泌物干燥后，会使脐窝和脐带的根部发生粘连，不容易清洁，脐窝里可能会出现脓液。所以，要彻底清洁小脐窝。方法是：每天用棉签蘸上 75% 的酒精，一只手轻轻提起脐带的结扎线，另一只手用酒精棉签仔细在脐窝和脐带根部细细擦拭，使脐带不再与脐窝粘连。随后，再用新的酒精棉签从脐窝中心向外转圈擦拭。清洁后别忘记把提过的结扎线也用酒精消消毒。

（2）保持肚脐干爽：宝宝的脐带脱落前或刚脱落脐窝还没干燥时，一定要保证脐带和脐窝的干燥，因为即将脱落的脐带是一种坏死组织，很容易感染上细菌。所以，脐带一旦被水或被尿液浸湿，要马上应用干棉球或干净柔软的纱布擦干，然后用酒精棉签消毒。脐带脱落之前，不能让宝宝泡在浴盆里洗澡。可以先洗上半身，擦干后再洗下半身。

（3）不要摩擦脐带残端 脐带未脱或刚脱落时，要避免衣服和纸尿裤对宝宝脐部的刺激。可以将尿布前面的上端往下翻一些，以减少纸尿裤对脐带残端的摩擦。

（4）如果脐带不脱落：一般情况下，宝宝的脐带会慢慢变黑、变硬，1～2周脱落。如果宝宝的脐带2周后仍未脱落，要仔细观察脐带的情况，只要没有感染迹象，如没有红肿或化脓，没有大量液体从脐窝中渗出，就不用担心。另外，可以用酒精给宝宝擦拭脐窝，使脐带残端保持干燥，加速脐带残端脱落和肚脐愈合。

（5）如果脐带有分泌物：愈合中的脐带残端经常会渗出清亮的或淡黄色黏稠的液体。这是愈合中的脐带残端渗出的液体，属于正常现象。脐带自然脱落后，脐窝会有些潮湿，并有少许米汤样液体渗出，这是由于脐带脱落的表面还没有完全长好，肉芽组织里的液体渗出所致，用75%的酒精轻轻擦干净即可。一般一天1～2次，2～3天后脐窝就会干燥。用干纱布轻轻擦拭脐带残端，也能加速肚脐的愈合。如果肚脐的渗出液像脓液或有恶臭味，说明脐部可能出现了感染，要给宝宝进行进一步检查。

 # 新生儿哭闹不安的护理

新生儿通常以不同的哭声表达他们的需求、不适。因此，当新生儿哭闹时，家长应仔细观察孩子哭闹的原因。新生儿感到饥饿、口渴、尿布湿了、衣服包被裹得太严太热太冷、衣服穿得不舒适、房间温度过高过低都会引起新生儿哭闹，皮肤皱褶处被淹或屁股被淹时也会因局部疼痛而哭闹。更多的时候是以哭来报告他的病痛，如患中耳炎致耳痛而哭闹，患疝气的孩子发生嵌顿时更是哭得厉害。如果生后有颅内出血或其他脑神经病变，孩子可有高而尖声哭叫或出现无回声的尖叫，当病情垂危时，则可出现低弱的呻吟，可见新生儿的哭因很多，哭声也是变化多端的，作为家长要仔细识别，以采取相应对策。如若是病态的哭闹不安，结合其他症状表现，应及时送医院治疗。

 # 如何观察新生儿的粪便异常

刚刚离开妈妈的子宫，新生儿的大便次数会很多，这是正常现象。因为新生儿的神经系统发育尚不够完善，大脑的调节功能较差，而且新生儿的肛门括约肌发育还不成熟，所以只要有大便积聚在直肠内，就随时可以引起新生儿排便。

（1）**胎粪**：新生儿出生后三四日内所排的大便叫胎粪，是由消化液、脱落的上皮细胞及吞入的羊水混合形成的，无味，为墨绿色或棕褐色黏稠便。粪量不多，拉在尿布上，不易冲洗。生后10小时内开始排出，一般经36～48小时排净。

（2）**牛奶喂养的粪便**：用牛奶或奶粉喂养的婴儿，每日大便1～2次，常有便秘现象，为淡黄色或土灰色，硬膏样，有时混有奶瓣，为酪蛋白凝块，因牛奶中蛋白质含量较高，故稍有臭气。如排绿色便，表示肠蠕动加快或肠道有炎症。

（3）**母乳喂养的粪便**：单纯吃母乳的孩子，每日排便2～4次，1周后大多为每天1

次。粪便呈黄色或金黄色，均匀软膏状，有酸气，无臭味。有的新生儿有时 2～3 天或 4～5 天才排便 1 次，但粪便并不干结，仍为软便或呈糊状，排便时要用力屏气，脸涨得红红的，好似排便困难，这是母乳喂养常有的现象，俗称"攒肚"。每个宝宝的大便都是不一样的，只要食欲好，精神状态好，体重在恢复生理性体重下降后逐渐增加，这时就不用太担心大便次数多一次或少一次，也不用过多地担心大便是糊状还是条状。

不同颜色的异常大便，常可提示不同的疾病：①状如蛋花汤，色黄，水分多而粪质少，提示病毒性肠炎和致病性大肠埃希菌性肠炎。②状如赤豆汤，提示坏死性小肠炎。③状如海水，味腥臭，黏液较多，有片状假膜，提示金黄色葡萄球菌性肠炎。④脓血便，有鼻涕样黏液和血象混合，常见于细菌性痢疾。⑤状如豆腐渣，常见于长期应用抗生素和肾上腺皮质激素的孩子，为继发真菌感染。⑥状如果酱，多见于肠套叠。⑦状如白陶土，色呈灰白，说明胆道阻塞，使胆汁不能流入肠道所致。

 # 新生儿小便异常的护理

新生儿第一天的尿量较少，一般在 10～30 毫升。随着哺乳摄入水分，宝宝的尿量也会逐渐增加，每日可达 10 次以上，日总量可达 100～300 毫升，满月前后可达 250～450 毫升。

一般来说，喝牛奶的婴儿排尿比吃母乳的婴儿排尿多一些，但每个婴儿的差异很大。有的婴儿每次排尿量少而排尿次数较多，有的婴儿每次排尿量较多而排尿次数较少。小便次数也随季节、气温而变化。在炎热的夏季因天热出汗多小便次数就会减少；而在天气凉爽甚至较冷时，或者下雨雪空气湿度大的时候，通过皮肤蒸发、出汗等排出的水分较少，体内水分主要通过小便排出，婴儿小便次数就会多。

宝宝刚出生到满月前，因为还没有适应外界环境，饮食也不规律，再加上肠道内仍然有在妈妈体内时积蓄的物质，所以小便容易异常。如小便呈啤酒色或尿色发红，甚至会有血尿，这多半是由于宝宝体内的盐结晶把尿布染红的，不算病态。爸爸妈妈不必惊慌，一般 3 天左右宝宝就会自动痊愈。如果宝宝持续血尿超过 3 天以上，最好及时带宝宝就医。

 # 新生儿 48 小时无大便的护理

母乳具有通便作用，所以，母乳喂养的婴儿胎便能很快排净。刚出生的新生儿，如果 48 小时还不排胎便，应该引起注意，检查新生儿的一般状况，是否有腹胀，请医生对新生儿进行全面检查，有时需要 X 线或超声波等辅助方法协助诊断，排除消化道梗阻或先天畸形后，可给新生儿灌肠，帮助新生儿排出胎便。如确诊新生儿患有消化道梗阻或畸形，应及时手术。

有些人工喂养的新生儿，形成了每2～3天大便一次的排泄规律，新生儿精神好，吃奶好，这是正常的，家长不必担心。如果新生儿已形成每天排便的习惯，发生了48小时没有排便的情况时，家长应注意观察新生儿的精神状况，有无腹胀、腹痛及不吃奶情况。如无异常，则可继续观察。如果新生儿4～5天不排大便，且有腹胀、腹痛、哭闹、吃奶不好等症状时，应及时就医。

新生儿便秘的护理

引起新生儿便秘的原因一般有三种。

1. 人工喂养： 牛奶经消化所含的皂钙较多，易引起大便干结，从而便秘。

2. 乳量不足： 如果吃奶吃得少，或呕吐较多，或进食补液的孩子可引起暂时性的无大便。另外，新生儿的消化道肌层发育尚不完全，这样易引起便秘，还可同时伴有吐奶。只要孩子体重不下降，呕吐和便秘的现象都是正常的。

3. 外科性疾病： 可能的畸形包括肠道闭锁、肠狭窄、肠旋转不良、先天性巨结肠、先天性无肛、骶尾部脊柱裂、脊膜膨出、肿瘤压迫马尾神经等，这些疾病常伴有严重的呕吐和腹胀的现象，需及时诊治。

便秘的不良后果有很多，最直接的后果就是肛裂，可引起便后滴鲜血，肛周疼痛。孩子在便后疼痛，就不愿意排便，这样会更加引起便秘，形成恶性循环。便秘严重的孩子还可能引起外痔。此外，慢性便秘的孩子还常伴有食欲不振，因而导致营养不良，精神委靡，肠道功能紊乱，这样会更加重便秘。

如发生便秘，尽可能地母乳喂养，因为母乳喂养的婴儿发生便秘的可能性较少。同时还可喂加糖的菜水或果汁等。

1. 适当地按摩腹部： 按摩左下腹，如果触及条索状物，轻轻地由上而下地按摩，促使大便下行排出。

2. 适当地按摩孩子肛门口： 这能引起生理反射，促进排便。

3. 适当地活动，促进大便下移，引起排便。

4. 人工通便： 用石蜡油、开塞露、小的肥皂条等通便，同时训练排便习惯（仅限于便秘严重时使用）。

5. 中药治疗： 清热解毒、润肠通便的中药可以适当应用（需有医生的指导）。

❶ **注意事项：** 新生儿几天不大便不一定是便秘。新生儿由于解便机制未发育成熟，

所以无法定时解便，常常要大便积多，直肠壁的神经感受到膨胀压力，引发反射性时解出，这就是有些婴儿几天才解一次大便的原因。用温度计刺激，因为可引发反射，所以也可以使其解便。吃母奶的宝宝，由于母奶吸收较完全，大便量较少，有些婴儿反而会好几天才解一次便，不一定随吃随解。所以，新生儿几天不大便不一定是便秘，判断新生儿是否便秘的方法是观察大便性状，如果性状正常，几天不大便也属正常。

 # 新生儿腹胀的护理

发现新生儿腹胀，首先应该检查，除了腹胀以外，是否伴有呕吐，若伴有经常性呕吐食物，甚至胆汁或粪样物，大便秘结，3～5天才解1次，大便量很少，且见婴儿日渐消瘦的，可能是先天性巨结肠，要尽快到医院进一步检查治疗。如果腹胀时胀时消，食乳后腹胀明显，无呕吐或偶伴呕吐，放屁后腹胀减轻，按摩腹部没有摸到粪样物，乳食正常，无日渐消瘦的，可能是由于喂养方法不当，孩子吮乳时吸入空气较多，引起气郁腹胀，可给中药：莱菔子8克，枳实6克，甘草、厚朴、陈皮各3克，加水150毫升，煎服60毫升，分3次服，每日1剂，连服3天。改进哺乳方法，不要给孩子吮空乳头，每次哺乳后，抱起婴儿，轻轻拍打其背部。乳母在哺乳期间，少食红薯等产气较多的食物。如果婴儿几天不大便后出现腹胀，哭闹，伴有恶心呕吐者，可能是由于胎粪内积引起，可给予番泻叶汁3克，兑开水60毫升，每隔5分钟，服10～15毫升，排出胎粪后腹胀便可消失，腹胀消失后即停药。因腹胀哭闹不止者，可用手轻轻按摩婴儿腹部，或用祛风油少许涂擦婴儿肚脐周围。

 # 新生儿腹泻的护理

新生儿的粪便性状因吃进的食物不同而有差异。如吃母乳的大便多呈金黄色糊状，每日2～4次。喂牛奶的宝宝大便多为浅黄色或土灰色，比较干一些，每日1～2次。如果新生儿大便次数比原来增多，每日4～5次以上，而且大便性质异常，如稀水、带有小块奶瓣或黏液脓血便，此病症称为新生儿腹泻病。

腹泻病是一组由多病原、多因素引起的疾病。因此，当新生儿发生腹泻时，首先要找出腹泻的原因，按不同的病因给予不同的治疗。

腹泻病从病因来讲可分两大类，即感染性腹泻和非感染性腹泻。引起非感染性腹泻的原因包括喂养不当、过敏性腹泻、乱用抗生素，以及环境过冷或过热而引起的腹泻。对于此类腹泻，要注意膳食合理，科学喂养。奶量不要过多或过少，吃奶要定时，不吃凉奶或变质奶，奶中糖量不要过多，要合理使用抗生素，以及防止因环境太冷引起肠蠕动增快或因太热使消化液分泌过少而致腹泻。除此以外还要服用一些帮助消化、保护胃黏膜的药物，如多酶片、乳酶生、丽珠肠乐、思密达等。

感染性腹泻是由于病原体侵入肠道而引起的，其表现是宝宝的大便带有黏液或脓血，味奇臭。

此外，一些外科疾病也可以出现腹泻，如大便灰白色，多见于先天性胆道阻塞的新生儿，大便若似果酱样带血时，可能是肠套叠。

因此，当您的宝宝发生腹泻时要分析病因，如大便有黏液脓血，或呈灰白色，或为果酱样大便，应立即送往医院及早诊治。

新生儿吸吮困难的护理

对于刚出生的新生儿来说，乳汁是宝宝最佳的食物营养。然而，有的新生儿却会发生吸吮困难。其原因大致包括：①新生儿吸吮能力低下，多见于胎龄不足 37 周的弱小早产儿；②母亲乳头内陷或扁平，使得新生儿无法"咬"住乳头吸乳，而给哺乳带来困难。

针对上述原因，可分别采取以下方法解决：如果为新生儿吸吮力低下所致，可先将乳汁挤出来，由医生经口鼻插胃管给予喂养。一般随着新生儿发育，其吸吮和吞咽功能逐渐成熟、增强，经 5～7 天后便可直接经口哺喂。对于乳头内陷或乳头扁平短小的妈妈来说，最好能早发现，早处理。若能从妊娠第 7 个月起开始在每晚睡前用手指将乳头拉出来约 5 分钟，或用吸奶器套在乳头上牵拉，一日数次，使乳头渐渐突出来，到分娩后便可顺利哺乳。如果未能早期这么做，那么在给新生儿哺乳前先用两手拇指轻压乳晕，再将乳头轻轻地"钳"出，随后牵拉乳头使其突出，再为宝宝喂乳。注意喂乳时尽量使上身前倾，以使宝宝能含住奶头。这样经过 1～2 周的调整，乳头不再回缩塌陷，便可使婴儿顺利地吸到乳汁了。

新生儿不吃母乳的护理

如果妈妈没有及时给新生儿喂上母乳，而是先喂了牛奶，那么这个小宝宝很快（一般也就是 3 天左右）就会适应牛奶的口味。而且橡胶的奶嘴又柔软，孔口又大，宝宝吃起来又快又省力；牛奶的糖分还比母乳高，甜甜的，适口性强。如果等宝宝适应了牛奶，再喂食母乳，多数宝宝不能接受。

有些家长担心自己的奶水量不够，孩子会吃不饱。其实婴儿在最初的 3～4 天里，只需要很少的营养，而且小家伙在出生之前，就已经把部分营养储备充足了。因此出生后，饿上 2～3 天没有问题，只要有水就成了，婴儿对低血糖的耐受能力是很强的。

事实上，新生儿刚从母腹来到人世的最初半小时是很关键的。新生儿从温暖舒适、很暗但很满足的母腹中出来，对比强烈的寒冷感和光线刺激会让他很不舒服。此时抱宝宝入怀中，当宝宝听到母亲的心跳，贴着母亲的体温，闻到熟悉的气味，就会感到莫大的安慰，会产生再度与母亲结为一体的心理渴望。如果这个时候妈妈把乳房给他，小家伙一定会拼命地吸吮。虽然这个时候妈妈的奶汁还没有正式准备好，还只能提供少许稀清的初乳。但这对形成良好的母乳喂养习惯意义非凡。

要想将已经形成喝牛奶习惯的宝宝重新接受母乳，除了多和宝宝接触、建立良好的亲自关系外，坚持不懈地喂食母乳也很重要。吃两口孩子会拒绝，会哭，等着牛奶的到来，此时妈妈要狠一狠心，坚持不喂牛奶。一次吃不多没有关系，那就多吃几次。只要家长坚持，孩子很快就会适应母乳的。

新生儿溢奶吐奶的护理

溢奶和吐奶是新生儿期常见的现象，溢奶更为常见。原因主要有以下三种。

1. 分娩时刺激

分娩过程吞入大量羊水对胃产生刺激也可引起新生儿早期呕吐，一般是在婴儿娩出就出现。呕吐严重的，要带孩子到医院用1%苏打水洗胃，即可止吐。

2. 生理原因

成人的胃好似悬垂的口袋，入口在上，出口在下，而新生儿的胃呈水平状态，其入口贲门较松弛，但出口的幽门括约肌却很紧，当喂奶过多，或孩子刚刚吃饱，家长就过多地翻动孩子（如换尿布）时，常常会发生溢奶和吐奶现象。如果母亲能注意细心护理或将婴儿的床头稍稍抬高，让孩子右侧卧躺片刻，就会避免吐奶、溢奶的发生。

3. 喂养方法不得当

常见母亲奶头过小或凹陷，或给孩子吸假奶头，或用奶瓶喂奶时，奶头未能充满奶水，这样孩子在吸奶时吸入过多的空气，当喂饱后，随着孩子打饱嗝把奶水一起带出来。所以，母亲在孕期就要护理好乳房，及时将凹陷的奶头牵拉出来，以便孩子吸奶时容易含着奶头；喂奶后将孩子竖起来靠在母亲胸前，轻轻拍背，待打过饱嗝再使孩子右侧躺在床上，就不易呕吐了。

如果采取以上处理方法后孩子仍呕吐不止，就要带孩子去医院检查，明确是否有胃扭转、幽门狭窄或其他神经系统的感染性疾病。

新生儿鼻塞的护理

人体对新鲜空气的需求是不可或缺的，鼻子在其中起到了新陈代谢的作用。新生儿的鼻腔短，鼻孔狭窄而且毛细血管丰富，因此非常容易堵塞而引发鼻炎，造成呼吸困难。新生儿往往表现为烦躁、哭闹、张嘴大口呼吸等，而且吃奶时可能由于鼻子不通而无法吸吮。因此，保持新生儿的鼻孔畅通无阻显得尤为重要。

新生儿鼻子不通时，可扶住宝宝的头，用棉签蘸温水，轻轻拨出分泌物，动作一定要轻柔，以防损伤黏膜，导致出血。也可以用一到两滴母乳或温水点在鼻腔，当分泌物软化后可以用棉丝线轻轻刺激鼻腔，让宝宝打个喷嚏，把脏物排出。如果鼻子里没有发现分泌物，但宝宝仍不能正常呼吸，那么可用温热的小毛巾敷在他的鼻根处，让湿热的空气进入鼻孔，可以缓和一下鼻塞。如果情况严重，建议去找医生用药物治疗。

新生儿发热的护理

新生儿发热时，不要随便使用退热药，以免产生各种毒性反应。给新生儿退热既安全有效而又很方便的方法就是物理降温。当宝宝体温在 38 ～ 39℃，一般情况较好时，首先应检查居室的温度，如室温 > 25℃时，应设法适当降低，并减少或松开宝宝的衣服或包被，使之散热降温。当体温 > 39℃，面色红润，四肢温暖时，可用冷湿毛巾敷头部，如果无效，再用温水浴或酒精浴降温。

温水浴是用比体温低 3 ～ 4℃的温水擦洗。酒精浴是用 50% 酒精或白干酒加等量的温水，浸湿纱布后在血管丰富的地方如颈部、腋下、腹股沟部、手脚心等处擦洗，以促进皮肤散热。在擦浴过程中要注意避风，不要让孩子着凉。

由于新生儿体温调节功能差，过度降温可使体温不升，对抵抗病原菌及疾病的恢复都很不利。因此，家长在给宝宝进行物理降温时，应随时观察孩子的面色、呼吸、脉搏以及精神状态，一般使体温降到 38℃即可。还应注意多喂些白开水或糖水。除了降温外，还应在医生的指导下治疗引起发热的病因，这样宝宝的健康才有保证。

新生儿头发稀疏的护理

不少宝宝出生时头发稀稀拉拉的，又黄又软，妈妈为此很苦恼，以为宝宝在胎儿时期未发育好，日后长大了头发也不会好看。其实，根本不必为此担忧，因为这对于刚出生的宝宝只是一个短暂的生理现象。

头发的多少是有个体差异的，虽然有些新生儿头发稀疏，但到了1岁左右头发就会逐渐长出，2岁时头发就已经长得相当多了，5～6岁时头发就会和其他宝宝一样浓密而乌黑，以后一般不会出现脱发的现象。

由于宝宝头发稀疏，有些父母就不敢给孩子洗头发，担心会使原本就稀少的头发脱落，造成头发更稀少。实际上，在洗头的过程中脱落的头发本身就是衰老而要自动脱落的，如果长期不洗头，就会使油脂、汗液等分泌物以及污染物刺激头皮，反而引起头皮发痒，起疮，甚至继发感染，这样倒会使头发脱掉；还有的妈妈以为将宝宝的头发剃光，便可加速头发生长，其实这种方法也不可取，个别妈妈盲目地在宝宝头皮上涂搽生发精、生发灵之类的药物，以期宝宝能长出浓密的头发，须知这类药物不适用于婴幼儿稚嫩的头皮，有时可能还会带来不良后果。

那么，发现宝宝头发稀疏时应当怎么办呢？

1. 勤洗头：只有经常为宝宝洗头，保持头皮清洁卫生，使头皮得到刺激，才能促进头发生长。洗头时，应该选用婴儿专用洗发液，洗时轻轻按摩头皮，不要揉搓头发，以防止头发纠结在一起，然后用清洁的温水冲洗干净。

2. 勤梳头：为宝宝梳理头发时，应使用橡胶梳子，这种梳子有弹性，很柔软，不会损伤宝宝的头皮，按宝宝头发自然生长的方向梳理，不要强梳到一个方向。

3. 营养充足：充足而全面的营养，对宝宝的发育成长极为重要，及时按月龄让孩子多摄入蛋白质、维生素（A、B、C）及富含矿物质的食物，这样可以通过血液循环供给毛根，使头发长得更结实，更秀丽。

4. 多晒太阳：适当的阳光照射和新鲜空气，对宝宝头发的生长大有裨益，紫外线的照射不仅有利于杀菌，还可以促进头皮的发育和头发的生长。

以上措施，对头发浓密的宝宝同样重要，必须指出的是，有些婴儿出生时头发颇密，但几个月之后枕部头发逐渐磨掉、脱落，出现"枕秃"，同时还伴有多汗、烦躁、哭闹等症状，则可能是身体内钙和维生素D缺乏所引起佝偻病的表现，出现这种情况，应及时到医院查明原因，对症治疗。

新生儿周围神经损伤的护理

新生儿周围神经损伤大致可分为臂麻痹、膈肌麻痹和面神经麻痹三类。多由难产、产程过长或产姿失态，以及接生者的某种失误引起。

最常见的是臂麻痹。新生儿在娩出母体时，臂神经丛受到损伤，可出现受损侧向前旋转，或者手指屈伸不利，以及臂部、前臂感觉障碍，甚至消失。发生膈肌麻痹时，则会出现呼吸困难、呼吸不规则、颜面青紫、胸廓起伏加大，呼吸时腹部不见外突性运动。发生面神经麻痹者，是面部神经因钳夹等损伤所致。此时，新生儿啼哭无面部运动，患侧眼不能闭合，鼻唇间皱纹消失，与成人面神经麻痹的表现基本相同。

治疗新生儿周围神经损伤，除膈肌麻痹目前尚无有效措施外，臂麻痹和面神经麻痹都可用针灸和局部按摩治疗。臂麻痹还可采用被动性运动配合治疗。中药桑枝、当归、赤芍、生地黄、防风、羌活各6克，细辛1克，水煎服。

 # 新生儿感冒的护理

新生儿鼻腔小，鼻道短，鼻黏膜柔软，上面分布有丰富的毛细血管，因此与成人相比更容易发生充血和水肿。人要维持生命，需要不断从外界吸取新鲜空气，排出二氧化碳，进行气体交换，当鼻子被堵塞时就会影响人们的正常呼吸。

由于新生儿经常处于闭口状态，不会用口呼吸，一旦出现鼻塞后对新生儿影响就更大，一般表现为烦躁、哭闹，吃奶时由于鼻子和口腔同时堵住，导致吃奶差或无法吸吮，严重者可发生青紫和呼吸困难。因此新生儿出现鼻塞不是一个小问题，应该引起家长的注意。

引起新生儿鼻塞的原因都有哪些呢？最常见的原因——感冒，感冒时由于鼻黏膜充血肿胀，鼻腔内分泌物增多，常导致鼻子不通气。再者，如果母亲在孕期使用了降压药利血平后，新生儿在出生后也可立即出现鼻塞。

鼻子不通气可以采用以下方法处理：如果是因感冒等情况使鼻黏膜充血肿胀时，可用温湿毛巾敷于鼻根部，能起到一定的缓解作用。如果效果不理想，可用0.5%麻黄素滴鼻子，每侧一滴。每次在吃奶前使用，以改善吃奶时的通气状态。每天使用3～4次，次数不能过多，因过多使用可能造成药物性鼻炎。如果是由于分泌物堵塞所引起，可滴一滴母乳到婴儿鼻腔内，待分泌物软化后可自行排出。也可用一根细棉签蘸一点水探入鼻孔内轻轻旋转，将鼻腔分泌物卷住，随棉签拖出来。如果鼻内分泌物已成硬痂，则轻轻用棉签拨动硬痂，使干的分泌物脱离鼻黏膜，这样鼻内分泌物可随呼吸而前后移动，产生痒感，刺激婴儿打喷嚏，干的分泌物即可随呼吸排出鼻腔。如果上述方法均无效，鼻塞又严重影响孩子的呼吸，甚至发生青紫时，可用筷子或小勺的把横放在婴儿的口里，使口唇不能闭合，通过经口呼吸解除缺氧症状。经口呼吸不是新生儿的正常状况，只是在新生儿缺氧时的暂时解决办法，遇到此种情况时应该及时到医院就诊。

新生儿咳嗽的护理

咳嗽是人体的一种保护性反射，呼吸道内的病菌和痰液均可通过咳嗽而排出体外，起着清洁呼吸道并使其保持通畅的作用。然而，有些年轻父母发现孩子稍有咳嗽，便急于给孩子喂各种止咳药、止咳糖浆，止咳药进入人体后能迅速作用于咳嗽中枢，产生强有力的止咳效果。这种做法虽可暂时缓解咳嗽症状，但它可使大量痰液和病菌堆积于呼吸道内，继发细菌感染，严重时出现胸闷、呼吸困难，甚至引起肺不张、心力衰竭而危及生命。所以，在未明确孩子咳嗽原因之前，切莫乱喂止咳药。

如果患儿在咳嗽的同时，伴有明显的炎症现象，如发热、痰色黄而黏稠、血常规白细胞增多等，则应及时在医生的指导下应用抗菌药物。

新生儿肺炎的护理

新生儿在出生过程中吸进了羊水，或者受凉、喂养不当、吸呛了奶汁等，都可能发生肺炎。

患了肺炎后，常见的早期症状有口吐白沫，不肯吸吮，哭泣声低微，皮肤灰白，口腔四周发生青紫，四肢发凉，呼吸不像平时那样深沉，常有急促或节律不规则等现象，往往伴有消化不良、呕吐或腹泻等症状。

新生儿肺炎有轻有重，宝宝得了轻度肺炎不一定要住院治疗，可以在家里吃药打针。高热不退、呼吸困难明显，精神不好，则应住院治疗。由于引起肺炎的病原菌不同，在治疗和用药上应有所不同。细菌性肺炎应用抗生素，而病毒性肺炎抗生素则起不了作用，可服用中药。具体如何治疗还是要听医生的。

新生儿肺炎的护理工作极为重要，它对宝宝恢复健康有积极作用。俗话说："三分治疗，七分护理"，的确如此。

不能把护理简单地看成只是喂奶、吃药、换尿布。护理的内容很多，可包括以下几方面。

1. 要密切观察宝宝的体温变化、精神状态、呼吸情况。

2. 室内空气要新鲜，太闷太热对肺炎患儿都非常不利，可使咳嗽加重，痰液变稠，呼吸更为困难。室内的湿度也要适宜，冬季火炉上应放上水盆，地上应经常洒些水，使室内空气不要太干燥。

3. 新生儿得了肺炎往往不愿吃奶，应注意补充足够的液体和热量，除注意喂奶外，可输葡萄糖液。

4. 患儿因发热、出汗、呼吸快而失去的水分较多，要多喂水，这样也可以使咽喉部湿润，使稠痰变稀，呼吸道通畅。

5. 由于吃奶时可以加重喘促，所以不要用奶瓶喂奶，应改用小勺喂。

6. 要注意宝宝鼻腔内有无干痂，如有可用棉签蘸水后轻轻取出，以解决因鼻腔阻塞而引起的呼吸不畅。

 # 新生儿乳房胀大的护理

新生儿乳房胀大属于常见的生理现象。如果挤压，还可挤出乳白色奶水，奶量自数滴至数毫升不等。这是由于胎儿在子宫内从胎盘接受母体的雌激素之故。卵巢内分泌激素可使胎儿乳房胀大，垂体内分泌激素可使胎儿分泌奶水。这种情况两周后自会消失，因此不需给予任何处理。但切忌挤压乳房。

有人认为，初生女婴一定要挤出奶水，这样，将来做妈妈时，才有足够的奶水喂养子女。这种说法是错误的。因为挤压新生儿的乳房是一种暴力，易造成创伤。新生儿免疫力低，抗菌力弱，会因创伤而引起化脓性乳腺炎。如果新生儿乳房发生红、肿、热、痛等炎症现象，出现类似产妇乳疖一样的东西，必须及时应用抗生素并作局部湿热敷。一旦发生积脓，还需开刀排脓。这不仅给婴儿带来不必要的痛苦，而且，事后会形成瘢痕，甚至造成乳房凹陷，两侧不对称，或造成乳腺分泌功能减退。

新生儿乳房胀大一般不需治疗。父母要注意观察，不要用手去按摩或挤压乳房。如果乳房在出生后逐渐肿大，如蚕豆大小，10 天左右逐渐减小，3～4 周内恢复正常，即为生理现象。如果发现新生儿的乳房肿大不是对称的，即一大一小，而且抚摸时有波动感，甚至伴有发红或局部发热等其他感染征象，则应及时诊治。

 # 新生儿生殖器的护理

男婴包皮往往较长，很可能会包住龟头，内侧由于经常排尿而湿度较大，容易隐藏脏物，同时还会形成一种白色的物质称为包皮垢，具有致癌作用。因此，在为婴儿清洗生殖器时，需要特别注意对此处的清洗。清洗时动作要轻柔，将包皮往上轻推，露出尿道外口，用棉签蘸清水绕着龟头做环形擦洗。擦洗干净后再将包皮恢复原状。阴囊与肛门之间的部位叫会阴，这里也会积聚一些残留的尿液或是肛门排泄物，也须用棉签蘸清水擦洗干净。

在为女婴清洗生殖器时要将其阴唇分开，用棉签蘸清水由上至下轻轻擦洗。在清洗新生婴儿生殖器时忌用含药物成分的液体和皂类，以免引起外伤、刺激和过敏反应。

 ## 新生儿小阴唇粘连的护理

有的新生女婴大阴唇正常，两侧小阴唇在中线黏连成膜状皮肤，遮住了正常的阴道前庭，在黏连的上端近阴蒂处见一小孔，尿即由此孔排出，临床上称为小阴唇黏连。

处理非常简单，去医院请专科医生用消毒的圆头探针或小弯钳，从上端小孔插入，逐渐沿小阴唇黏连处向下分离，可将黏连完全分开，不会引起出血，婴儿毫无痛苦。然后在分离后的两侧小阴唇的黏合面，涂上少量石蜡或油膏。为了防止黏连的再次发生，家长可在每晚清洗婴儿外阴后，仍涂少量油膏，坚持一周即可。

 ## 新生儿阴道出血的护理

在妊娠期，母体雌激素进入胎儿体内，引起阴道上皮和子宫内膜的增生。等到出生后，母体雌激素的影响突然中断，增生的阴道上皮和子宫内膜就会脱落。于是分泌出白色黏液，即白带。一些女婴的阴道还会流出血性分泌物，这就是假月经。

假月经是生理性阴道出血，属于正常现象。发生这种情况后，一般会持续一到两天，父母不必着急，只要保持外阴的清洁卫生就可以，不需要作特殊治疗。

 ## 新生儿隐睾的护理

男新生儿出生时单侧或双侧阴囊内若无睾丸就可能为隐睾。隐睾是怎么发生的呢？

在胚胎期，睾丸在两侧腰部腹膜后间隙，随胎龄增长而逐渐下降，于胎龄 16～24 周时，接近腹股沟管内环处，于胎龄 28～36 周时降入阴囊，有部分孩子可于出生后短期内降入阴囊。如一侧或两侧睾丸停留于腹膜后、腹股沟管或阴囊入口处，停止继续下降即隐睾。新生儿隐睾的发生率很高，早产儿隐睾发生率更高，出生体重在 1000 克以下者几乎均为隐睾。影响睾丸下降不全的因素可能为：①睾丸先天性发育不全，睾丸对促性腺激素促使睾丸下降的动力作用不敏感；②孕母妊娠期缺乏足量的促性腺激素；③睾丸异位、精索过短、提睾肌发育不良、腹股沟环过紧、有纤维带阻止睾丸下降等。

隐睾发生于右侧者约占 50%，双侧者占 10%～20%。无睾丸的阴囊较小，用手摸不到睾丸，许多患儿可在腹股沟摸到未降的睾丸，常发育不良，但并不影响日后的生育功能。双侧隐睾可影响发育，5 岁以后可发生曲细精管萎缩、生精细胞消失，影响日后精子的生长和生殖功能，也可有男性内分泌不足的现象。位置不正常的睾丸，尤其位于腹膜后者，发生肿瘤的可能性较大，睾丸肿瘤中有 8%～15% 发生于隐睾。

新生儿期隐睾可不必治疗，可暂时观察，绝大多数于 1 岁内可自行下降。如 2 岁以后仍不下降，自然下降机会就很少。有人主张在 2 岁以前行睾丸松解术，最迟于 10 岁前作手术。单侧隐睾常有局部因素，大都需手术治疗。双侧隐睾可先试行绒毛膜促性腺激素治疗，每周注射 2 次，每次 500 国际单位，一疗程总量为 4000 ～ 5000 国际单位，间隔 1 ～ 2 个月再行第 2 疗程；疗效不显著者再进行手术治疗。

新生儿睡眠不安的护理

新生儿每天大部分时间是在睡眠中度过的，睡眠时脑垂体能更多地分泌生长激素，生长激素可以促进新生儿的生长发育。因此，要想让孩子长得健康强壮，必须保证他有充足的睡眠时间。然而，有些孩子出生后总是睡不"踏实"，经常在睡眠中啼哭，把父母弄得忧心忡忡、手忙脚乱。其实，对此不必过分担忧，只要我们认真查找原因，排除干扰因素，绝大多数的新生儿是可以恢复正常睡眠的。

不少新生儿是由于饥饿而醒来哭吵。新生儿的胃容量很小，母乳喂养儿胃排空时间为 2.5 ～ 3 小时，人工喂养儿为 3 ～ 4 小时，故新生儿每隔 3 ～ 4 小时需要吃奶一次，在睡觉以前千万别忘了让孩子吃饱喝足。新生儿的皮肤非常娇嫩，当他大小便之后，常常会因为排泄物刺激臀部皮肤而感到不适，所以他就会用哭声来通知家长该换尿布了，及时更换尿布后他又会继续呼呼大睡了。新生儿刚刚离开母亲的子宫，对周围的环境尚不能很好适应，因此，家长必须为宝宝提供一个良好的生活环境。一般室温应该保持在 22℃～ 24℃，湿度在 60% ～ 65%，若为早产儿，温度和湿度还应更高些；房间的门窗不要全部关闭，应保证室内空气新鲜；新生儿睡眠时衣服不必穿得太多，被子也不必盖得过厚，因为新生儿新陈代谢旺盛，产生热量多，比较容易出汗；室内灯光要柔和，不能太亮，以免刺激新生儿的眼睛引起不适；在新生儿睡眠时家长千万不要大声讲话，更不能发出嘈杂的声音，因为新生儿出生 2 ～ 3 周就能听到 50 ～ 90 分贝的声音了。另外，夏天蚊虫叮咬也是影响新生儿睡眠的原因，家长一定要做好防范措施。有些家长过分溺爱孩子，常常将他抱在怀里哄着睡觉，这样就养成了一个坏习惯，孩子必须要躺在家长怀里才睡得安稳。对此千万不能迁就，应该尽早帮助孩子改掉这个坏习惯。

当排除以上这些因素，新生儿仍然睡眠不安时，就要考虑他是否生病了。发热、感冒、腹痛等均会使新生儿感到不适而影响睡眠，佝偻病也会使新生儿变得烦躁、易醒。因此，在这种情况下，家长应该马上带孩子去医院就诊，在治疗疾病的同时，可以在医生指导下适当用一些镇静剂，使孩子睡得更安稳。

新生儿"夜啼"的护理

新生儿"夜啼"，也叫"睡颠倒"。就是新生儿昼夜不分，白天睡觉，夜间哭闹不安。

新生儿"夜啼"的原因是很多的。如果年轻的父母因护理不当，人为地使婴儿夜间啼哭，就应进行科学护理、喂养。即白天喂奶应定时定量，不要让婴儿睡觉过多。夜间除喂奶、更换尿布外，千万不要打扰婴儿的睡觉，使夜间睡的时间长一些。如仍未纠正，也可以在夜间喂奶后，服鲁米那 15 毫克，每晚一次，一般服 3～5 天，就可以纠正婴儿"夜啼"。因服药时间短，对婴儿不会造成不良影响。

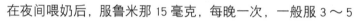

如果新生儿不发热，吃奶正常，夜间常啼哭，睡眠不实，易惊醒，头部微汗，这种"夜啼"应想到新生儿有维生素 D 缺乏的可能。维生素 D 缺乏可引起低钙，常出现上述夜啼，且发展为无热性抽风，重者可出现喉痉挛。严重时，可导致新生儿窒息，甚至死亡。因此，要提高警惕。一旦怀疑新生儿有低钙的可能，应及早就诊。在医生指导下补充维生素 D 及钙剂，并应多晒太阳，以促进维生素 D 及钙的吸收。

 # 新生儿眼睛发红的护理

新生儿眼睛发红，多是由细菌（如葡萄球菌或大肠杆菌等）及病毒（如巨细胞病毒）感染而引起的眼结膜炎。

轻度眼睛发红仅两眼结膜充血，眼睑肿胀不明显，眼屎也较少。此时可用 0.25%氯霉素或 0.5%卡那霉素眼药水滴眼，每隔 1～2 小时滴 1 次，经 1～4 天即可痊愈。少数症状较重者，起病急，出生后 3 天内眼睑有明显红肿，眼屎也多。对此，除滴上述眼药水外，可同时滴 1：2500 青霉素溶液（滴前要先作青霉素皮肤过敏反应试验），每隔半小时或 1 小时滴 1 次，还需肌内注射青霉素，每天 10 万～20 万单位，经 3～5 天才能痊愈。部分患儿两眼红肿虽然不太严重，但迁延不愈，多呈慢性，用上述眼药水也不大奏效，可能是病毒性（巨细胞病毒）结膜炎，需用 0.1%疱疹净或 0.25%氯霉素眼药水滴治。

 # 新生儿眼睛分泌物过多的护理

新生儿眼分泌物过多多因感染引起，并非火气大。这种感染可由新生儿通过产道时致病菌进入眼中，也可是出生后护理者的手未洗净或揩眼睛的小毛巾上有细菌而引起。主要症状表现为眼分泌物增多，局部可有充血和水肿。

遇到新生儿眼分泌物多时，可先用清洁毛巾揩清眼睛，用氯霉素或新霉素药水滴眼，每次1滴，每日滴3～4次。新霉素眼药水最好每1～2小时滴1次。当上下眼睑有小脓疱或黏稠分泌物时，可加用红霉素眼药膏涂眼，每天2～3次。所用小毛巾每天要煮沸消毒，不要与成人毛巾混用。

新生儿泪囊炎的护理

新生儿泪囊炎是一种较常见的外眼病，表现为总是眼泪汪汪，甚至有淡黄色脓液流出。凡是孩子得了这种病，家长都很焦急，都会问这究竟是什么病，有没有大问题。

其实，新生儿泪囊炎的发生是由鼻泪管堵塞造成的。通常新生儿鼻泪管的出口处都有膜状物封闭，大多数新生儿在产生泪水的同时膜状物就会自动破裂（一般在出生后3～4周），泪道开始畅通。但有少数新生儿封闭的膜状物较厚，或由于鼻泪管部先天性狭窄或鼻中隔畸形，造成泪道阻塞，泪水就会潴留在泪囊内。泪囊内湿度最适宜细菌生长繁殖，一旦感染，泪水即变成了脓液。

遇到这种情况时，家长应每天在孩子患眼的鼻梁侧（医学上称内眦部），由上向下顺序进行适度的泪囊区按摩，按摩时手指不要在皮肤上滑动或搓动，而是用拇指紧贴皮肤将力用于皮下的泪囊区使之由上而下的滑动与按摩。这样的按摩每天可进行2～4次。同时，应配合点用抗生素眼药水（如利福平、氯霉素眼药水等），每天用3～4次，每次1～2滴。滴药水前应用棉签将腔液擦拭干净。

如按摩不见效，还可以到医院让眼科医生为孩子反复进行泪管冲洗，如果仍未奏效，则应尽早行泪管探通术，否则有可能引起泪囊周围组织发炎，或形成泪囊瘘，这是一种极不容易彻底治愈的瘘管，还会影响容貌的美观。

新生儿斜颈的护理

有的新生儿出生时好端端的，但在出生后10～20天常常出现脖子歪向一侧，细心的妈妈会发现孩子的病侧颈部有一个圆形或椭圆形的肿块，直径为2～3厘米，质地较硬，可以移动，触之不痛，表面皮肤正常，抚之不热。孩子的头向有肿块的一侧倾斜，病侧耳接近锁骨，颜面不正，下颌及面部转向无肿块的一侧，形成斜颈。

引起斜颈的病因是多方面的，有先天遗传因素，有接生手法不当，大多属肌肉病变的结果。斜颈的病理变化为病侧胸锁乳突肌挛缩所致。分娩过程中由于胎儿的位置不正常，如一侧颈肌特别是胸锁乳突肌在出生时可因胎儿的位置不正常，致肌组织呈结缔组织化，缩短而不能伸展，或由于胸锁乳突肌在分娩时受强烈牵引损伤而发生血肿，多见于臀位分娩或分娩时肩娩出困难。

有些先天性遗传因素如家族中有导致子代胸锁乳突肌挛缩的基因，可引起先天性斜颈。各种先天性发育异常如第一颈椎与后头骨相接合，第一、第二颈椎相结合，颈椎畸形，颈部肋骨存在等均可发生斜颈。

新生儿斜颈的治疗措施有：

用沙袋或枕头使孩子头、颈保持正位。让光源辐射在有肿块的一侧，因为孩子头部常转向光亮处，对防止病侧肌肉挛缩有一定的帮助。

在胸锁乳头肌肿块处，做按摩推拿治疗。

固定孩子的两侧肩部，然后给头部做被动动作，下颌向病侧旋转，头部向正常的一侧旋转，每天做 100～150 次。

让婴儿仰卧母怀，两足紧贴母腹，头部置于两膝外，两手把患儿头轻轻转向健侧，连续作 20～25 次，每日作 2～3 遍，持续作半年。

经以上治疗后，不少孩子的斜颈均有不同程度的好转或治愈。若 6 个月后仍不见明显好转，要带患儿到医院检查及考虑早期作外科矫形手术治疗，以免引起孩子头面部畸形。

新生儿常见皮肤问题的护理

（1）新生儿红斑：新生儿皮肤表面的角质层尚未形成，真皮较薄，纤维组织少，但毛细血管网发育良好。常常一些轻微刺激如衣物、药物便会使皮肤充血，表现为大小不等、边缘不清的多形红斑，多见于头部、面部、躯干及四肢。

护理方法： 斑属正常生理变化，无须治疗，通常在 1～2 天内自行消退。千万不要给宝宝随便涂抹药物或其他东西。因皮肤血管丰富，吸收和透过力强，处理不当则会引起接触发炎。

（2）皮肤变黄：常发生在宝宝出生后的 2～3 天，表现为皮肤呈淡黄色，眼白也微黄、尿色稍黄但不染尿布，宝宝的一般情况很好，如吃奶有力、四肢活动好、哭声响亮。这种现象是生理性的，7～9 天后开始自行消退。

护理方法： 足月宝宝不需特殊治疗，多给喝些葡萄糖水即可。如果出生 3 天后出现，但 10 天后尚不消退，或是生理性黄疸消退后又出现黄疸，以及在生理性黄疸期间，黄疸明显加重，如皮肤金黄色遍及全身，应及时去医院诊治。

（3）皮肤出血点：宝宝猛烈地大哭，或者因分娩时缺氧窒息，以及胎头娩出时受到摩擦，均可造成皮肤下出血，这是因为血管壁渗透性增加及外力压迫毛细血管破裂所致。

护理方法：出血点无须局部涂药，几天后便会消退下去，如果出血点持续不退或继续增多，可请医生进一步检查血小板，以排除血液及感染性疾病。

（4）生理性脱皮：刚出生的宝宝因皮肤表面的角质层太薄，表皮和真皮之间连接的也不紧密，所以常常表现出脚踝，脚底及手腕部皮肤干而粗糙，易引起皮肤损伤而发生感染，甚至败血症。

护理方法：擦拭皮肤表层，应在医生的指导下，使用安全，温和的保湿品。

（5）粟粒疹：很多父母都会发现自己刚出生的宝宝鼻尖，鼻翼或面部上长满了黄白色的小点，大小约1毫米，这是受母体雄激素的作用而使宝宝皮脂分泌旺盛所致，有的宝宝甚至在乳晕周围及外生殖器部位也可见到这种皮疹。

护理方法：一般在宝宝4～6月时会自行吸收，千万不要用手去挤，这样会引起局部感染。

🐏 新生儿奶癣的护理

奶癣又名婴儿湿疹，是一种常见的新生儿和婴儿过敏性皮肤病，多见于有过敏体质和喂牛奶的孩子。

这种湿疹常对称地分布在婴儿的脸、眉毛之间和耳后。表现为很小的斑点状红疹，散在或密集在一起，有的还流黏黏的黄水，干燥时则结成黄色的痂。此病虽无大的危险，但病孩刺痒，常哭闹不安，不好好吃奶和睡觉，影响健康。

奶癣不传染，其发病原因除孩子体质外，食物过敏为致病的主要因素。例如人工喂养的一般食品如牛奶、奶粉、鸡蛋，都有可能使新生儿过敏生病。另外，奶癣与宝宝的一些内在因素（如消化不良）和外界刺激（如碱性肥皂、皮肤摩擦等）也有很大关系。

新生儿患湿疹后的注意事项：

1. 新生儿患湿疹后，患处只能用消毒棉花蘸些消毒过的石蜡油、花生油等油类浸润和清洗，不可用肥皂或用水清洗。局部黄水去净、痂皮浸软后，用消毒软毛巾或纱布轻轻揩拭并除去痂屑，再涂上少许蛋黄油或橄榄油。另外，过敏严重的可以在医生的指导下用药。如果是由于食物过敏引起的奶癣，那就应更换乳品。

2. 要避免搔抓患处，减少或避免皮肤再受刺激。不用热水、肥皂或消毒药水清洗皮肤；不用橡皮、塑料布等透气和吸水性差的物品包裹皮肤；衣服、床单、尿布等要勤洗勤换。

可在局部涂氟轻松，或 0.1% 地塞米松软膏或 0.5% 强的松软膏。

3. 避免穿着皮毛制品，衣被要清洁、宽大、柔软、舒适。室温不要过高，衣被不要过暖，防止血管过度扩张加重炎性渗出。

4. 喂养时要仔细观察分析引起过敏的食物。找出过敏源，以避免食用，如疑牛奶过敏，可进行较久煮沸，使蛋白变性，或改服豆浆等。如疑鸡蛋白过敏，可单给蛋黄或由少量蛋白开始，逐渐加量，喂奶母亲也暂停吃鸡蛋。喂奶母亲不要吃刺激性食物。

5. 喂养婴儿要选择容易消化的食物，不宜过量，以免引起消化不良。纠正便秘或腹泻。如果有消化不良，给服用胃酶合剂、乳酶生等。

6. 应与化脓性感染的病人隔离，以防交叉感染。避免与单纯性疱疹患者接触。不要种牛痘，也不要与种牛痘的人接触，以免引起疱疹样湿疹或牛痘湿疹。

 # 新生儿红臀的护理

在新生儿的肛门附近，臀部、会阴部等处皮肤发红，有散在斑丘疹或疱疹，称为新生儿红臀。多发生在出生后 3 ～ 7 日。这是由于新生儿消化功能差，容易发生消化不良，大便次数多，每昼夜可达 10 次以上，若尿布更换不及时，粪便中的脂肪酸、尿中的尿酸等经常刺激臀部皮肤而发生红臀。另外，由于新生儿臀部皮肤娇嫩，无论是使用旧布改成的尿布刺激，或是用洗衣粉泡洗的尿布上残存的洗衣粉的刺激，都能引起新生儿红臀的发生。

为预防新生儿红臀，应鼓励母乳喂养，以免发生消化不良。护理方面要用优质尿布、纸尿裤等，勤于更换。尿布质地要柔软，以旧棉布为好，应用弱碱性肥皂洗涤，还要用热水清洗干净，以免残留物刺激皮肤。便后及时用温水清洗，洗后撒爽身粉。轻度红臀者，清洗后涂以 5% ～ 10% 鞣酸软膏，或用红外线照射，严重时要用抗菌药物。

 # 新生儿摩擦红斑的护理

新生儿摩擦红斑是皮肤褶缝处由于新生儿皮肤细嫩，湿热刺激，相贴的皮肤相互摩擦而发生的疾病。常见于颈部、腹股沟、臀缝等处。其边缘清楚，开始为一发红充血性红斑，以后表皮糜烂出现浆液性或化脓性渗出物，有臭味，患儿常因疼痛而哭吵不安。因此，新生儿皮肤褶缝中必须清洁、干燥，特别是对肥胖孩子更应注意。每次给婴儿洗浴后应用细柔吸水的布将褶缝中水分吸干，再扑婴儿爽身粉，但每次不能扑得过多，否则，因粉太多遇湿结块而引起皮肤受刺激。局部糜烂时可用 4% 硼酸液湿敷，或涂有硼酸的氧化锌糊剂。如已感染，要先用生理盐水清洗，然后涂 1% ～ 2% 龙胆紫或磺胺扑粉。

新生儿皮肤褶烂的护理

新生儿皮肤褶烂是指新生儿皮肤接缝处相互摩擦，积汗与分泌物过多，局部热量不能散发，引起充血所致。体胖、炎热、潮湿、不注意卫生等更易发病。常于生后第二周在腋窝、腹股沟、臀缝、四肢关节屈面，肥胖儿的会阴部、颈部等褶缝处皮肤发红、糜烂，表皮剥脱，边缘清楚，病变处皮温较高，缝中积液因起化学变化而发生臭味。有时可继发细菌感染。

在日常护理宝宝时，应注意新生儿个人卫生、勤换尿布，保持局部清洁，洗澡后在褶缝处用细软纱布将水吸干，扑以无刺激的婴儿爽身粉，以防褶烂发生。

若已经发生皮肤褶烂，可外用炉甘石洗剂。继发细菌感染时可外用1%～2%龙胆紫或有效抗生素。

 # 新生儿全身脱皮的护理

新生儿剥脱性皮炎又称为葡萄球菌性中毒性表皮坏死松解症，或称葡萄球菌皮肤损伤综合征。是由凝固酶阳性第Ⅱ噬菌体组金黄色葡萄球菌感染所引起的皮肤病。多发生在出生后1～5周。表皮起皱，表皮大片脱落，露出鲜红糜烂面，如烫伤状，迅速蔓延到全身。经7～14日痊愈。可伴有发热、厌食、呕吐、腹泻，还可并发蜂窝组织炎、肺炎、低钙血症等。

对于已经脱皮的宝宝，可以加强护理，注意水和电解质平衡，保证足够的热能和营养，加强支持疗法，宜用邻氯青霉素、新青霉素Ⅱ等，还可局部外涂0.5%新霉素软膏。

注意在护理时应排除新生儿脓疱疹，脱屑性红皮病和新生儿皮脂溢出性皮炎。

 # 新生儿两脚内翻的护理

胎儿在子宫内一直处于四肢弯曲的状态，两脚向内翻，一朝分娩后，一下子改过来是不现实的。所以只要婴儿活动时能伸直，或通过手法可以把小脚底放到正常位置的话，那就没多大问题，随着年龄增加会自动好起来。

如果是先天性马蹄内翻足，其特征是踝内收、足内翻和下垂、外踝明显突出而内踝不明显，脚跟较小，小腿肌肉发育较差，检查时足不能轻易摆正。遇有这种情况应及时找医生治疗。

 # 新生儿两只小腿一长一短的护理

这往往是一种先天性髋关节脱臼，女性较多，单侧的比双侧的多。当护理新生儿时发现两侧大腿皮纹和臀部皱褶左右不对称时，就要考虑患病的可能性。若把新生儿仰天平卧，拉直两只脚，可发现有长短。再屈膝屈髋各呈 90 度直角，可发现左右两脚的膝也有高低。然后在保持屈膝屈髋各 90 度的情况下，将两下肢外展，正常新生儿在两膝外展时可接触床面成 180 度直线，或能达 160 ～ 170 度。而在髋关节脱臼时，患侧的大腿因外展困难而小于 160 度，患侧臀肌无力并有外旋现象。确诊后，在新生儿和婴儿期，只需采取两下肢外展的姿势怀抱在成人的胸腹后，或把婴儿两腿分开固定在成人背上，夜间也设法使两下肢呈外展位。一般坚持做半年就可见效。失掉这个有利时期，那就需要外科矫治了。

 ## 新生儿唇裂的护理

新生儿唇裂，又称兔唇，是一种先天性生理缺陷，即新生儿嘴唇肌肉发育不完整。唇裂按裂缝位置可分为单侧唇裂和双侧唇裂；按裂缝程度可分为唇红裂（只是唇裂开）、不完全唇裂（上唇裂，但未至鼻下）和完全唇裂（上唇、鼻底完全裂开）。

到目前为止，医生还无法说明婴儿唇裂发生的真正原因，一般认为与遗传因素和宫内环境因素关系最为密切。如唇裂患儿的父母或亲属中有相似的畸形；准妈妈吸烟、酗酒；准妈妈疾病用某些药物，肾上腺皮质激素等可通过胎盘致畸；妊娠期母体缺乏钙、磷和维生素等营养，母体受到外伤或病毒感染均可致婴儿唇裂。

唇裂是可以治愈的，单侧唇裂婴儿在出生后 3 ～ 6 个月就可以进行修复手术，双侧唇裂因手术较复杂，宜在 6 ～ 12 个月进行修补手术，修补术能够有效地改善面容，不会对未来生活造成影响。修补手术可以帮助宝宝恢复唇、鼻的正常外形和功能，从而帮助宝宝重获信心，正常生活。手术要根据宝宝的身体健康情况（不贫血，无呼吸道疾病，无感染），以及唇裂的程度来进行。

 ## 新生儿受惊吓后的护理

新生儿在听到较大声响时或者被突然挪动位置时容易受到惊吓。一些婴儿对此更加敏感。当家长把他们往又硬又平的地方放的时候，就可能使他晃动一下。这时，婴儿就可能惊乍地猛地抽动他们的胳膊和腿。这种突然的震动足以使敏感的婴儿吓一大跳，惊恐地大哭起来。在此过程中，家长要用双手把孩子扶稳，时刻抱紧孩子，移动的速度要慢。随着婴儿逐渐长大，这种不安的状况就会慢慢克服。

 ## 新生儿破伤风的护理

新生儿破伤风是一种急性传染病。又称"脐带风"、"锁口风"、"四六风"等。在解放前，是新生儿死亡的一个主要原因。解放后，由于普遍推广新法接生，发病率已明显下降，有些地区已完全绝迹。为了使本病在全国范围内完全消失，必须做好新生儿破伤风的防治工作。

新生儿破伤风是由于接生时脐带处理不清洁，使破伤风杆菌侵入脐带寄生繁殖，局部反应轻微，但可产生强烈的嗜神经外毒素，沿着病孩末梢运动神经轴与神经外膜之间的间质液，或淋巴液和血液，传至脊髓和脑干，与神经组织结合，引起全身肌肉痉挛。

新生儿破伤风潜伏期为 13 ～ 14 天。以 4 ～ 8 天发病最多，潜伏期愈短，病死率愈高。病孩初期表现为烦躁不安，常哭闹、易惊、吮乳和张口困难。如将压舌板伸入口内，则咬住不放、略加用力，也不易使口张开，这点有助于早期诊断。如果初期得不到控制，病孩肌张力逐渐增强促使发生局部痉挛。如咀嚼肌痉挛，牙关紧闭，张口及吮乳困难；口轮匝肌痉挛，使口唇皱缩撅起；面肌痉挛，使眼缝变细，口角向外牵引，形成苦笑面容；喉肌及呼吸肌痉挛，可引起窒息；四肢阵发性痉挛、抽搐，每遇触碰，或光、声刺激，可引起发作。重症患者，呈角弓反张状态。

对新生儿破伤风的治疗原则是：要加强护理，保证营养，控制痉挛，中和毒素，抑制细菌等综合措施。其中加强护理，保证营养是治疗本病的重要措施。必要时，应采用专人护理。护理时要做到：

1.居室内要安静、避光。

2.患儿应取头侧位，及时清除口腔分泌物，以防吸入。

3.保持皮肤清洁，预防褥疮。注意隔离消毒，避免呼吸道感染。

4.保证营养充足，痉挛减轻后，或选取用止痉剂，再给予鼻饲喂乳。

5.注入的奶温度要适宜，少量多次，速度缓慢。病情严重，痉挛频繁，或伴有呕吐，不宜鼻饲者，可静脉滴 1 ：5 的葡萄糖盐水。热量不足时，应加 5％葡萄糖液，以维持足够的热量。

6.必要时，可少量多次的静脉滴入血浆。

用药治疗：可根据病孩不同年龄、病情的轻重采用不同剂量的抗生素、抗毒素。镇痉治疗可用氯丙嗪和异丙嗪、巴比妥类药、水合氯醛、眠尔通、安定等药剂，根据痉挛轻重程度，采用相应的剂量，可使用肌内注射或静脉滴入的方法进行。另外，对新生儿破伤风的脐部处理也很关键，可用氯化剂溶液清洗，一般用 3％过氧化氢，或 1 ：4000 高锰酸钾溶液，冲洗后，涂以龙胆紫，每日 1 次，至创口愈合。脐部感染严重者，须扩创引流，去除坏死组织，并沿脐周注射破伤风抗毒素 3000 单位。伤口每日用上述溶液冲洗。

防止新生儿破伤风最有效的手段，就是认真做好妇幼保健工作，采取各种预防措施。要普及新法接生，若无消毒用具时，可将剪刀在火上烧红，冷却后使用。应争取在 24 小时内，将残留脐带的远端剪去一段，重结扎。近端用 3% 过氧化氢液，或 1 ： 4000 高锰酸钾液，冲洗后，再涂以碘酒。同时，肌内注射破伤风抗毒素 3000 单位，并密切注意观察。对脐带处理不当的婴儿，可选用青霉素，应用 3 ～ 5 天。

如何为新生儿做抚摸

新生儿处于生理上的快速生长时期，抚摸可以提高宝宝的免疫功能，增加体内的免疫物质。观察后发现，宝宝在经过抚摸后大都会很安静，睡得香，醒来也很高兴，很乖。那些睡眠有障碍的宝宝在经过抚摸以后也能很快入睡，并睡眠平稳。

（1）抚摸条件

①保持房间温度在 25℃左右，每次做抚摸的时间以 30 分钟以内为宜。

②妈妈、宝宝都应采用舒适的体位，居室里应安静、清洁，可以放一些轻柔的音乐做背景，有助于妈妈和宝宝彼此放松。

③选择在宝宝不宜太饱或太饿的时候进行。

④为宝宝预备好毛巾，尿布及替换的衣服。

（2）抚摸准备

①确保舒适，在 15 分钟内应不受到打扰，放一些轻柔的音乐。

②最方便做抚摸的时候应是在宝宝沐浴后或给宝宝穿衣服的过程中，房间要保持温暖。

③在做抚摸前妈妈应先温暖双手，倒一些婴儿润肤油于掌心或将油置于开口容器中，这样妈妈很容易能用手蘸油，另一只手无须停止抚摸，勿将油直接倒在宝宝皮肤上。

④妈妈双手涂上足够的润肤油，轻轻在宝宝肌肤上滑动，开始时轻轻按摩，然后逐渐增加压力，以使宝宝慢慢适应按摩。

（3）抚摸顺序：抚摸从头部开始，依次为胸、腹部、四肢和背部，有序进行。

先从 5 分钟开始，在逐渐延长到 15 ～ 20 分钟，每日 1 ～ 2 次。抚摸不是一种机械的操作，而是母子间充满爱的情感交流。在抚摸孩子的同时，您的手掌皮肤也感受到孩子细嫩皮肤的刺激。抚摸不仅使孩子的生长发育加快，更重要的是孩子的肌肤得到满足，心理上得到安慰，促进神经系统的发育和免疫功能加快。抚摸后穿好纸尿裤和衣服。

（4）抚摸注意事项

①出生 24 小时后的新生儿可开始皮肤抚摸，一般建议在洗完澡后、午睡或晚睡之前，以及两次哺乳之间进行。

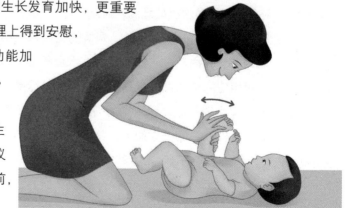

②抚摸时应注意新生儿的个性差异，如健康情况、行为反应、发育阶段等。抚摸如果出现哭闹、肌张力提高、兴奋性增加、肤色出现变化或呕吐等现象，都应立即停止抚摸。

（5）抚摸时间： 每个动作重复4遍，抚摸全部动作应在10分钟之内完成，每天做1～2次即可。

如何为新生儿做皮肤护理

新生儿的皮肤比较薄嫩，保护不当容易破损。保护新生儿的皮肤需注意以下几点。

（1）保持新生儿皮肤干燥，避免汗液、尿液等长期浸泡宝宝的皮肤，特别是宝宝的颈部、腋下、大腿根及臀部等皱褶多的地方。一是为了预防感染；二是因为宝宝的皮肤也是重要的呼吸器官之一，担负着一部分气体交换的任务，如果皮肤不干燥、不清洁就会阻塞这条通道。

（2）因新生儿皮下的毛细血管非常丰富，使皮肤具有很高的吸收和通透能力，如果给新生的宝宝穿或用了含有不洁物质的衣服、尿布等，很可能使宝宝发生溶血。所以，新生儿的衣被等物存放时不要用卫生球、樟脑丸，也不能用含磷的洗衣粉洗。宝宝的衣服、尿布最好用纯棉布做，洗时用肥皂。要给宝宝买消毒的无刺激性的合格尿布产品。

（3）新生儿的新陈代谢旺盛，易产生污垢，所以皮肤一定要清洁，尤其是耳后、颈下、腋窝、手指及脚趾缝内。男婴的包皮内、女婴的阴唇内容易积汗、积垢，如果不及时清洗，在汗液和污垢的侵蚀下，宝宝的皮肤极易充血，稍有摩擦就会糜烂。

（4）给新生儿经常变换体位，避免皮肤局部长期受压而影响血液循环。

（5）每天都要检查新生儿的皮肤，看看有无皮疹、糜烂，发现问题后要及时处理。因一旦发生感染，新生儿皮下丰富的毛细血管网，会将感染迅速传播，有可能发生败血症。

如何为新生儿做眼部护理

新生儿的眼睛，不论在解剖学还是在生理学上，都没有发育完善，大约一年后才能获得正常的视觉功能。因此，一定要注意新生儿的眼睛卫生。

（1）婴儿期最主要的眼部护理就是预防感染。

（2）婴儿脸盆、洗脸毛巾要专用。

（3）成年人给婴儿洗脸前要洗净双手。

（4）婴儿进行户外活动后要及时清洗双手。

（5）婴儿眼部分泌物较多，每天早晨要用专用毛巾或消毒棉签蘸温开水从眼内角向外轻轻擦拭，去除分泌物。

（6）当妈妈患有性病时病菌常可通过产道传给婴儿，出现感染性眼炎，如淋球菌性眼炎、沙眼衣原体结膜炎等，应注意观察婴儿眼部表现，如果眼部出现脓性分泌物或红、肿等症状，应及时到眼科治疗。

（7）鼻泪管不通是婴儿易发生的眼科疾病，如果婴儿一只或双眼泪水汪汪，可能为单侧或双侧鼻泪管不通，应及时就医。

（8）应在医生指导下使用眼药，不要自行给婴儿使用眼药，以防发生危险，因为有些药物不适宜婴儿使用。

（9）不要让强光直射婴儿的眼睛。新婴儿的视网膜发育尚不完善，眼睛受到较强光线照射时，还不善于调节，遇到强光可使视网膜神经细胞发生化学变化，瞳孔对光反射不灵敏，泪腺尚未发育，角膜干燥，缺乏一系列阻挠阳光和保护视网膜的功能。所以当宝宝遇到强光直射时，可能会导致眼底视网膜和角膜的灼伤，甚至导致失明的危险。因此，要避免强光直射宝宝。

 ## 如何为新生儿鼻部做护理

新生儿由于面部颅骨发育不全，因而鼻及鼻腔相对短小，几乎都没有下鼻道，也没有鼻毛，婴儿的鼻黏膜柔弱但血管丰富。正由于鼻腔小，所以容易产生鼻屎而又不易清除。针对这种情况，可先将一滴温水或者生理盐水滴入鼻腔以湿润干痂，当孩子打喷嚏时就可以将变软的鼻痂带出。也可轻按鼻根部将分泌物挤压出鼻腔；还可用捻成细绳状的药棉或用柔软的面巾纸卷成 2 厘米长的细卷，伸进鼻腔转动几下再取出，常可把鼻痂带出。不要用棉签清洁鼻腔以防造成鼻黏膜损伤。另外，由于鼻黏膜血管丰富，特别易受感染，即便是普通感冒也可使鼻黏膜感染。鼻黏膜感染时会充血肿胀，使已经非常狭窄的鼻腔更加狭窄，严重时可使鼻腔闭塞而造成宝宝呼吸困难。这时候宝宝会烦躁不安，因吃奶时婴儿会喘不上气而使宝宝拒乳。所以要防止感染。

 ## 如何为新生儿耳部做护理

新生儿的耳道上下壁很接近，使耳道几乎成缝隙状。羊水、脱落的上皮、皮脂腺分泌物及细菌等都极易存留在宝宝的耳道深处，形成耳耵或造成外耳道炎等。因咽鼓管短，新生儿平卧喂奶易呛奶至鼓室。以上因素均可诱发宝宝中耳炎等病。因此，护理好宝宝的耳朵非常重要。

（1）每次洗脸或洗澡后，用干纱布团轻轻擦拭外耳道及外耳，不要用棉签清洁外耳道以防损伤外耳道皮肤，引起感染。

（2）耵聍是由耳道内的耵聍腺分泌出来的一种浅黄色的片状物，存在于外耳道，有保护耳朵的作用。不要用棉签更不能用发卡或火柴棍等给孩子挖耳内耵聍，如果用力不当，不仅会伤及外耳道，还有可能伤到鼓膜。如果由于耳内进水或其他原因使耵聍变硬，并引起疼痛，应到耳鼻喉科就诊。

（3）如果偶尔外耳道内有少量黏稠分泌物，可能因溢出的奶流入所致，及时清除即可。

（4）一般新生儿都易患湿疹，尤其是头面部。在头面部发生湿疹后，很可能蔓延到宝宝的耳道，从而诱发宝宝的外耳道炎，也极易使耳耵形成。耳耵经奶、水等液体浸泡后膨胀，使宝宝感到不舒服，严重者可引起感染。如果发现宝宝的外耳已经患了湿疹要给予及时治疗。治疗方法是将宝宝的耳道清洗干净，用消毒棉棍将湿疹膏轻轻捻入宝宝的外耳道内，一般每天上下午各1次。

（5）如果婴儿外耳道有脓性、浆液性或血样液体流出，及时去医院诊治。

 # 如何为新生儿做口腔护理

新生儿的口腔黏膜上皮非常细嫩，血管丰富，唾液分泌少，所以口腔黏膜比较干燥，容易破溃而感染。破溃的原因有奶及水的烫伤，硬东西的硌伤，擦口腔、挑"马牙"等不良行为造成的擦伤等；还可能因奶瓶、奶嘴消毒得不好或抗生素的滥用等原因引起"鹅口疮"。

（1）喂奶前要洗手： 无论是大人还是孩子，勤洗手是避免感染轮状病毒的关键。喂宝宝吃奶前，一定要先把自己的手洗干净。

（2）乳头、乳房要清洁： 母乳喂养的婴儿，妈妈的乳头是宝宝口腔接触最多的地方。而妈妈乳头被污染的机会特别多，如妈妈产后体虚会出汗，妈妈要分泌乳汁哺育小宝宝，妈妈的乳房、内衣上都会被乳液、汗液污染，尤其是有漏奶情况时，乳房、乳头被污染的机会就更多。所以，在喂奶前一定要用温水清洗乳房、乳头，切忌使用香皂和酒精之类的化学用品来擦洗乳头，否则会因乳房局部防御能力下降，乳头干裂而导致细菌感染，进而在喂养婴儿时导致婴儿口腔感染。

（3）奶瓶要消毒： 奶瓶关系到宝宝的"入口"安全，所以一定要保持奶瓶清洁和消毒。一般来说，每次用完奶瓶都需清洗，并保证每天消毒1次。

（4）不擦口腔： 新生儿口腔黏膜柔嫩，即使用很软的纱布轻轻擦洗，也会引起肉眼看不见的黏膜损伤。口腔内有多种细菌、真菌等，一旦黏膜受损，病原菌就会入侵而出现炎症，有的父母愈用力把白色斑块擦去，黏膜损伤愈严重，以后会长出更多的白色斑片。

（5）不挑"马牙"： 胎儿在6周时，就形成了牙的原始组织，叫牙板，而牙胚则是在牙板上形成的，以后牙胚脱离牙板生长牙齿，断离的牙板被吸收而消失，有时这些断离的牙板形成一些上皮细胞团，其中央角化成上皮珠，有些上皮珠长期留在颌骨内，有的被排出而出现在牙床黏膜上，即为"马牙"。马牙一般没有不适感，个别婴儿可出现爱摇头、烦躁、咬奶头，甚至拒食，这是由于局部发痒、发胀等不适感引起的，一般不需做任何处理，随牙齿的生长发育，"马牙"或被吸收或自动脱落。因为新生儿口腔黏膜的娇嫩，抵抗力低，擦破、挑破后都容易感染，甚至出现败血症而危及宝宝的生命。

新生儿疾病筛查的内容

年轻父母们没有不期盼自己宝宝健康可爱的，但是有些疾病的到来是无声无息的，等到父母发现，非常遗憾，宝宝健康已经造成不可逆的影响。那么怎样才能及早发现一些严重影响宝宝健康的疾病，采取措施，进行干预和治疗，减少对宝宝的危害呢？进行新生儿疾病筛查就是科学有效的方法之一。

新生儿应该进行的疾病筛查项目很多，主要包括苯丙酮尿症、先天性甲状腺功能低下症、听力筛查。

1. 听力筛查新生儿听力功能筛查，使用的是高新技术，即诱发电位技术。在孩子出生24小时以后，对其进行听力测定，以达到早发现、早治疗、早干预的目的，使孩子听力得以改善，成为一个健康的人。实行两阶段筛查：出院前进行初筛，未通过者于28～42天进行复筛，仍未通过者转听力检测中心，对于有高危因素的新生儿，即使通过筛查仍应3年内每6个月随访一次。复筛阳性的患儿由听力检测机构进行听力学和耳鼻咽喉科的进一步检查，包括听觉脑干诱发电位、耳声发射、声阻抗、行为测听等项目。确诊听力损失之后还要进行医学和影像学评估，一般在6个月做出诊断。有高危因素的新生儿在随访中发现听力障碍应进行进一步诊断。

如果没有通过住院时的听力初筛，孩子听力也不一定就有问题。导致初筛没有通过的原因可以是多方面的。例如由于分娩，使孩子外耳道内存留较多羊水、血性物等以致外耳道受阻，中耳积液，耳蜗发育不好或处于病理状态；测试时不安静，环境及体内噪声等等。所以需要在生后1个月后进一步测试。

通过听力筛查说明其外周听觉器官功能正常。但在孩子发育过程中，听力会受到许多因素的影响，有些具有听力损失家族的孩子，有反复发作的耳部炎症或自身严重疾病都可能导致儿童期听力损失，所以即使宝宝通过听力筛查，在以后的成长过程中，如果父母对宝宝的听力、语言发育水平感到怀疑，就要及时就医再进行听力学测试。

（1）以下情况需要注意跟踪测试听力

1）父母对其子女的听力、语言发育表示疑虑者。

2）永久性听力损失家族史。

3）具有伴发听力损失综合征的特征者，或者咽鼓管功能异常者。

4）出生后患有与感音神经性听力损失相关的感染，如细菌性脑膜炎。

5）孕母宫内感染如巨细胞病毒、疱疹、弓形虫病、风疹、梅毒。

6）新生儿严重的高胆红素血症（需要进行换血治疗）或严重缺氧用过呼吸机治疗。

7）患有与进行性听力损失有关的综合征。

8）有神经退行性疾病。

9）颅脑外伤。

10）持续性或反复发作的渗出性中耳炎超过 3 个月者。

11）对患有任何听力损失的新生儿，立刻开始早期干预是最佳策略。

12）针对病因对可纠正性听觉障碍进行相应的药物、手术治疗。

（2）听力补偿或重建：对永久性感音神经性听觉障碍患儿，应首选佩戴助听器，一般可在 6 月龄开始验配并定期进行调试及评估，以达到助听器效果优化。

人工耳蜗植入：对双侧重度或极重度感音神经性听力障碍患儿，应用助听器效果甚微或无明显效果，要进行人工耳蜗术前评估，考虑进行人工耳蜗植入。

2. 新生儿眼病筛查 2000 年始，美国、英国等相继开展新生儿眼病、婴幼儿视力筛查。在婴儿和学龄前儿童中，有视力问题的占 5%～10%。在婴儿到 7 岁的儿童中，有斜视和弱视的占 2%～5%。早期发现视力障碍，可以有效地、花费较少地进行治疗。因此对新生儿进行眼病筛查，就是为早期发现，早期诊断，早期治疗。

筛查步骤包括初筛，复筛，随访和干预三个部分：初筛时间为出生以后一周以内。初筛后诊断明确病例及时进行有效干预；对可疑病例、诊治病例、通过初筛不能确诊病例均择期进行针对性复查。

对于有新生儿眼病高危因素（如：高浓度氧气吸入的低出生体重儿）者，即使当时检查没有明显阳性体征，也要积极进行随访并指导家长学会观察方法，以及时发现问题。对于复杂病例和需要手术治疗的患儿，需及时转入专业眼科治疗。

新生儿常见眼病或眼部异常，大体分为三类：①先天性眼病或眼部畸形；②新生儿眼病；③眼部组织发育迟缓；所谓干预性眼病即是在视觉发育敏感期的顶峰 1～3 岁内，如不及早干预，可致盲或引发弱视的眼病。如早产儿视网膜病变、视网膜母细胞瘤、先天性青光眼、白内障、上睑下垂、斜视等眼病。对此类眼病必须早期发现、早期诊断、早期治疗和干预。而那些对视力影响不大而暂时又无法治疗的一些先天性眼部畸形，则列为告知性眼病，通告孩子父母，不急于干预。

如何应对新生儿疾病筛查结果阳性

若筛查化验结果不正常（高于均值）即为筛查阳性或称可疑病人，然后新生儿疾病筛查中心通知筛查阳性者复查，做进一步的诊断检查。最后部分筛查阳性者被确诊为病人并开始治疗。

新生儿筛查的遗传代谢性疾病绝大多数在早期无任何症状表现，与正常孩子一样。但随着年龄增长逐渐出现智力低下、惊厥发作、身材矮小等症状，当出现症状，开始治疗为时已晚，因为患儿脑细胞已遭到不可逆的损伤。所以，筛查出的患儿治疗越早，效果越好。因此，家长在接到可疑复查通知时要及时复查，以便患儿的早期诊断和治疗，千万不可拖延复查时间而延误诊治或心存侥幸不复查，以免疾病对孩子的发育造成损害。此外，为了保证家长能及时接到通知，请务必在分娩医院留有翔实准确的产妇姓名、通信地址、邮政编码、联系电话等，以确保患儿能尽早得到诊断和治疗。

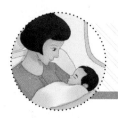

婴儿篇

婴儿晚上不睡觉的护理

宝宝晚上不睡觉，哭闹要大人抱，多为心理因素，是成长阶段的必然现象，随着宝贝的心智发展，他日渐需要有人刺激玩耍，只是宝宝选择的时间对大人不适合而已。半夜吵闹对父母而言的确很伤神，如果不及时矫正这个习惯，它可能一直延续下去，严重影响父母的休息和工作。

因此，为了宝宝及父母双方的利益，一定要将宝宝夜晚不睡觉的习惯尽早改过来。

宝宝的生理时钟是无法在短时间内调整过来的，父母可以利用下面的方法逐步进行。

1. **减少宝宝白天睡觉的时间。**可与之玩耍，或将宝宝放置到光线充足的地方，使之不易入睡；每睡两个小时将宝宝弄醒1次，醒来后不要急着喂奶，先跟他玩半小时。白天宝宝醒来后，可能会又哭又闹，或者转眼又睡着了，因此，宝宝醒来后一定不能让他的视听器官闲着，可以给他听一段节奏轻快的音乐，在他耳边摇响拨浪鼓，给他看五颜六色的玩具、气球或图片。而弄醒宝宝最好的办法是拍或弹脚底板。但不要拍、抱或摇晃宝宝，否则他会很快又睡着了，而且容易养成一哭就要抱的坏习惯。到了晚上就尽量把光线调暗，环境安静，使其舒适而能安睡。

2. **可以借助一些安眠的药剂。**与儿科医师沟通，使用无瘾性的镇静剂，在夜晚需要让宝宝安睡时适量给予，促使其安睡；大约只要一周左右的时间，宝宝的睡眠习惯就可以调整过来了（但这种方法一般不建议使用）。

3. **置之不理。**宝宝夜晚哭闹不停，只要确定无病痛，属于情绪性的哭闹，要人抚慰时，父母可置之不理，但要不动声色地在旁观察（10分钟），待其哭闹累了，自然就会安睡。经过一段时间后，宝宝的心理会意识（学习）到，当遇到黑漆漆的时候，再怎么哭闹也不会有吃或有抱的。父母只要持之以恒，一定可以改变宝宝夜晚不睡的习惯。

 ## 婴儿夜间睡不好觉的护理

有的孩子夜间睡觉时需要父母哄其睡觉，父母应该满足婴儿的这种需要。有的孩子白天运动不足，夜间不肯入睡，哭闹不止。这些孩子白天应增加活动量，孩子累了，晚上就能安静入睡。有的孩子早晨起不来，到了午后 2 ～ 3 点才睡午觉，或者午睡时间过早，以致晚上提前入睡，半夜睡醒，没有人陪着玩就哭闹。这些孩子早晨可以早些唤醒，午睡时间作适当调整，使孩子晚上有了睡意，就能安安稳稳地睡到天明。

某些疾病也会影响孩子夜间的睡眠，所以要从原发疾病入手，积极防治。有的婴儿半夜三更会突然惊醒，哭闹不安，表情异常紧张，这大多是白天过于兴奋或受到刺激，日有所思，夜有所梦。此外，患蛲虫病的孩子，夜晚蛲虫会爬到肛门口产卵，引起皮肤奇痒，孩子也会烦躁不安，啼哭不停。应采取针对性的措施，把影响睡眠的问题解决了，孩子入睡的问题也就迎刃而解了。

 ## 婴儿多眠的护理

多眠的孩子通常被看成安静的孩子。一天 24 小时，孩子也许就能睡上 21 个小时；他很少要求你做什么，很少哭闹，不够活跃，很少注意周围的世界，也许吃奶时也处于半睡眠状态，当别人和他说话时，他没有任何反应，很少表现他的情感。怎么办？

这样的孩子最初让你很省心，因为他允许你在忙碌后有喘口气的机会。然而，他未能体味到人生中一段非常特别的生活，你应该诱导他，让他意识到醒着才是更有趣的。别企图强迫孩子保持清醒状态，他知道自己需要多少睡眠，你应当尊重他的需要。然而，你要确保不让他饿着肚子睡太长时间。如果他能睡上一宿觉，那么在你睡觉前必须叫醒他，给他喂点东西吃，因为对于婴儿来说，一夜滴水未进未免时间过长了。

无论何时，只要他醒着，就尽可能多的为他提供一些刺激环境。你可以在他的吊床或带栏杆的小床四周，布置一些活动的物体和照片。这样，即使你不在他身边，他也有东西看，而不觉得没意思。

 ## 婴儿睡眠不足的护理

婴儿一般睡眠时间是 18 ～ 20 小时，但也因人而异。有的婴儿睡得比这个时间长，有的短。如果孩子精神很好、生长发育都正常，睡眠时间稍微短一些也没关系。

为了让孩子睡眠充足，家长首先应该给孩子创造一个良好的睡眠环境，如室内温湿度要适宜、空气要新鲜。一般室温宜保持在 22℃ ～ 24℃，湿度 50% ～ 60%，白天要经常开窗通风。孩子基础代谢及新陈代谢比成人旺盛，易产生内热。衣着、盖被不要过热过厚。白天要增加运动量，可做抚触、被动操、游泳等，但睡前不要让孩子过于兴奋。应该坚持补充鱼肝油和钙剂，多做户外活动，多晒太阳，以避免缺钙。

婴儿睡眠颠倒了的护理

要纠正孩子昼夜颠倒的睡眠，试一试下面的办法也许有些帮助。

1. 试着限制白天的睡眠时间不要过长，以一次不超过 3 小时为好。弄醒孩子的办法多种多样：打开衣被换尿布、触摸皮肤、挠脚心、抱起说话等等。

2. 白天有规律地外出玩耍，使孩子适度疲劳；白天睡眠时室内光线不要太暗，可适当有响动。夜间则提供较暗和安静的睡眠环境，帮助孩子区别日夜；夜间喂奶最好不开亮灯，说话用耳语状态。

3. 白天增加活动时间，减少睡眠时间，但不可过分，不要让孩子过于疲劳。如果一时难以纠正，也不要太着急，忍耐几周就会好的。

有的孩子频繁夜哭、夜醒、夜间多次吃奶该怎么办呢？

一般 3～4 个月后孩子夜间就不需要喂奶了。但有的孩子夜醒多次，每醒必吃奶，使得妈妈疲惫不堪，孩子也睡不好。这些毛病大多是习惯性的，很有可能是你不经意间培养出来的，可尝试下面几种办法慢慢地调整。

1. 白天让孩子吃饱、玩好。

2. 夜哭时不要立刻抱起或喂奶，用其他安抚办法拖延一段时间，如：把手放在孩子身上，轻拍、抚摸、搂抱一会儿，轻哼催眠曲，不要开灯，也可换换尿布。或许几分钟以后，孩子就安静了。半小时后如仍无效，再给孩子吃奶。这样一天一天时间拉长，吃奶次数就少了，逐渐过渡到只喂一次，直到停止。

3. 对于吃奶瓶的孩子，可用"加水稀释法"戒掉夜间吃奶；逐渐喂稀释的奶并减少奶量，慢慢地变成喂少量的水，慢慢地就可不喂了。

如何应对婴儿"神经过敏"

所有的婴儿都对大的声响和突然、急促的运动很敏感，但是神经过敏的孩子却对十分正常的刺激也过分敏感。当他肚子饿时，通常他不用持久的哭声表示饥饿，而是马上歇斯底里地尖叫，抱他起来时，他的身体僵硬，若再把他放下，他的身体可能会痉挛般地抽动，他好像对任何声音或急促的运动都异常警觉。怎么办？

身为孩子的父母，你应一再地理解孩子的行为不是对你的一种反抗，那只是他无力面对新的环境。

要确保大多数时间都把孩子包裹好，这样，当他被移动时，他的胳膊、腿就不能随便踢打，否则，会给他带来一种不安全感。

抱他起来时，要尽量轻些、慢些。当你弯腰温柔地和他说话时，你甚至可以试着唱一首歌给他听。

当他在你身边时，若想让他得到更大的安全感，不妨把他放进你背后的背篓里，确保他所有的时间都能跟你在一起。

不要强迫给孩子洗澡，每天只给他洗洗头和脚就行。不要一下子就把他全身的衣服都脱掉，应经常确保他身上穿着背心、包着尿布，一直保持孩子身上盖着东西，即使只是一条毛巾也好。

不要把他留在声音嘈杂的房间里不管。比如，避免他所在的房间朝向嘈杂的马路或学校，也要避免屋子里有报时钟或电话。

 ## 如何应对婴儿吮手指

孩子吸吮手指是一种坏毛病，医学上叫"吮指癖"，多见于不满周岁的婴儿。是母亲早期喂养不当，婴儿欲求得不到满足，以及缺少母亲温暖等因素引起的。有的母亲一听到孩子哭，在没有奶头吸吮时，就用指头代替奶头，以满足他吸吮本能的需要。

"吮指癖"给孩子的健康带来什么危害呢？主要是致病微生物可通过手指带入口中，引起肠道疾病。时间长了，手指皮肤发红、裂口，指甲被口水泡软易损伤，甚至脱落，甲沟肿胀发炎等。6岁以后的孩子恒牙开始萌出，如继续吮手指，可能影响下颌发育，造成上下牙咬合不齐的畸形。特别是有的孩子因手指长期受到吸吮刺激，可造成局部软组织增生变形。

手指精细动作的发育对人一生的工作、学习、生活都有重要意义。一般9～10个月可用拇指和食指取物，而吮指的孩子必然不会过多地完成这些精细动作。

发现孩子常吸吮手指后，家长应积极采取措施加以纠正。母亲应多亲吻孩子，用自己的乳汁消除其饥饿感和恐惧感，或适当增加手的活动，经常带孩子到室外活动，转移其注意力。

 ## 婴儿头睡偏了的护理

婴儿头睡偏了，如果不是很严重，一般都可以纠正，但时间要长些。最少要半年左右，若偏重的不能完全纠正。

宝宝还小，头形还没有成型，马上调整还来得及。

更换枕头。给宝宝买婴儿专用的那种，中间凹下去的定型枕，或者现在市面上挺热售的蚕沙枕等也不错。

如果婴儿是吃母乳的，可以每天晚上母亲睡在孩子头不偏的一侧。这样孩子本能地找妈妈吃奶，就会头不由地向这边偏。这样已经偏了的一侧就会逐渐矫正，等两边差不多了，就要左右轮换着姿势哺乳，就不会再偏了。

给他调整睡姿。实在不行就来"硬"的，用小米装袋做一个小枕头，做好之后，把小米往两边赶，掏空中间，也就是说把枕头做成中间凹、周围凸的样子，睡觉时让孩子枕着，时间一长，自然就矫正过来了。

婴儿头歪了的护理

不少婴儿在哺乳期头部有的过扁，有的偏歪，有的顶部凸起，甚至因头部不圆而影响了面部的美观。但只要在哺乳期及时注意矫正是可以改变这种情况的，因为婴儿的可塑性很强。

胎儿在母体内可因头部受到挤压，哺乳期习惯于一侧喂奶和睡觉，使头部较长时间局限在某一部分受压而造成头颅变形。只要注意经常调换婴儿哺乳、睡觉的姿势，枕头不宜过硬，就可以达到预防的目的。对已经发生头部畸形的婴儿，可经常让其头部凸起的部分枕在枕头上喂奶和睡觉，也可用小枕头阻挡着头部，使头部突出的部分枕在枕头上，这样时间长了就会使头部凸起的部分逐步消失。如果经常配合用手掌按摩头部凸起的部分，更会加速其矫正效果。

一旦头部畸形得到矫正之后，要经常调换喂奶、睡觉体位，以巩固其疗效。

婴儿的歪头也有的是因为先天性斜颈而造成被迫睡觉的体位而形成的，这样就应该注意检查一下颈部有无畸形，如果是先天性斜颈，就应首先治疗先天性斜颈，同时采用相同于对婴儿的头形尖扁的治疗方法，会收到同时矫正畸形的效果。

婴儿长痱子的护理

为预防婴儿长痱子，应该注意室内环境的通风降温，避免环境过湿，温度过高；衣着应宽大，减少出汗且利于汗液蒸发，勤换衣服；尽量保持皮肤干燥，用于毛巾擦汗；勤洗浴，但不用冷水，揩干后扑痱子粉。

对已经长痱子的婴儿，可用清凉、收敛止痒药物。若发生脓痱要到医院就诊做综合治疗。还可将新鲜的黄瓜切片，轻轻地擦拭痱子，1日3～4次。

如何应对婴儿烦躁不安

婴儿的安静对于他们的正常生长，尤其是对保持体重有重要意义。但有时，婴儿也会较长时间地啼哭，表现为极度的烦躁不安，甚至把父母吵得束手无策。

心理学家的一些研究表明，适度的连续刺激可以使烦躁不安的婴儿安静下来。

喂奶是使婴儿安静下来的一种方法，但如果婴儿并不饿，就得改用其他方法，如轻轻地晃动他们，或用玩具发出连续不断地有节奏的声音，或用温水给他们洗洗脚，或给他们穿上衣服，裹上毛毯、被子，保持暖和等。通常，一些连续不断的刺激可以使婴儿不再哭叫，并使他们心率缓慢，呼吸均匀，动作减少，睡眠时间相应增加。

如果连续的刺激也不能使婴儿安静下来，并伴有某些生理症状，如咳嗽、打喷嚏、腹泻、发热等，则应立即请儿科大夫诊断，不要延误。

如何应对婴儿吃奶时入睡

吃奶对宝宝来说是项劳动，加上喂奶时宝宝都依偎在妈妈的怀中，既温暖又舒适还安全，宝宝确实会享受良好的睡眠环境，但这时的睡眠常不是完全的安静睡眠，当你把乳头或奶嘴拔出，宝宝就醒了。

一个有经验的妈妈在喂奶时会不断刺激宝宝的吸吮，当感觉到宝宝停止吸吮了，就轻轻动一下乳头或转动一下奶嘴，宝宝又会继续吸吮了，必要时还可轻捏宝宝的耳郭或拍拍宝宝的脸颊、弹弹足底，给他（她）一些觉醒刺激，延长兴奋时间，使宝宝吃够奶，只在宝宝吃饱后才让他（她）好好睡一觉，培养宝宝养成良好的喂养习惯。

给宝宝喂奶时应注意如下事项。

1. 奶嘴孔大小要适中

有一部分混合喂养的宝宝，妈妈为了防止宝宝呛奶就选择特小孔的奶嘴喂养，这样会使宝宝花了很大的劲才吃了一点点奶，"完不成任务"就累睡着了，由此造成父母的忧虑，以为宝宝食欲差。事实上这是错觉，所以喂奶时选择奶嘴孔大小恰当的奶嘴很重要。当你将奶瓶倒过来乳汁一滴接一滴地从奶嘴孔中流出来，这样的奶嘴孔大小才是适中的；当奶的流出呈直线下来孔就太大了；而用力甩后才有奶流出则孔太小了。

对于吸吮力良好的宝宝通常在 10 ～ 15 分钟就能吸吮完他（她）们所需要的乳汁量，过度的吃奶疲劳，宝宝自然要采取拒绝的办法了。

2. 喂奶时妈妈莫睡着

母乳喂养时（尤其是晚上），喂着喂着妈妈自己睡着了，宝宝不久也含着乳头睡着了，这样小宝宝就会由于缺少喂奶时对吸吮的不断刺激，时间一长宝宝就容易形成条件反射，没吃几口奶就睡着了，因此妈妈一定要注意喂养技巧。

总之，喂奶对妈妈和宝宝来说都有个学习到熟悉和默契的过程，这个过程因人而异，相信每位妈妈都能通过学习和摸索找到喂养自己宝宝最适宜的方法。

如何应对婴儿厌食牛奶

有的孩子在母乳不足开始混合喂养时拒绝牛奶，这时应耐下心来把牛奶冲淡些在每次喂母乳前用小勺喂1～2勺，让孩子有一个逐渐习惯的过程，千万不可强灌加重孩子的反感。

有的孩子本来能很好地加喂牛奶，到3个月左右忽然不肯吃牛奶，仔细检查又没生病，这是怎么回事呢？最大的可能是牛奶喂多了。家长往往按书本或奶粉罐上的说明喂孩子，每次喂奶只要奶瓶里的奶没吃完千方百计也要把剩的一点儿喂完，殊不知每个婴儿均有自己的"饭量"，多吃进去的蛋白质加重了肝肾的负担，长期超负荷工作，肝肾也会"罢工"，表现为拒食牛奶。这时可将牛奶对稀、保证充足喂水、适量喂些胃蛋白酶，经过10天左右，肝肾得到充分休息即可恢复功能，这时孩子又会重新爱吃牛奶了。

婴儿喝牛奶过敏的护理

牛奶是人工喂养婴儿的主食。但有的婴儿进食牛奶后往往发生腹泻、腹胀、肠鸣、呕吐、皮肤湿疹等过敏症状。

这是因为牛奶中含有大量的乳糖，要消化这些乳糖，就必须有一种叫乳糖酶的物质参与。而有的孩子胃里缺少这种乳糖酶，消化乳糖的功能变弱了，这就使停留在胃肠道中的牛奶被细菌分解，产生大量二氧化碳，引起肠内气体增多，使肠蠕动加快，而发生腹泻、腹胀等症。还有的婴儿属过敏遗传素质，加之婴儿体内各组织器官发育尚不完善，抗过敏的抗体又很少。这样，当过敏源（牛奶）进入机体后，机体没有能力将过敏源清除出去，致使过敏源刺激机体组织器官中的肥大细胞，或血液中的嗜碱性白细胞释放大量5-羟色胺、缓激肽等物质，从而引起血管性水肿、荨麻疹等症，严重的伴有哮喘，甚至发生休克。

目前发现，婴儿缺锌也是引起"牛奶过敏症"的一个原因。牛奶中含锌量很低，不能满足婴儿生长发育的需要。临床实践证明，在婴儿食用的牛奶中加入锌剂，可以治疗因对牛奶过敏而引起的湿疹等皮肤病。

如果牛奶过敏情况很严重，则应杜绝给婴儿食用牛奶及其奶制品；如果过敏情况不重，可采用稀释脱敏的方法：先给婴儿饮用很少量的稀释牛奶，如一杯温开水中先加1／30的牛奶，饮用后数小时如无不适，则改加1／20的牛奶，1／15的牛奶，依此类推，直至能饮用全牛奶，每次间隔时间以孩子能适应为度，不必太快。在脱敏期中，为保证婴儿对营养的需要，可另喂代乳粉、米糊等。还可适量喂服维生素C或葡萄糖酸钙片，以增强机体代谢作用和解毒能力。

婴儿食物过敏的护理

食物过敏，实际上是指人对食物产生了过分敏感、过分强烈的反应。我们经常听说或者看到一些"没有口福"的人，在饱餐了丰盛的菜肴之后，便又吐又泻，腹痛难忍，或者全身出现风团，痛痒不堪，甚至心慌气短、不省人事。这些都是食物过敏的表现。

食物过敏的原因：一般来讲，患有食物过敏症的病人，进食某种食物后，体内会产生一种叫做 LGE 的反应素，过量的 LGE 能和一种含多种过敏递质的肥大细胞结合。再次进食这种食物时，食物蛋白就会和附着在肥大细胞上的 LGE 发生反应，刺激肥大细胞释放出组织胺等物质，使血管扩张，平滑肌收缩，分泌物、溢出物增多，从而出现上述症状。

特别对于婴幼儿来讲，由于胃肠功能还不够完善，某些食物中的蛋白未经充分消化就直接进入了体内，所以更容易发生食物过敏。

日常生活中应尽量避免。容易引起食物过敏的食物以豆科果实为首位，其次像牛奶、鸡蛋、鱼、虾、苹果、桃子等食品也容易引起过敏。父母可以根据食品的过敏性找出对婴儿过敏的食物，采取针对性避食，以避免食物过敏的发生。

如何应对婴儿不吃辅食

宝宝只吃母乳，不吃辅食，多半是添加辅食时没有正确添加，为此我们应耐心从加辅食开始，使之逐渐适应而能接受。

父母应以正确的方式试用小勺喂食，要有信心，不要紧张，更不要强迫宝宝吃。因为父母的紧张会影响到宝宝，宝宝也会紧张。加上小勺比奶头硬，勉强让其食用，会碰痛宝宝，形成条件反射，宝宝对所有送到嘴边的食物都会产生怀疑，拒绝食用，甚至一看到大人拿着杯碗勺就摇头，用小手推开。此时若硬喂，他就会大哭大闹，影响了这一餐正常的喂食。

正确的方法是，先从少量、每天只喂一次，而且在宝宝饥饿时，让他逐渐适应碗勺喂

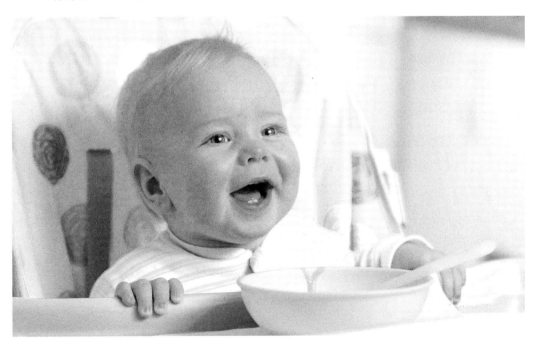

的方式。如果孩子喜欢吃甜食，辅食可以从甜食开始，如果爱吃咸味的，可以稍加少量菜汤、肉汤。这样试喂两三天，宝宝适应了，就可以喂他一餐的全量，还可以变换辅食的种类花样。

如果孩子实在不适应碗勺喂，也可用筷子夹食稠粥、软饭，一般 8 个月大的孩子见大人用筷子吃饭，会接受筷子喂辅食。总之，父母应有耐心，想方设法培养孩子高兴受食，让他们始终在心情愉快的气氛中用餐。

婴儿消化不良的护理

小儿消化不良是一种消化道疾病，由于天气、饮食变化等原因使孩子胃肠功能紊乱，胃酸分泌减少，食物得不到充分消化。

预防小儿消化不良，应注意以下事项。

婴儿要尽量母乳哺养，喂奶要定时，一次不可喂太多。如果奶汁不够吃，可喂些米汤、面汤、鸡蛋羹等容易消化的食物。要调配好饮食，限制进食的数量，多喝白开水。如有泡沫大便说明宝宝有乳糖消化不良，需给低乳糖饮食，四个月以上可给米汤食用，米粉须冲稀吃。

母乳喂养婴儿出现消化不良怎么办

如果母乳喂养的婴儿出现稀便、有奶瓣的粪便等消化不良症状，首先要分清是感染性还是非感染性腹泻，感染性腹泻还应分清是细菌性还是病毒性腹泻。病毒性和细菌性腹泻要在医生的指导下对症用药，非感染性腹泻可以饮食调理。

1. 禁食 8 ～ 12 小时

如果婴儿腹泻次数较多，且大便呈水样，此时为使婴儿的胃肠道得到休息，最好禁食 8 ～ 12 小时（即停喂 1 ～ 2 次奶）。禁食并不是说完全不喂东西，在禁食期间可喂糖盐水（即在糖水中加少许食盐）。禁食后开始喂奶时的量也应比平时减少些。

2. 减少奶量

如果婴儿腹泻不是很严重，可以不用禁食，但是喂奶量要减少。喂奶间隔时间要相应缩短一些；同时可以减少奶量、加水冲稀。

3. 逐渐恢复奶量

如果婴儿腹泻减轻，已进入恢复期的，此时喂奶量可逐渐增加，但不能加得太快，以免再次引起腹泻。一般完全恢复原有喂奶量最好要经过 5 ～ 7 天。如婴儿已到了该添加辅食的月龄（一般 4 个月后或 6 个月后），可在大便正常 1 周后，开始恢复添加辅食。

4. 便后清洗

婴儿每次排便后，妈妈最好能用温水清洗婴儿的臀部，以防臀红发生。如已出现臀部发红、糜烂，应将糜烂发红部位暴露在空气中使之干燥，然后涂以20%鞣酸软膏或凡士林。

婴儿流涎的护理

流涎俗称流口水，大多属正常生理现象。婴儿6～7个月时，乳齿萌生和食物刺激神经、唾液腺等，均会使口水分泌增多；加上婴儿口腔容量小，不会吞咽、调节，于是口水积多后会自然流出。随着月龄的增大，这种流涎会自行中止，一般不需要治疗。如果孩子长大了还流口水，则有可能是神经或内分泌发育不好，或口腔有炎症、消化不良等，必须进行诊治。

中医对小儿流涎症有独到的经验和见解，认为主要是"脾失调摄"所致，可分寒热两种情况。属热者流出的口水黏稠，口角潮红糜烂，多兼有口气臭秽、小便短赤等症；属寒者，流出的口水清稀，口角虽然糜烂，但局部灰白不红，常伴有腹部胀满、食欲不振、四肢不温、大便溏薄等表现。

常用的外治方法有：

1. 用天南星30克，研末醋调，晚间敷涌泉穴，以布条缠扎，每次敷12小时，一般2～4次可愈。

2. 用白矾30克，加清水煎沸，倒入盆内，待温后浸泡双脚，每次30分钟，每日早、晚各1次，3～5次即可见效。

由于唾液中含有消化酶和其他物质，因此，对皮肤有一定的刺激作用。常流口水的孩子，由于唾液经常浸泡下巴等部位的皮肤，也会引起局部皮肤发红，甚至糜烂、脱皮。所以，局部护理是非常重要的：①平时可用柔软质松敷料垫在颈部以接纳吸收流出的口水，并经常更换；②经常用温水清洗面部、下颌部及颈部，寒冷季节可涂油脂类护肤。

婴儿口角发炎的护理

口角炎是小儿的常见病，主要是因为季节交替，皮脂腺分泌减少，使得口唇及周围皮肤容易干裂破口所致。冬春季一些新鲜蔬菜缺乏、维生素摄入不足的孩子，容易发生口角炎。

预防小儿口角炎，首先应注意孩子面部的清洁和保暖。同时要注意合理地调剂饮食，给孩子多吃些绿色的新鲜蔬菜、豆类和瘦肉、鸡蛋等，应尽量减少各种维生素的损失，如淘米不要次数过多，吃菜时要先洗后切，熬米粥、煮豆类时尽量不要放碱。

孩子得了口角炎，可先在口角局部涂些紫药水，以防感染，同时服维生素C和维生素B_2。也可以用淡盐水清洗口角患处，清去结痂，待干燥后将预先研成粉末的维生素B_2粘敷在口角上，每天早、中、晚饭后和睡前各涂敷一次，一般三五天即可痊愈。

如何观察婴儿生长发育是否正常

婴儿在每个月都会发生很大变化，并按一定的规律生长着。要经常观察婴儿的生长发育是否正常，就需要定期称婴儿有多重、量婴儿的身体有多长、测婴儿的头围和胸围是多少、摸囟门有多大、数乳牙长出几颗，这些都是与婴儿体格发育密切相关的重要指标。正是依据这些指标来评价婴儿体格发育的状况和水平；正是这些指标的变化为医生判定婴儿体格发育是否正常提供了依据。

婴儿的生长发育是全面的，不仅只是体格生长这一个方面，同时还需要观察婴儿运动和语言的发展，才能比较全面地了解婴儿生长发育的情况。在婴儿的不同月龄，看看婴儿都学会了些什么本领，特别是同龄婴儿应会的动作，婴儿是否掌握了，该能叫"爸爸、妈妈"时，婴儿是否可以。这些都是父母应注意观察的问题。因此，在日常生活中除了喂养好婴儿外，还要加强对婴儿运动、语言的训练，使婴儿能沿着生长发育的正常轨道健康成长。

在父母观察婴儿生长发育状况时，如发现问题，应及时进行咨询或做必要的检查，在医生的指导下采取针对性的干预措施，以免失去干预、治疗的最好时机。

 # 婴儿总爱站立腿会不会弯

婴儿到了8～9个月时自然就想站立。此时又站立不稳，常借助床栏扶栏而站。也许因为站着比躺着好玩，看得广，摸得多，活动范围大，所以婴儿总喜欢站着玩，不愿坐下或躺着。但家长们常常很担心，婴儿喜欢扶栏站立，日后会不会腿变弯？

婴儿站立是运动发育的自然生长过程，一个健康的婴儿在正常的发育月龄学站，是不会因为站立而压弯腿的。如果此时阻止婴儿站立，反而会有碍婴儿运动的正常发育。但是，在婴儿患有某些疾病时，如佝偻病，就容易发生骨骼畸形。佝偻病婴儿站立时，下肢负重大或持重时间久，就会引起下肢的变形，造成下肢日后的畸形，如O形腿或X形腿。因此，对患有佝偻病的婴儿不宜长时间站立，应积极治疗。

另外，过早的站立会产生不良的影响。在婴儿早期，其骨骼尚未正常骨化，如果此时久站，身体重量必然会加重下肢的负担，特别是比较胖的婴儿更为明显，容易引起下肢的弯曲。为此，我们提倡婴儿应按照生长发育的规律，适时开始练习站立，并且注意各种运动姿势的转化，即站一会儿，再爬一会儿，再躺或坐一会儿，以免孩子疲劳。

 # 如何应对婴儿不爱发音

出生后不久，父母就会听到婴儿发出轻轻的喉音，在2～3个月时，婴儿会发出"a""o"等元音，5～6个月时，可以发出B、P、m等辅音，并开始咿呀作语，无意识地发出baba、ma-ma 等音节，到 1 岁左右，一部分孩子可以有意识地叫爸爸或妈妈。以上的发音过程基本上是婴儿期的语音发育规律。婴儿不爱发音可能是孩子发育的个体差异或存在发育问题，如果父母发现孩子不爱发音或很少发音，则需留心观察以下内容。

1. 孩子对外界的声音是否有反应。

2. 孩子是否能够与父母有交流行为。

3. 孩子是否能够理解相应的简单指令，如问及"灯在哪？"时，9 ～ 10 个月的孩子会有看灯的动作等。

4. 孩子的动作，尤其手的动作是否与年龄相符。

如果以上问题有回答"否"的情况，父母则应带孩子及时就医，并进行相应的听力检查、语言理解能力检查及孩子发育水平的测试，以早期发现疾病或存在的发育问题，达到早期治疗、早期康复的目的。

 # 如何促进婴儿的语言发育

丰富的语言环境对婴儿语言的发育非常重要。很多父母认为 1 岁以内的孩子听不懂话，便自己忙自己的，很少与孩子交流，结果到孩子应该会说话却还不会说时，才引起父母的重视。其实，1 岁以内是孩子的语言理解期，在此基础上才会有 1 岁以后言语表达的快速发展。如果错过了孩子语言理解的关键期，父母可能要付出更多的时间和精力，才能帮助孩子改善语言问题。因此，孩子出生后，家长应多与孩子说话、交流，以促进孩子的语言发育。

在与婴幼儿交往的过程中，家长应留心以下技巧。

1. 把说话的速度减慢、发音应清晰。

2. 使用正确的词汇，不用隐语，如说"汽车"时不用"嘀嘀"，不用"汪汪"代替"小狗"等。

3. 用语言解释幼儿的动作。如当幼儿用手指奶瓶，表示想喝奶时，父母可以用"宝宝饿了，要喝奶呀！"翻译他的动作，给予他语言的刺激。

4. 学会静听和倾听幼儿"说话"，这是鼓励幼儿讲话的行为。不能催促他，如父母常用"你说，你说，不然……"，这种做法不仅不会促进幼儿开口说话，反而有一定的反作用。

5. 锻炼幼儿的口腔咀嚼能力，即让其充分咀嚼食物。

 # 咀嚼固体食物有益语言发育

婴儿咀嚼的能力不仅与消化有关，而且与语言的发育有一定的关系。说话时，需要有发达的口腔肌肉和协调的吞咽功能、良好的呼吸控制等条件，在此基础上，才能发音清楚，讲话连贯。不善于咀嚼、不会咀嚼（含住食物不肯下咽、囫囵吞枣、将食物吐出、拒绝有一定硬度的食品等）的婴儿，口腔肌肉往往欠发达，活动的协调能力欠佳，在说话方面，可能表现为一定的构音问题，如发音不清等。因此，不能忽视婴儿咀嚼能力的培养。

婴儿咀嚼功能的锻炼在 4～6 个月开始添加辅食时就开始了。单纯吃奶的阶段，口腔运动的方式以吸吮为主，而添加辅食后，逐渐出现咀嚼动作，这意味着父母需要给婴儿提供适当的食物，使其获得此能力。至婴儿 7～10 个月时，是锻炼孩子咀嚼能力的敏感时期，父母需要注意逐渐改变食物的质感，给婴儿提供需要咀嚼的食物，如饼干、馒头、碎菜饭等，以配合婴儿的进食技巧与胃肠发育，避免只用泥糊状食品喂养婴儿，使其口腔功能得不到充分锻炼，以致错过这一时期，日后发生一系列问题。

如何应对婴儿贫血

贫血在孩子中发病率很高。据有关资料的统计，我国孩子中因缺铁所致贫血的比率高达 37%，其中尤以 1 岁以内的婴儿为多。

铁是一种微量元素，它是合成血红蛋白的原料，而血红蛋白又是红细胞的重要组成部分。当体内缺铁或铁利用发生障碍时，血红蛋白合成减少，红细胞数量和质量下降，于是就发生了贫血。

血红蛋白含量的最低值：出生小于 10 天者 145 克／升；10 天～3 个月为 100 克／升；3 个月～6 岁为 110 克／升。孩子测得血红蛋白低于上述的最低值，就可认为患有贫血。

婴儿发生缺铁性贫血主要有以下方面原因。

1. 体内铁储备不足：胎儿出生前，在母亲子宫内就已开始为自己贮存铁质，以供出生后合成血红蛋白用。正常足月新生儿体内贮存铁量为 250～300 毫克，这足够出生后 3～4 个月造血之需。早产儿、双（多）胎儿和严重贫血准妈妈的孩子贮铁不足，就容易发生缺铁性贫血。

2. 铁摄入不足：婴儿的主食是母乳或牛奶，其中铁的含量都较低，不能满足婴儿的需要。

3. 生长发育快：出生的第一年，孩子生长迅速，血容量增加也较快，足月儿 1 岁时体重较出生时增加了 3 倍，而早产儿则一般要增加到 6 倍。要满足如此迅速的生长速度，饮食中必须及时补充足够的铁，否则，孩子长到 4～5 个月时，势必会发生缺铁性贫血。

4. 其他小儿慢性腹泻和反复感染等慢性消耗性疾病也会影响铁的吸收和代谢。

婴儿患缺铁性贫血时，烦躁不安，不爱活动，食欲减退，皮肤黏膜苍白，肝、脾、淋巴结肿大，影响全身代谢。同时，还会引起神经精神症状：注意力不集中、理解能力降低、反应迟钝，最终可影响孩子的体格发育和智力发展。

对于已经有贫血症状的婴儿，可以采用以下措施。

1. 提倡母乳喂养，母乳中铁的吸收率较高，达 50%。

2. 随着孩子月龄的增长，及时添加铁质丰富、吸收率高的食物。动物性食物较植物性食物为佳，尤其是动物血、肝脏、瘦肉和鱼肉等。菠菜中含大量的植酸，遇铁形成牢固的结合物，使铁的吸收率降低。水果中梨汁亦能使铁吸收率降低，所以，不宜与含铁食物同时食用。

3. 早产儿可于出生 2 个月起加服铁剂，足月儿可于出生 3～4 个月起给予铁剂。

一旦发生缺铁性贫血，可用硫酸亚铁和富马酸铁治疗。服用铁剂时应注意以下几点。

1. 铁剂常可引起胃肠道反应，宜从少量开始，饭后服用，以减少对胃黏膜的刺激。

2. 铁剂治疗时可加用维生素 C、胃蛋白酶等，以利于吸收。

3. 铁剂不宜与牛奶、钙粉等同时服用，以免影响铁的吸收。

 # 如何应对婴儿爱生病

6 个月以内的宝宝很少生病，可是 6 个月以后，宝宝却明显变得爱生病了。这主要是因为宝宝还在妈妈的肚子里时，妈妈就通过胎盘向宝宝输送一些抗感染的免疫球蛋白，母乳中也含有大量的免疫因子，这样共同来帮助 6 个月内的宝宝度过生命中脆弱的阶段。然而到了 6 个月时，这些抗感染物质，因分解代谢逐渐下降以至全部消失，而宝宝自身的免疫系统还没发育成熟，免疫力较低，因此宝宝就开始变得比以前爱生病了，如患各种传染病以及呼吸道和消化道的其他感染性疾病，尤其常见的是感冒、发热和腹泻等。也正因为此，预防传染病和各种感染性疾病是 6 个月以后宝宝保健的主要内容。

作为孩子的父母，可以做好以下几点。

1. 定期带宝宝到儿童保健门诊进行健康检查，以便及时发现生长发育中的偏移，及时干预，促进宝宝更加健康。

2. 按期带宝宝进行预防接种，这是预防小儿传染病的有效措施。

3. 合理喂养，保证宝宝营养。各种营养素如蛋白质、铁、维生素 D 等都是宝宝生长发育所必需的，特别是蛋白质是合成各种抗病物质（如抗体）的原料，原料不足则抗病物质的合成就减少，宝宝对感染性疾病的抵抗力就差。因此，加喂辅食后，仍应保持每天 3 次以上的母乳喂养，人工喂养的宝宝除辅食外，应保证每天喂牛奶 600 毫升。

4. 保证宝宝每天有充足的睡眠也是增强体质的重要方面。

5. 进行适当的体格锻炼是增强体质的重要方法，可进行主被动操以及其他形式的全身运动，还可多带宝宝到户外活动，多晒太阳和多呼吸新鲜空气。

6. 合理安排宝宝一天的生活，讲究卫生，从小培养宝宝良好的生活、卫生习惯。

 # 忌给宝宝滥用止咳药

婴儿呼吸系统有感染时，最常见的症状是咳嗽。当宝宝咳嗽时，家长往往给宝宝服用止咳药，一种不行再换一种，或者两种药物合用，结果是适得其反，咳嗽久治不愈，个别宝宝甚至咳嗽加剧，病情越来越重，这是什么原因呢？

咳嗽是人体呼吸道免受外来刺激的一种保护性动作。患支气管炎或肺炎时，通过咳嗽，可将气管、支气管、肺泡内的病菌及组织破坏后的产物排出体外，以免这些有害物质在体内继续扩散，使呼吸道保持通畅和清洁。因此，这种有痰的咳嗽对人体是有益的，做父母的不必顾虑重重。

然而，有些宝宝的咳嗽是无痰的干咳，这种反复剧烈的干咳会影响宝宝的休息和睡眠，甚至引起一系列严重的后果。例如，长期剧烈的干咳能使肺组织撕裂和肺血管破裂，以致发生肺气肿、支气管扩张、咯血和胸痛等，故干咳对患儿是不利的。因此，家长一定要仔细辨别宝宝的咳嗽是属于哪一类。

对于一般的咳嗽应以祛痰为主，不要单纯使用止咳药。当胸膜炎、肺炎等引起频繁而剧烈的刺激性干咳时，才可在短时间内应用可待因糖浆和喷托维林（咳必清）之类的止咳药。如果是有痰的咳嗽，尤其是痰多者，应选择止咳化痰的药物，如氯化铵、溴己新（必嗽平）、乙酰半胱氨酸（痰易净）等，使痰液变得稀薄，易于排出。痰液排出后，咳嗽往往也就自行缓解了。

如果盲目使用止咳药，虽然有时能将咳嗽止住，但痰液不能顺利地排出体外，含有大量细菌、病毒及毒素等代谢产物就会长时间的停留在支气管内，一方面阻碍通气，影响气体的交换，使宝宝感到呼吸困难；另一方面，肺内丰富的毛细血管网容易吸收毒素，又为细菌和病毒的生长繁殖提供了条件，使病情加重。尤其是婴儿，神经系统发育还不完善，不会有意识地咳痰和吐痰，因而喉咙中总是"呼噜呼噜"的有痰声作响，有时痰到咽部就自动地咽入胃里。

有的宝宝得了肺炎，咳嗽时常会出现呕吐，呕吐物也都是些黏液性物质，实际上这就是痰液。因此，对于这些宝宝更不能用止咳药物。

如何应对婴儿挑食

很多妈妈都会有这种感觉：自己的宝宝在 6 个月以前吃东西是很乖的，几乎是给他吃什么他就吃什么，怎么到了 7、8 个月以后，反而挑食起来，不喜欢吃的东西他就会用舌头顶出来。

这是因为，随着婴儿味觉的提高，对食物的好恶就越来越明显，而且会用抗拒的形式表现出来。但他的这种挑食并不能同大孩子的挑食相提并论，在这个月龄不爱吃的东西到了下个月龄就爱吃这是常有的事。所以，父母用不着太在乎婴儿的这种挑食。如果他只是不爱吃动物性食物鱼、鸡蛋、猪肉等中的一两样是不会造成营养缺乏的。谷类食物里的品种很多，不吃其中的几种也是完全没有关系的。做爸爸妈妈的千万不可强迫，这次不吃，可以过一段时间再试试看，也不能因为一次不吃，以后就从不见面。还可以通过改变一下食物的形式再喂给他吃，或选取营养价值差不多的同类食物替代，比如，宝宝不爱吃碎菜或肉末，你可以把它们混在粥内或包成馄饨来喂；实在不爱吃鸡蛋羹的话，可以炒鸡蛋给他吃，或者给他几个煮熟的鹌鹑蛋，自己抓在手里吃。

婴儿出水痘的护理

1. 不要抓破水痘，否则继发感染后会留有瘢痕。

2. 如果有瘙痒，可以涂炉甘石洗剂。

3. 可以涂 2% 龙胆紫，防止感染。

4. 如果体温超过 38.5℃ 可以吃百服宁、泰诺林等退热药，但不要吃阿司匹林，不可以使用激素退热。

5. 饮食要清淡、易消化。

6. 如果宝宝有高热不退、精神委靡、抽搐、昏迷、咳喘、发绀等情况或者皮疹严重泛发全身，则应及时就诊。

7. 一般等到不再有新的水痘出现，水痘全部结痂后就算痊愈了。

如何应对婴儿过胖

婴儿时期单纯性肥胖发生的根源是多吃、少动。因此，其主要对策就是加强饮食管理和增大运动量。

加强饮食管理：饮食控制是防治婴儿肥胖最基本的方法。由于婴儿正处于生长发育快速的时期，饮食控制还必须照顾到孩子的基本营养需要和生长发育。减肥应循序渐进，不宜使体重骤然减轻。开始时只要求使体重不要过快增长，以后使其逐渐下降，至仅超过正常体重的 10% 左右时，就不必严格限制饮食。具体注意以下一些问题。

1. 不宜过早添加米粉、米饭。

2. 稍大的婴儿除每天必需的牛奶或母乳供给外，临睡前不必再饮一大瓶牛奶。

3. 牛奶中的糖不宜加得过多，正常儿一般控制在 5%～8% 浓度，肥胖儿则应低于 3%。

4. 每天的牛奶量控制在 90～100 毫升／千克体重，根据体重增减情况及时调整。

5. 添加辅食可选择瘦肉、鱼和蛋等高蛋白食物，减少脂肪摄入量。增加量应适当控制，并逐渐减少牛奶的供给量。

增大运动量：家长可帮助孩子做被动和主动体操，经常带孩子到户外散步，而不要总是躺在床上。孩子会爬了，就更应鼓励他满地爬，多运动。在游戏中，锻炼肌肉，增强体质，减少脂肪贮积。

婴儿腹胀的护理

一般来说，婴儿的肚子看起来通常是鼓鼓胀胀的，那是因为孩子的腹壁肌肉尚未发育成熟，却要容纳和成人同样多的内脏器官造成的。在腹肌没有足够力量承担的情况下，腹部会因此显得比较突出，特别是宝宝被抱着的时候，腹部会显得突出下垂。此外，婴儿的身体前后是呈圆形的，不像大人那样略呈扁平状，这也是让肚子看起来鼓胀的原因之一。这些鼓胀都是正常的。

当发生以下情况时，婴儿才是真正的腹胀。

1.宝宝进食、吸吮太急促而使腹中吸入了空气，尤其是当宝宝饿得太久才喂牛奶的时候。

2.奶瓶的奶嘴孔大小不适当，造成空气通过奶嘴的缝隙而进入宝宝体内。

3.宝宝过度哭闹。

4.吸入的奶水或其他食物，在消化道内通过肠内菌和其他消化酶作用而发酵，产生大量的气体。

此时应加强对宝宝的护理：喂奶之后，轻轻拍打宝宝背部来促进打嗝，使肠胃的气体由食道排出；有些宝宝很会排气，可以通过肛门将气体排出；另外，依靠胃肠壁的吸收，也可以缓解腹胀的现象；给宝宝的腹部进行按摩，这样有助于肠胃蠕动和气体排出，以改善消化吸收的情况；暂时停止食用容易在消化道内发酵并产生气体的食物，例如甘薯、甜瓜等。

胀气算不算是病，需不需要治疗，原则上要以宝宝的临床症状为判断标准。如果宝宝能吃、能拉、没有呕吐的现象、肚子摸起来软软的、活动良好、排气正常、体重正常增加，那么这一类的腹胀大多属于功能性腹胀，无须特别治疗。如果宝宝生病了，例如：呼吸道感染、肠炎或便秘，也容易导致胃肠蠕动和消化吸收功能变差，进而产生胀气，甚至影响食欲。若有这些症状出现，那么就应该让医生加以治疗。

以下情况的腹胀应该特别注意并就医治疗。

1.腹胀合并呕吐、食欲不振、体重减轻等状况，甚至有发热、解血便的情形。

2.肚子有压痛感。

3.肚子鼓胀有绷紧感。

4.合并呼吸急促。

5. 在腹部能摸到类似肿块的东西。

如果有上述情况发生，那么有可能是病理性因素造成的，包括腹部长肿瘤、腹部实质器官（例如：肝、脾、肾）肿大、腹水、泌尿系统出问题等。如果这样，必须立刻送医院做进一步检查。

婴儿肚子痛的护理

婴儿肚子痛是最常见的症状之一，外科、内科急腹症要区别对待。肚子痛在医学上称为急腹症。小宝宝肚子痛的原因很多，比如着凉、急性胃肠炎等，但危险性最大的一些外科急腹症，最常见的有 3 种：肠套叠、肠梗阻和阑尾炎，这 3 种病千万不可耽搁，否则后果堪忧。

肠套叠多发生在 2 岁以下的孩子身上，尤其是 6 ～ 12 个月的孩子。肠套叠发作时，婴儿会突然哭泣，几分钟后停止，但过了几十分钟又开始剧烈疼痛，这样反复多次。此外，呕吐、肚子上有鼓包、血便等也是肠套叠的典型症状。肠梗阻的主要症状是肚胀、不放屁、不能大便。得阑尾炎的宝宝会有明显的肚子痛、肚子胀，还会出现消化道症状，如恶心、呕吐、腹泻等。

一般来说，内科腹痛的疼痛特点是痛后一切正常，小孩可以正常玩，正常吃喝；外科疾病就不一样了，只要出现疼痛，孩子精神状态就变差，不能玩也不能吃了，而且疼痛时间长，大多是持续性的。另外，如果宝宝肚子痛的时候伴有发热，可以通过腹痛和发热发生的先后顺序加以判断：外科腹痛一般是先腹痛后发热，像阑尾炎，先肚子痛，6 个小时甚至到十几个小时后才伴有发热，而且开始不会烧得很高；内科腹痛是先发热再腹痛，或者腹痛和发热同时出现。

外科急腹症非常可怕，但发生率还是比较低的，实际上宝宝肚子痛绝大多数都是一些小病引起的。最常见的肚子痛就是肠痉挛造成的。这种肚子痛一般发作时间较短，多为几分钟，容易复发，没有发热、呕吐、腹泻症状。疼痛时宝宝肚子软软的，且没有一定的压痛点，年龄稍大的宝宝会主动诉说疼痛，小一些的宝宝则表现为短暂的哭闹、拒食。等疼痛停止后宝宝就能吃能喝，精神好转。

肠痉挛大部分跟饮食有关系，消化不良、肚子受凉了，暴饮暴食、油腻的东西吃多了；或者冷饮吃太多了；还有就是甜食吃得太多，糖分在肚子里面发酵产生气体，也会引发肠痉挛。除了肠痉挛，肠胃炎和痢疾也应该是导致宝宝肚子痛的常见病因。那是因为饮食不卫生，吃了被细菌污染的食品引起的。在治疗方面，对于单纯性的胃肠痉挛，可以给孩子服用阿托品或颠茄片，使胃肠蠕动减慢，缓解痉挛。在家中最常用的护理方法是用温热的手掌在宝宝的肚子上抚摩，应以顺时针的方向进行按揉，帮助孩子缓解痉挛造成的疼痛。有条件的家庭还可以用温热水袋进行热敷，但是切记不要太热，以免烫伤孩子。

宝宝肚子痛时，父母应拥抱并多给他关怀，使他感到安慰。未确诊之前，父母不可盲目使用止痛药，以免掩盖病情，贻误疾病的诊断和治疗。如宝宝是空腹，最好暂时不要进食和饮水，以便医生确诊后能做相应处理。如果宝宝体温升高，不要任意降低体温，去医院确诊后再处理。

喂养不当容易引起婴儿腹泻

喂养不当包括食物不洁、饮食不节、食物过敏等。

1. 饮食不洁

是指给宝宝的食物和用具如奶瓶等受到污染，造成细菌（致泻性大肠杆菌、空肠弯曲菌、耶尔森菌、沙门菌等）、病毒（轮状病毒、柯萨奇病毒、埃可病毒、肠道腺病毒等）、真菌、寄生虫等感染，引起宝宝腹泻。

2. 饮食不节

多为人工喂养的宝宝，常常因为喂养不定时，饮食量不当；或突然改变食物的品种；或添加辅食的方法不当，如添加的辅食量过多过快，不是逐渐增加量；或添加辅食的种类过多，不是遵循每次添加一种循序渐进的原则。此外，过早给宝宝喂大量淀粉或脂肪类食品，从而引起宝宝的消化功能紊乱，造成腹泻，即我们常说的食饵性腹泻。

3. 食物过敏

有些宝宝由于是过敏体质，对于某些食物过敏，可以引起腹泻，如对牛奶或大豆等过敏，生活中最常见的是对牛奶过敏。这需要家长细心观察，及时发现使宝宝过敏引起腹泻的食物，不食该食物后，腹泻就会避免。

婴儿腹泻的护理

婴儿喂食母乳时，正常每天大便次数会比喂食牛奶多一至二次，为黄绿色糊便；而喂食牛奶者，则为黄色成形便。腹泻则是指粪便中水分增加，且大便成分变质而言。一般而言，腹泻时大便的次数会增加、水分增加、大便颜色变成绿色、气酸臭。

造成腹泻的原因很多，可能是由于感染引起胃肠炎、吃入不洁的食物和水、奶瓶消毒不当、牛奶浓度不对、饮食过量或精神紧张等。

腹泻根据严重程度不同表现为以下三种。

1. 轻度腹泻：每天大便 5～8 次，可能伴随着轻微发热或呕吐。

2. 中度腹泻：每天大便 8～15 次，稀水便、气味酸且臭，可能中度发热。

3. 重度腹泻：每天大便 15 次以上，血丝黏液便，前囟门凹陷，烦躁不安，皮肤及嘴唇干燥。

引起宝宝感染性腹泻的原因很多，包含病毒性腹泻（感染轮状病毒、杯状病毒、星状病毒、腺病毒及肠病毒等）、寄生虫性腹泻（肠胃道受到某些原虫或蠕虫寄生，例如痢疾阿米巴、梨形鞭毛虫、小隐孢子虫、蛔虫、鞭虫及十二指肠钩虫等）以及细菌性腹泻，然而在夏季时仍以感染肠道致病菌而引发之胃肠炎为主，主要致病菌有致病性大肠杆菌、沙门氏菌、曲状杆菌、霍乱菌、志贺氏杆菌、肠炎弧菌及耶辛氏肠炎杆菌等。

宝宝腹泻以 6～18 个月龄居多，较常见的有以下几种情况。

1. 脾虚泻：脾胃虚弱导致吃完就泻、大便里有不消化食物、乳块等，但不臭，宝宝面色发黄、不够精神。

2. 伤食泻：因为宝宝吃得过多导致腹胀、腹痛，泻下大便酸臭，由于饮食过多损伤脾胃，导致不想吃饭。

3. 风寒泻：因为外出玩耍、洗澡不注意或天气转凉没有及时加衣等外因导致腹部受凉，大便清稀、有泡沫或呈绿色，有的宝宝会有发热的症状。

4. 脾肾阳虚泻：也就是我们常说的"五更泻"，早上四五点钟时大便，久泻不止，面色发白、怕冷、手脚凉、精神不振。

5. 湿热泻：泄下急迫、大便臭、少数会有黏液、肛门周围红肿、食欲不振、唇干，有时会有发热的症状。

宝宝拉肚子应以脐贴治疗为主：脐贴的药物主要选取用温里、补中固涩的中药，如果有食积不化症状，再加上消食化积药，有风寒症状再加上解表散寒药物，再根据不同的腹泻情况进行选穴。脾虚泻选取神阙穴（即肚脐）与脾俞穴；伤食泻选取神阙穴、中脘穴与天枢穴；风寒泻选取神阙穴、风池穴、风府穴与大椎穴；脾肾阳虚泻选取神阙穴、脾俞穴与肾俞穴；湿热泻选取神阙穴、中脘穴与天枢穴，药物以燥湿止泻为主。

采用脐贴治疗时需在第一天中午贴上，第二天中午 11 时左右取下，下午 3 时前贴上，因为 11 时至下午 3 时是人体阳气最旺的时间，人体抵抗力强，取下也不易腹泻，间隔的时间可以避免宝宝娇嫩的皮肤持续受胶布刺激，一般 3 次为 1 个疗程。注意，采取脐贴治疗时要根据不同情况请大夫配药、选穴。

婴儿腹泻时要继续饮食吗

宝宝腹泻时进食和吸收减少，而营养需要量增加（肠黏膜损伤的恢复，发热时代谢旺盛，侵袭性肠炎丢失蛋白等），如果限制饮食过严或禁食过久，常常造成营养不良，并发酸中毒，以致病情迁延不愈而影响生长发育。所以，应当强调继续饮食，满足生理的需要，补充疾病消耗，以缩短腹泻后的康复时间，但要根据疾病的特殊病理生理状况、个体消化吸收功能和平时的饮食习惯，进行合理调整。

（1）以母乳喂养的宝宝要继续哺乳，暂停添加辅食；人工喂养的宝宝可以喂等量的米汤或稀释的牛奶或其他代乳品，最初 2 天可以用 2:1 奶，2 天后改为全牛奶。鼓励宝宝多进食，由米汤、粥、面条等逐渐过渡到正常饮食。

（2）如果宝宝有严重的呕吐，可以暂时禁食 4～6 小时，但是不要禁水，待呕吐好转后继续饮食，要遵循由少到多，由稀到稠的原则。

（3）病毒性肠炎多有双糖酶缺乏，对疑似者可暂停乳类的喂养，改为豆制代乳品，或发酵奶，或去乳糖奶粉以减轻腹泻，缩短病程。腹泻停止后继续给予营养丰富的饮食。

婴儿腹泻时如何哺乳

婴儿腹泻后，首先要积极查找病因，及时治疗，其中饮食治疗也是必不可少的。腹泻期间，要合理安排婴儿膳食。初期（发病 48 小时之内）让胃肠道有一段休息时间，可给婴儿减少奶量至原奶量的 1／3～1／2，母乳喂养儿减少哺乳的时间，不要等乳汁吮空。牛奶喂养儿腹泻轻者可给稀释牛奶（加水 1／3～1／2），最好用脱脂奶；腹泻重者改食米汤或焦米汤（米炒过再煮汤），加糖不要多，不足的液量用口服补液盐补充；有脱水或腹泻严重者可静脉补液。腹泻期间也可用腹泻婴儿奶粉（确切为豆粉），效果也很好。

婴儿腹泻时如何添加辅食

已加辅食的婴儿应停食一切辅食，2 天后渐增奶量和稀稠度。腹泻期间营养素丢失较多，病情好转后孩子的奶量不需严格控制，一般 5～7 天可恢复至正常饮食。辅食的恢复从一种食品小量开始添加，食品应以少油、少糖、少膳食纤维、细软易消化的为原则，使胃肠功能逐渐适应。

婴儿腹泻时如何预防脱水

小儿腹泻时首选口服补液防脱水是非常重要的。宝宝口服补液常选用以下液体。

1. 米汤加盐溶液

米汤 500 毫升（500 毫升相当于一白酒瓶），食盐 1.75 克（一啤酒瓶盖的一半），或炒米粉 25 克（约 2 瓷汤勺）加食盐 1.75 克，加水 500 毫升（煮 2～3 分钟）。预防脱水的剂量为 20～40 毫升／千克体重，4 小时内服完，以后随时口服，能喝多少喝多少。

2. 糖盐水

配制方法为清洁水 500 毫升加白糖 10 克，加食盐 1.75 克，煮沸后服用，剂量及服法同上。

3. 口服补液盐（ORS）

液体的配制可以按说明，每袋冲 500 毫升水，用小勺尽量给宝宝多喝一些。

婴儿便秘的护理

有的婴儿 2 ～ 3 天才有一次大便，大便硬结，排便困难，大便时哭闹不止，甚至造成肛裂、出血。便秘时间久了会引起腹胀、睡眠不安和食欲不振等，所以，家长不要忽视孩子的便秘问题，要及时采取措施。

造成婴儿便秘的主要原因有以下几点。

1. 食物量不足，经过消化后余渣少，因而大便形成也少，不能刺激直肠壁引起便意。

2. 食物中的纤维素不够，大便形成也相应减少。

3. 食物中蛋白质较多而饮水又较少，大便干燥而不易排出。

4. 小儿肠道功能不正常，缺乏排便训练，不能形成排便的条件反射而形成便秘。

5. 有时生活环境的突然改变也会影响肠道功能而引起便秘。

对于婴儿便秘，只要调整饮食，训练定时排便的习惯，一般都能奏效。如果滥用泻药，则会引起肠道功能紊乱，反而会导致腹泻。

1. 饮食调整

确实因母乳或牛奶量不足所致便秘，应适当增加奶量，母乳不足的则加些牛奶。牛奶中钙质和酪蛋白较多，难以消化，所以，牛奶喂养儿容易发生便秘。这时，可以将牛奶量适当减少，同时增加糖量，每 250 毫升牛奶中加白糖 25 克。不满 4 个月的婴儿可在牛奶中加些奶糕。5 个月以上的婴儿可添加粥、面条、肉糜、鱼泥、碎菜和水果等辅食。这些食物含纤维素较多，有助于大便成形，刺激肠蠕动，达到通便的目的。

2. 定时排便

3 个月以上的婴儿就可以开始训练。父母定时让孩子大便，开始没有大便也没关系，坚持一段时间就能养成习惯。

3. 按摩疗法

经常便秘的婴儿，家长可采用按摩疗法。先让孩子仰卧床上，按摩者右手四指并拢，按在孩子脐中，顺时针方向作环行按摩，不轻不重、均匀地按摩两三百圈，每日早晚各 1 次。

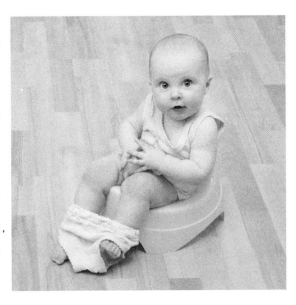

4. 其他疗法

蜂蜜具有润肺补中、润燥滑肠、清热解毒的功效，能润肠通便。对水冲调，每天早晨饮用。香蕉也是很好的通便食物，又富有营养，6 个月以上的婴儿可以食用。如以上方法处理均告无效，可将肥皂削成条状，塞入肛门，或把涂过油的肛门体温表插入肛门，轻轻转动几下，刺激直肠壁以引起便意。

婴儿脱肛的护理

脱肛，是指肛管与直肠外翻脱垂于肛门之外，是1岁左右孩子的常见病、多发病。脱肛与婴儿肛门局部解剖结构上发育不全、支持直肠的组织薄弱以及长时期的腹内压增高等有关，严重的便秘、腹泻、剧烈咳嗽和营养不良等都可以引起脱肛。

一开始患儿排便时黏膜自肛门脱出，便后能自动缩回。反复发作后，便后须用手托回，并常有少量黏液从肛门流出。随着病情的发展，孩子哭闹和咳嗽时也会引起脱肛。如果脱出的直肠黏膜不能及时回纳，那么局部就会发生血液循环障碍，充血、水肿、溃疡、出血，脱出的直肠黏膜难以复位，甚至坏死。

发现孩子脱肛，家长应从以下几方面予以重视。

1. 去除病因

家长首先应寻找病因，如果是便秘、腹泻或百日咳所致，可采取通便、止泻和止咳等措施，以减轻腹压。另外，应养成患儿良好的生活习惯，定时排便，不偏食不挑食，增加纤维素的摄入，注意饮食营养，提高机体的抵抗力。

2. 爬行疗法

脱肛的发生与腹肌和肛周肌肉的松弛有关，故应加强锻炼，增加其收缩力。在家中可采用简单易行的爬行疗法，爬行时两手臂放开，腹部着地，臀部及大腿、小腿用力夹紧、伸直，利用腹部和臀部肌肉的收缩，一起一伏，蠕动向前，家长可以引导孩子多向前爬行，进行锻炼。

3. 改变体位

反复发作而且便后不能自动回纳的脱肛患儿，可以尝试改变大便时的体位，避免蹲式排便。可以让孩子直着大腿，由家长抱着大便。稍大的婴儿可让其坐高脚痰盂或将痰盂放置在板凳上排便，这样直肠就不易脱出。坚持一二个月，大多能奏效。

4. 手法复位与压迫疗法

排便后直肠脱出而不能自行回纳的严重脱肛患儿，家长可用右手拇指轻轻地按压在脱出的直肠表面，然后稍稍用力将其回纳。复位后又立即脱出者，在复位后可用纱布叠成厚垫压住肛门，然后再用胶布将两侧臀部横向拉紧粘固，并让患儿卧床休息。

5. 推拿疗法

患儿取仰卧位，家长用手掌根部以顺时针方向揉丹田穴（脐下三指处）300 次，注意掌根不要在皮肤上滑动，以免损伤皮肤。接着让患儿取俯卧位，家长用右手食指螺纹面揉长强穴（尾骨尖与肛门间的凹陷处），顺时针方向揉 200 次。每天早晚各 1 次，7 ～ 10 天为一个疗程。

 # 婴儿尿路感染的护理

尿路感染在孩子中很常见，尤其是 1 岁以内的婴儿。婴儿尿路感染的临床表现与成人迥然不同，往往以全身中毒症状为主，而泌尿系统局部症状反倒不明显。因此，容易漏诊和误诊而延误治疗，家长应提高警惕。

婴儿为什么容易发生尿路感染？

1. 婴儿的免疫功能尚未发育成熟，机体抵抗力较差。

2. 婴儿输尿管长而弯曲，管壁肌肉及弹性纤维发育不全，容易扩张，引起尿潴留，而诱发感染。

3. 女婴的尿道很短，仅 1 ～ 2 厘米，尿道口离肛门很近，这就为细菌进入尿路开了方便之门。

4. 婴儿尿布被粪便污染，没有及时更换；穿开裆裤，随处乱坐，细菌通过尿道长驱直入，引起尿路感染。

婴儿尿路感染的临床表现因年龄而异。新生儿表现缺乏特异性，如突然发热、吃奶差、面色苍白、呕吐、腹泻、黄疸和生长发育停滞等。而婴儿仍以全身表现为主，有的甚至出现抽搐和嗜睡等精神神经症状。随着年龄的增长，尿频、尿急和尿痛等尿路刺激症状逐渐明显，每次排尿时都会哭闹，小便次数明显增加或有顽固性尿布疹。在医院做尿常规检查，如果尿液中有大量白细胞或尿培养阳性就可做出诊断。

婴儿尿路感染的临床表现很不典型，如果没能早期得到诊断和及时治疗，易反复发作而转为慢性，使肾脏组织遭到严重损害，后患无穷。因此早期诊断，及时治疗十分重要。

1. 首先要让患儿卧床休息。多给孩子喝水，保持一定的尿量，细菌也就无法在尿道停留而被冲出体外。

2. 饮食上给予富有营养、容易消化吸收的食物，如牛奶、蛋羹、肉糜粥、猪肝粥和鱼泥等。

3. 最重要的是选用有效的抗生素，应根据药物敏感试验选用对肾脏毒性小、对细菌敏感的药物。现在有人认为，适当调整尿液的酸碱度可以提高药效，故应根据致病菌和选用的抗生素进行尿液酸化或碱化。只要及时合理地进行治疗，大部分患儿可在两星期左右痊愈。

4. 预防婴儿尿路感染，认真细致的护理很重要：

5. 孩子每次大便后都应清洗臀部，尿布要及时更换，并用开水烫洗。

6. 婴儿所用毛巾和面盆应与大人分开。

7. 孩子尽早穿满裆裤。

8. 常带婴儿到户外活动，进行空气浴、水浴和日光浴锻炼，增强体质，提高免疫力。

 如何训练婴儿的大小便

婴儿2～3个月后，神经系统逐渐发育成熟，家长可根据孩子的实际情况，开始训练其定时排便、排尿了。排尿习惯的训练可在白天婴儿吃奶后、睡前或睡后，给孩子把尿，并发"嘘嘘"声，形成排尿的条件反射。9～12个月后，可以训练坐盆排尿，每次3分钟，并开始夜间按时将孩子叫醒坐盆，避免尿床。

3个月以上的婴儿一般在排便前脸部会有表情（发红、使劲、发呆等），此时可以把大便。到孩子能坐稳后，可选择合适的排便时间（如早晨起床后、晚上入睡前或吃饭前）让孩子坐盆，并配合"嗯嗯"的声音，每次坐盆时间不要太长，如果超过5分钟还未排便，可先让婴儿起来，过一会再坐。坐盆时不要让孩子玩耍或吃东西，经过反复多次训练，婴儿形成条件反射后，每天到了这个时候就能坐盆排便了。

需要家长注意的是，家长不能因为怕孩子尿湿衣裤，就过于频繁地把孩子小便，甚至带有强迫性质，这样有可能会造成孩子尿频，不利于增加膀胱的储尿量，反而使宝宝稍有尿意就会排尿，控制能力得不到锻炼。因此，家长要多观察孩子大小便前的表现，掌握宝宝排大小便的规律。

 婴儿的最佳断奶期和断奶方法

母乳喂养的宝宝何时断奶和怎样断奶好呢？这是许多年轻妈妈非常关心和想了解的知识。一般来说，断乳期是一个从完全依靠乳类喂养，逐渐过渡到多元化食物的过程。随着婴儿的长大，母乳类已不能满足宝宝生长发育的需要，同时婴儿的各项生理功能也逐步适应非流质食物，因此通常情况下主张应在出生后4～6个月开始添加辅食，这时就进入断奶期，为完全断奶做准备。对于断奶的具体月龄没有硬性规定，一般在1岁左右，但必须有一个过渡阶段，在此期间逐渐增加辅助食品并减少哺乳次数，这近似于混合喂养中的补授法，否则很容易引起婴儿的不适，并导致摄入量的锐减，消化不良，甚至引起营养不良，从而影响宝宝的生长发育。但是，如果母亲突然患严重疾病或因急事需要外出，可于短期内完成断奶，虽然这样对婴儿来说不利，但这是不得已而为之。乳母可服己烯雌酚，每次 5 毫克，每日 3 次，同时限制水分的摄入，就可使乳汁分泌迅速减少。

　　一般地说，8 ～ 12 个月为断奶的适当时期，除了要注意循序渐进逐步断奶外，还需要强调的是断奶要选择适当的时机，在乳儿患病时最好暂缓断奶；若遇寒冷的严冬，可以延至春暖季节，这样可以避免因母乳减少而造成抵抗力下降，从而避免宝宝生病；如遇炎热的夏季，宝宝的食欲下降，这时同样要适当地延缓断奶时间，一般选择天气比较凉爽的秋季最好，这样既能比较容易地保证宝宝的营养，又能很好地达到断奶的目的，从而避免营养不良的发生。

 # 不宜给 1 岁以内的婴儿喝酸奶

　　酸奶是在鲜牛奶中加入乳酸杆菌，在 40℃～ 45℃环境下发酵至 PH3.5 ～ 4.0 时制作而成的奶制品。因其酸度高，一般不适合给 6 个月以下的婴儿食用。但酸奶中含有大量活性乳酸菌（肠道益生菌），且发酵后蛋白凝块变小，乳糖含量降低，同时保留了与鲜奶相同的其他营养素含量，更有利于胃肠道的消化吸收。对于乳糖不耐受或对乳糖短暂消化能力差、胃肠消化功能下降、肠道微生态环境紊乱的婴儿可以在 6 个月后替代鲜牛奶服用，对有轻微肠道感染、腹泻、腹胀、便秘的婴儿还有一定的治疗作用。但因其酸度高，且制作过程中因调味需要往往要加入较多糖分，用其完全代替鲜奶给婴儿大量食用是不合适的。

 # 不宜隔着玻璃晒太阳

　　晒太阳可以预防佝偻病，这点已被很多家长认识到，但经常看到一些家长将孩子关在屋子里，隔着玻璃晒太阳，其实，这种做法是不可取的。由于玻璃、衣服、尘埃、烟雾等都能阻碍紫外线的通过，因此，晒太阳要尽量使皮肤直接与阳光接触，不要隔着玻璃晒太阳。夏季紫外线较强，长时间照射对身体有害，故晒太阳的时间不宜太长，头部可戴太阳帽遮挡，还要注意保护眼睛，避免阳光直接照射。家长还可利用清晨或傍晚的阳光或树荫下、屋檐下、开着的窗下的折射光，使宝宝受益；晒太阳时还要注意，若皮肤出现发红、出汗过多等症状，应立即停止，以防暴晒中暑。

 # 不宜给婴儿穿过多衣服

　　许多家长总怕孩子受冷挨冻，给其穿很多很厚的衣服，其实孩子穿太多衣服是弊大于利。婴儿基础代谢率比成人高 10%～ 15%，而且婴儿好动，哭闹较多，因此每千克体重产生的热量相对成人更多，而婴幼儿主要通过皮肤散热，不当的包裹过多，会使热量聚积无法散出，使孩子感觉不适，烦躁不安，甚至可能引起"闷热综合征"。孩子出现大汗、发热、尿少等表现，严重时可能危及生命。另外，衣服穿得太多、裹得太厚会影响孩子的身体活动，时间久了可能会妨碍其运动功能的发育。一般健康的婴儿平时与大人穿得一样或稍微增加一点就可以了，体质差的孩子比成人多穿 1～2 件衣服也足够了，不必穿得太多。但在气候多变的春秋季，家长要根据气温及时为孩子增减衣服。

婴儿长牙的护理

婴儿在出生 4 个月后开始长牙。为使婴儿长出一口健康整齐的乳牙，在乳牙萌发时能够给予适当地护理至关重要。

乳牙萌发时，婴儿的牙床先开始红肿，有充血现象，极易引起牙床发痒，喜欢吮手指、咬奶头、咬玩具，流口水，当乳牙突破牙床，牙尖冒出后，牙渐渐变白，这标志乳牙已生成。一般婴儿长牙无异常现象，某些婴儿会有低热、睡眠不安、流口水及轻微腹泻。这时多给婴儿喂些温开水，以达到清洁口腔的目的，并及时给婴儿擦干口水，以防下颌部淹红。可给婴儿一些烤馒头片、饼干、苹果片等食品提供磨牙，预防牙痒，又可促进乳牙生长。

婴儿出牙的时间很不一致，在 6～10 个月萌发均属正常，并不是说越早出牙越好。婴儿在 3 个月时出牙，这并非正常现象，这是由于牙胚距口腔黏膜太近，因而出牙过早，这些牙齿会影响喂奶。每个婴儿出牙时间不同，不必单纯以出牙时间来作为婴儿健康发育的标志。出牙时不要让婴儿吸空橡皮奶嘴，长时间吸吮会造成牙齿前突，影响咀嚼能力和面容的美观。在长牙时要补充一些高蛋白、高钙、易消化的食物，以促进牙齿健康生长。

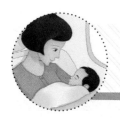

幼儿及学龄前期篇

如何应对幼儿厌食

厌食是指较长期的食欲减低或消失。小儿厌食从医学的角度来讲，主要有两种病理、生理因素。一种是局部或全身疾病影响消化系统功能，使胃肠平滑肌的张力降低，消化液的分泌减少，酶的活动减低；另一种是由于中枢神经系统受入体内外环境各种刺激的影响，使消化功能的调节失去平衡。

当孩子发生厌食时，首先要排除是否有器质性疾病，如常见的消化系统中的肝炎、胃窦炎、十二指肠球部溃疡等。另外，孩子长期挑食、偏食会引起体内微量元素的缺乏，特别是微量元素锌在味觉代谢中被确定是重要的，锌的缺乏会造成味觉减退，从而引起食欲低下或消退。长期使用某些药物如红霉素等，也可引起小儿食欲减退。

在排除以上因素后，引起小儿厌食的原因往往是长期的不良生活习惯，特别是现在的家长对独生子女过分的溺爱、宠爱，孩子饮食无节制，喜欢吃零食，不良的饮食习惯扰乱了消化、吸收固有的规律，消化能力减低，也可使食欲降低。

一般来讲，孩子没有器质性疾病的话，如果及时改变不良的生活习惯，如控制零食的摄入，饮食有节制，不偏食，不挑食，合理搭配摄入的食物等，厌食逐渐会好转。另外，孩子食欲与神经精神状态密切相关，孩子在进餐时不应责骂或训斥，进餐应在轻松愉快中进行。在注意以上几点后，再适当服用一些助消化的中西药物，对提高孩子的食欲会有较好的疗效。

除了用药调理外，推拿是治疗小儿厌食的灵器。此方法简单易行，家长可在宝宝早晨醒来或晚上睡前，沿着宝宝脊椎两侧自上而下来回推捏。此方法可以促进小儿消化腺分泌和胃肠蠕动以便提高肠道吸收能力，并且对消化功能具有全面性的改善作用。

🐎 如何应对幼儿夏季厌食

夏天到了，许多父母发现，宝宝一顿饭下来没吃几口，尽管用尽了各种的方法威胁利诱，宝宝还是一口饭也不肯吃。此时，父母们往往感到无计可施，除了生气之外，更多了一些怜惜。让我们共同来分析原因，并提出相应的对策。

多种原因导致宝宝厌食：大多数家长一般会把夏季宝宝食欲不振的原因归咎到天气炎热。儿科专家则表示，宝宝夏季厌食症的发病因素有多种。

1.出汗较多：夏天一般出汗较多，宝宝体内水分、盐分丢失也较快。散热时，皮肤血管处于扩张状态，血液流经皮下血管较多，而胃肠道等内脏器官的血液供给相对减少，胃肠道活动减弱，消化液分泌也减少。而且夏季暑热湿气重。暑热往往伤脾，湿气积滞体内也会使胃肠呆滞，一些体质弱的宝宝脾胃功能易下降。

2.喂养不当：部分家长给宝宝喂饭不定时、不定量，甚至喂食量过多。这样做导致宝宝消化不良、肚胀，最终厌食。许多父母认为只要宝宝能吃就是好，因此香的、油炸的食品或冷饮由着他们吃，殊不知这样做不仅影响宝宝的正常食欲，还严重损害了宝宝的脾胃。

3.偏食习惯：宝宝偏食会引起一些必要的营养物质缺乏，如保持正常味觉的锌元素，体内锌缺乏，就会食欲不振。果糖、巧克力等甜食吃多了，对食欲也有影响，尤其在吃饭前吃甜食，容易引起血糖升高，中枢神经抑制，人就不想吃东西了。

4.精神状态：食欲与神经精神状态密切相关。不少父母担心孩子营养不够，采用哄、骗、骂甚至打等方式强迫宝宝进食，这样容易引起宝宝产生反抗情绪和厌食的心理。

5.边吃边玩：很多宝宝都有边吃边玩或边看电视的习惯，这样会延长吃饭的时间，等到下一顿吃饭的时刻到了，宝宝却因此而还不饿，当然就不肯乖乖地坐下来吃饭了。

掌握对策，让宝宝乖乖吃饭：面对宝宝不肯吃饭，许多家长束手无策。提供几条对策，家长们不妨试试。

1. 家长树立榜样： "言传不如身教"。宝宝的模仿能力极强，如果大人们本身的饮食习惯不正常，自然没有理由去要求宝宝遵守定时吃饭的习惯。

2. 优化饮食环境： 给宝宝创造愉快的饮食环境，对宝宝挑食行为，不要施加过多的压力。可鼓励宝宝多与其他宝宝一起进食，看别的小朋友把自己不爱吃的菜吃得津津有味时，也会有尝试的欲望。进餐时，要固定宝宝的座位，不要在吃饭时走来走去，更不要一边吃，一边玩或看电视。

3. 提高烹调技巧： 烹制食物一定要适合宝宝的年龄特点。食物色彩、味道的调配也很重要。对不爱吃蔬菜的宝宝，可以将蔬菜切碎做菜粥或菜饭，宝宝就喜欢吃。食物还应多样化，尽可能保证宝宝的营养需求得到满足。

4. 多吃含锌食品： 微量元素"锌"的缺乏可引起宝宝味觉功能和胃黏膜消化功能的降低，使宝宝没有食欲和消化能力减弱。夏天，人体出汗增多，锌也会随着人体出汗而大量丢失，因此宝宝在夏季需要比平常更多的锌。父母这时可以多给孩子吃一些富含锌的食品。

5. 减少正餐之外的食物： 虽然零食的给予有其必要性，然而却不可过量。如各种含奶油较高的冷饮、可乐型及含有色素的饮料、泡泡糖、巧克力、煎炸食品等，对厌食宝宝不利，应该少吃或不吃。

6. 增加宝宝运动量： 运动促进食欲，按照年龄来增加活动量，选择不同的运动方式，幼儿可以选择户外活动，使气血畅通，保持食欲。对于平时消化能力差的孩子可以经常给予按摩腹部，帮助消化。

如何应对幼儿挑食

挑食在幼儿中的发生率很高。由于长期挑食会致使幼儿体型瘦小，或过于肥胖等不正常体型，因此，家长们应该对孩子的挑食恶习引起重视。一般而言幼儿的挑食情况能分为两大类：纯挑食和客观挑食。

纯挑食，即该类的幼儿所有食物都不吃，如所有蔬菜。这一类挑食的主因是孩童体质不佳，或疾病在身。若是孩童本来身体就不好，营养不良，脾胃虚，先天不足，则可用药，如乳酸菌素片等口服药片来缓解挑食的症状；若是因扁桃腺发炎、消化道及胃肠炎疾病恢复期等而引起的挑食，可适当服用开胃药剂、健脾糖浆等调理性药剂。

客观挑食，该类的幼儿大部分食物都吃，但少数不吃，如芹菜、萝卜等。面对这类挑食孩童，建议家长要多花点心思，通过烹调加以改善。

宝宝挑食一般有以下几种原因。

1.家长挑食。有很多家长自己就挑食，不吃青菜、萝卜等，因此，一来家长成了"榜样"，二来这些菜种在家里的餐桌上鲜见，孩子潜移默化中也挑食了。

2.家长过分溺爱孩童，导致幼儿任性，不喜欢吃的食物就不吃。

3.家长工作繁忙，没有时间好好照顾小孩，便给小孩较多的零用钱，让小孩随意购物，尤其是快餐、零食等不够健康的食物。小孩不健康的饮食机会较多，最终影响正餐，导致挑食。

4.家中长辈较多，小孩喜欢吃什么就拼命塞，往往因此忽视了其他种类的食物。

5.现在一日三餐日益演变成一日五餐，甚至更多餐，下午的水果、晚上的牛奶等，随着副餐的增加，正餐的质量便受到了影响。

面对上述几种幼儿挑食成因，家长们应该多多了解、关心自己的孩子，而非一味地溺爱或任由孩童随波逐流。同时，有几种解决孩童挑食的方法供参考。

1.吃饭时不数落孩子。吃饭时数落孩子，影响其情绪，进而影响食欲。

2.零食少吃，尤其是饭前，一旦零食吃得过多，便会影响到正餐，尤其要忌膨化类零食。

3.饭前不吃糖分高的食物，否则会影响正餐食欲。

4.荤素搭配，丰富口感，均衡营养。由于孩童的味觉敏感，偏好口味美的食物，家长可在烹饪上多花心思，经常变换口味，可适当尝试茄汁、糖醋等调味。

如何应对幼儿偏食

小儿偏食是一种不良的饮食习惯，开始多发生在幼儿时期。长久偏食会给孩子的健康成长发育带来危害。矫治偏食并不难，既然偏食是受环境心理因素的影响，是由后天观察、学习中得来的，那么仍可通过重新学习、积极进行心理治疗来矫正偏食行为。心理治疗方法有以下几种。

1.说教法：父母或老师向儿童说明偏食的害处，告诉孩子各种食物中含有人体最需要的营养成分，如缺少就会影响身体的正常发育和健康。说教要实事求是，要有科学性，举例要生动，这样对学龄儿童或学龄前儿童才会取得较满意的矫正效果。

2.奖励法：凡对孩子不吃的食物，经过劝导能少量进食时，应予奖励。这首先必须对孩子的需求心理有充分的了解，以便采取针对性的奖励，如有个孩子不吃鸡蛋，经过劝导并说明如果改正就带他到动物园看珍奇动物。孩子为了满足这种要求，吃了鸡蛋以后感到很高兴，味道也很好，以后逐渐就消除了偏食的坏习惯。

3.脱敏法：即事前不让孩子知道，在他最喜欢吃的食物中掺入不吃的食物成分。如有的孩子不吃牛肉、羊肉、虾、姜、芹菜等，可切成碎末，拌在菜里或拌在饺子馅中，开始少量，以后再逐渐增加，当增加到一定程度后，就自然而然地养成习惯了，此法对较顽固的偏食孩子，常收到良好的改正效果。但施行时需要耐心，不可急躁，一旦获得改正，尚需不断强化巩固效果，否则，如果放弃约束，其偏食行为往往容易反复。

4.惩罚法：父母要了解孩子的需求心理，对他不吃某种食物时，可以取消他认为最有兴趣的活动，时间一长，就会达到克服偏食的习惯。

总之，偏食的心理矫正和治疗，应采取综合方法，才能取得理想的矫正效果。

 # 幼儿腹泻的发病原因

小儿腹泻又称腹泻病，是由多种因素引起的以大便次数增多和大便性状改变为特点的常见病。2岁以内幼儿的高发病率，是造成宝宝营养不良、生长发育障碍，甚至死亡的主要原因之一。

腹泻病的发病主要是由于孩子存在易感因素和家长喂养不当造成。

宝宝容易发生腹泻的易感因素：①宝宝消化系统的发育还没有成熟，胃酸和消化酶分泌的比较少，酶的活力偏低（缺乏双糖酶），不能适应食物质和量的比较大的变化；生长发育比较快，所需营养物质相对较多，胃肠的负担比较重，容易发生消化功能紊乱。②机体的防御功能较差，一是宝宝胃酸偏低，胃排空比较快，对进入胃的细菌杀灭能力比较弱。二是宝宝血清免疫球蛋白（尤其是 IgM、IgA）和胃肠分泌型 IgA 均比较低。三是宝宝正常肠道菌群对入侵的致病微生物有拮抗作用，新生儿生后尚未建立正常肠道菌群时，或者由于使用抗生素等引起肠道菌群失调时，均易患肠道感染，引起腹泻。③人工喂养因素。母乳中含有大量体液因子（SIgA、乳铁蛋白）、巨噬细胞和粒细胞，有很强的抗肠道感染的作用。牛奶虽也有某些上述成分，但在加热过程中被破坏，而且人工喂养的食物和食具极易受污染，所以人工喂养的宝宝肠道感染发生率明显高于母乳喂养的宝宝。④由于气候突然变化、腹部受凉、肠蠕动增加，或天气过热、消化液分泌减少等，均可诱发消化功能紊乱引起腹泻。

 # 饮食结构不合理会引起幼儿便秘吗

宝宝便秘的原因有许多，不少宝宝便秘是由于没有养成天天按时排便的习惯，总是2～3天，甚至更长的时间才解一次大便。有些是由于饮食结构不合理，挑食偏食、蛋白质类的食物过多，如瘦肉、鸡蛋、巧克力、油炸食物等，而含粗纤维的食物，如蔬菜、水果等吃的较少，以致常常造成大便干燥。喂牛奶的宝宝，患病的宝宝、不爱运动的宝宝都可能造成短时期或习惯性便秘。另外，1～2岁的宝宝，由于心理因素亦可造成便秘，如因一两次大便排不出来，或虽排出来但很痛苦，以后就不愿意排便，憋来憋去，造成恶性循环。

如何防治宝宝便秘

由于宝宝发生便秘的具体情况不同，因此最好先找医生，按医生的建议去做，一般不要滥吃泻药。先从饮食治疗入手，改变饮食习惯，多吃蔬菜、水果，必要时吃蜂蜜，加强活动，都可收到效果。对于因疾病引起的便秘，要以治疗原发病为主。

1. 养成良好的生活习惯

不好的排便习惯是造成宝宝便秘的重要原因，因此家长要让宝宝从小养成每天按时排便的好习惯，这样可以避免便秘。由于婴幼儿胃肠功能尚不完善，一定不要滥用泻药，避免引起胃肠功能紊乱。总之，培养良好的生活习惯才是防治便秘的"灵丹妙药"。

2. 饮食结构的合理搭配

这也是防治便秘的有效方法。家长要尽量避免孩子偏食挑食，蛋白质类食物不要吃得过多，适当地吃一些淀粉类的食物，如米饭、面条、玉米、土豆、芋头等；含纤维素多的食物可以促进胃肠道的蠕动，促进排便，如红薯、新鲜蔬菜瓜果等。一些含油脂比较多的食品，如芝麻、核桃仁、杏仁、蜂蜜等都有润肠作用，使大便变软而易排出。

 # 如何应对幼儿边吃边玩

孩子边吃边玩的不良习惯的养成有很多原因，但在很大程度上是因为父母没有科学地喂养孩子，比如孩子早已吃饱了，父母却要求孩子一定要把定量完成或再添饭；还有的父母过分迁就孩子，孩子想怎么样就怎样；有的父母没有为孩子建立有节奏的生活习惯，孩子玩得正在兴头上的时候硬拉着孩子去吃饭；更有的家庭没有对孩子进行良好的餐桌礼仪教育等。

以下几种方法有助于改善这种情况。

1. 孩子到 3 岁左右，就要引导他乖乖地坐着吃饭，不可边吃边玩。

2. 孩子吃饱了，就不要再硬塞给他吃。

3. 家庭成员都共同遵守餐桌规矩，例如大家关注谁还没坐到餐桌边，让孩子感受到不光是在用餐，还能愉快地享受用餐时光，围着餐桌边吃边交流情感。

4. 进餐时尽可能排除引发孩子想玩的因素，并尽可能将看电视与吃饭时间错开。这也需要父母能以身作则。

如何应对幼儿吃饭少

一般来说，幼儿吃饭少有以下几种原因。

1. 运动量不足，消耗少，缺乏饥饿感。

2.零食和饮料吃得过多，对正餐没有兴趣。

3.确实是胃口小，同时，孩子在生长中也存在着阶段性的调整，例如3岁孩子会出现一段时期的食欲较小，属生理性的调整。

以下几种方法有助于改善这种情况。

1.让孩子决定自己的饭量，不要硬逼着孩子完成母亲规定的标准定量。让孩子独立用餐，稍大些的孩子允许他用自己的方式选择就餐时间，或自己规定饭量。

2.可以请孩子的同伴来聚餐。

3.限制零食，一是数量上，二是时间上（进餐前一小时不吃零食）。

4.每天必须给孩子一定的运动量（促进血液循环，有助于消化）。

5.对于突然饭量减少的孩子，母亲要细心观察，是否有胃部不舒服，还是情绪问题。分析原因，有针对性地加以解决。

 # 如何应对幼儿吃饭慢

一般来说，幼儿吃饭慢有以下几种原因。

1.孩子生来就是"慢郎中"性格，生性如此，父母不必一再催促。

2.进餐细嚼慢咽是好事，有助于孩子健康。

3.孩子没有食欲，吃吃停停，注意力转移，或是碰到不喜欢吃的食物。

以下几种方法有助于改善这种情况。

1.前两类情况不是问题，但要注意不要使食物凉了，可以采取少盛再添的方法。

2.没有食欲就让孩子少吃。

3.要注意烹饪的食物使孩子喜欢，易于孩子咀嚼。

 # 如何应对幼儿喜欢吃零食

幼儿多吃零食会使他嘴馋，看见零食就想吃。同时也不利于对孩子品德的培养。因此对爱吃零食的幼儿必须及早予以纠正。那么，怎样才能纠正呢？

1.逐渐减少零食。除了饭后吃点水果、下午吃一点点心外，最好是什么零食都不要吃。特别是在饭前不能吃，更不要在马路上看到什么或孩子要什么就买给他吃，即使让他饿一点也不要紧。

2.一日三餐饭菜要可口，讲究色、香、味，以便引起孩子的食欲。

3.吃点心的时间要固定，最好吃家庭自制的新鲜食品，花样要不断翻新。

改掉不良习惯不可能一下子就成功，如果孩子因此在吃饭时不吃，家长千万不要在孩子面前表现得很着急，或者不停地问"你喜欢吃什么？妈妈去买来"，或者怕他吃不饱，把零食塞给他吃。家长要耐心地对他说，只有好好吃饭，才能长得结实。可以告诉他"某某小朋友不吃零食，看他长得多壮呀！"

为了纠正孩子吃零食的习惯，家长首先不要吃零食，要求孩子做到的，父母首先自己要做到，同时父母要采取一致的行动，不要"各自为政"。特别要请爷爷、奶奶一起配合，纠正孩子吃零食的坏习惯。

如何应对幼儿无肉不欢

肉类是蛋白质的主要来源。在营养学上说的肉类，包含家禽（鸡、鸭、鹅）、家畜（猪、牛、羊）、各种水产（鱼、虾、蟹）等，所以在本文中提到的肉都是广义的肉。

在食物分类上，肉类与蛋及黄豆制品（豆腐、豆干等），都属于六大类食物中的肉鱼豆蛋类，此类食物主要提供蛋白质、脂肪、矿物质、维生素（注：六大类食物为奶类、五谷根茎类、肉鱼豆蛋类、蔬菜类、水果类、油脂类）。

肉类食物是蛋白质的主要来源，蛋白质是生长发育、修补身体组织不可缺少的营养素。不同种类的肉，蛋白质的含量也有差异，如牛小排约含13%，而去壳虾仁则高达94%。肉类蛋白质中氨基酸的组成比例，与人体蛋白质之氨基酸比例较接近，所以食用后能被人体有效利用。

肉类的脂肪含量是各类食物中最多的（五谷根茎类、蔬菜类、水果类仅有微量的脂肪，每100克猪里脊肉的脂肪约10.2克，每100克全脂奶的脂肪约3.5克）。一般来说，白肉（各种鱼、海产、鸡肉等）的脂肪比较少，如鲈鱼的脂肪比例仅1.2%；红色肉类（如猪肉、牛肉、羊肉）的脂肪多，如较瘦的牛腱都含有1.3%的脂肪。

除蛋白质及脂肪外，肉类也提供矿物质与维生素。连骨进食的鱼类（如小鱼干）可提供丰富的钙质；深红色肉（如牛肉、羊肉及鱼背的血合肉——血合肉为鱼肉边缘较深色的部分）有丰富的铁质。各种肉类都是磷、钾的良好来源。其他矿物质如铜、镁、硫等，也都存在于肉类中。维生素以B群的含量较多，维生素C的含量少。

偏食肉类，影响健康。肉类的营养价值高，是儿童生长发育所必需的食品，但若太偏好肉类而不吃其他类食物的话，还是可能会出现一些营养上的问题。

到底需要让家里的小朋友吃多少肉才是最适当的呢？下表列出学龄前儿童每天蛋白质食物的建议摄取量，其中蛋与豆类、肉类是可以互相替换的，若小孩对肉类有偏好，可以在豆类或蛋的部分以肉来取代（注：1个蛋＝1块豆腐=50克肉），但每天摄取的食物种类愈多，营养会愈均衡，所以还是要鼓励摄食多样食物，不要偏食。

如何改造肉食主义宝宝呢？要矫正只爱吃肉的偏食习惯，您可以试试下列方法。

1.少用大块肉，尽量与蔬菜混合，如：肉末加洋葱、胡萝卜做成肉饼来代替里脊肉。

2.利用肉类的香味来改善蔬菜味道，可提高小朋友对蔬菜的接受度。如罗宋汤中的蔬菜（洋葱、胡萝卜、高丽菜等）经过与牛肉一起长时间的熬煮，混合了肉香味，小朋友会比较喜欢。

3. 尽量选购低脂肉类。在短时间内，尚无法有效减少小朋友对肉类的食量时，在购买肉类时，应该多选择饱和脂肪酸较少的鸡及鱼类，少买五花肉、香肠等脂肪多的肉类。在烹调时，则建议采用水煮、烤、卤、蒸等用油少的方式，可减少热量，预防肥胖。

4. 想办法让蔬菜变好吃。这点其实是说得容易，做起来不简单；建议可参考众多食谱，改善蔬菜的烹调及调味方法。

5. 最后一个办法，也是最下策（建议这个方法只用在过胖或血脂偏高的小朋友），就是将固定的肉类分量取出置于小碟中，严格地执行限量食用，但要每个一起用餐的家人都要采取同样动作才行，否则可能会影响亲子关系。

均衡的营养是最重要的，不偏食的小孩会长得最好。

如何应对幼儿不爱吃菜

蔬菜含有丰富的维生素和矿物质，是人类不可缺少的食物种类。但是我们常常看到有的孩子不爱吃蔬菜，或者不爱吃某些种类的蔬菜。儿童不爱吃蔬菜有的是不喜欢某种蔬菜的特殊味道；有的是由于蔬菜中含有较多的粗纤维，儿童的咀嚼能力差，不容易嚼烂，难以下咽，还有的是由于儿童有挑食的习惯。

在孩子小的时候早一点给孩子吃蔬菜可以避免日后厌食蔬菜。从婴儿期开始，就应该适时地给孩子添加一些蔬菜的辅助食物，刚开始可以给孩子喂一些用蔬菜挤出的汁或用蔬菜煮的水，如番茄汁、黄瓜汁、胡萝卜汁、绿叶青菜水等，然后可以给孩子喂些蔬菜泥。到了孩子快1岁的时候就可以给他们吃碎菜了，可以把各种各样的蔬菜剁碎后放入粥、面条中喂孩子吃。

饺子、包子等带馅食品大多以菜、肉、蛋等做馅，这些带馅食品便于儿童咀嚼吞咽和消化吸收，且味道鲜美，营养也比较全面。对于那些不爱吃蔬菜的孩子，不妨经常给他们吃些带馅食品。

有的孩子不喜欢吃炒菜、炖菜等做熟的蔬菜，而喜欢吃一些生的蔬菜，如番茄、水萝卜、黄瓜等，它们有的可以生吃，有的可以做成凉拌菜吃。如果孩子不喜欢吃熟菜，可以让他适当吃一些生的蔬菜瓜果，但一定要注意严格消毒并洗净。

一些有辣味、苦味的蔬菜，不必强求孩子去吃。一些味道有点怪的蔬菜，如茴香、胡萝卜、韭菜等，有孩子不爱吃，可以尽量变些花样，比如做带馅食品时加入一些，使孩子慢慢适应。

幼儿面黄肌瘦的护理

造成宝宝面黄肌瘦的原因主要有：

1. 饮食不节。孩子的脾胃功能尚未健全，如果饮食不加以节制，不按时吃饭，时饥时饱，常吃冷饮，就会造成消化不良，使营养吸收出现障碍，逐渐变得面黄肌瘦。

2. 饮食添加不合理。有些家长在给宝宝添加固体食物时，未注意婴幼儿在不同年龄阶段的发育特点，也会造成营养不良。比如在婴儿 4 个月前，唾液腺尚未发育，唾液中不含淀粉酶，此时给予淀粉类食物，就会造成宝宝消化不良。给 7 个月以前的宝宝喂豆制品，会影响大豆蛋白的吸收。到了 6～7 个月未及时添加固体食物，仍单纯进行奶制品喂养，会造成宝宝营养不良。

3. 用药不当。宝宝生病时，如果不合理用药，尤其是随意给宝宝服用解热镇痛药，或较长时间服用抗生素等，会引起呕吐、恶心、食欲不振。有的广谱抗生素还会引起肠道吸收不良，使正常肠道菌群受到抑制，也能造成营养不良，使宝宝面黄肌瘦。

4. 体弱多病。由于先天或后天因素致使免疫力低下、经常患呼吸道和消化道疾病的宝宝，消化吸收功能也比较差，可致营养不良，表现为面黄肌瘦。

怎样判断宝宝营养不良：从外表上看，宝宝营养不良主要表现为面黄肌瘦、皮下脂肪变薄、肌肉松弛等。但单凭目测是不够准确的，必须根据宝宝的体重、身高和测量皮下脂肪，才能做出客观、正确的判断。家长可根据年龄，计算出宝宝的正常体重，再将所测的体重与正常体重进行比较。

1～10 岁孩子正常体重 =（年龄 ×2）十 8。

如果所测的体重低于正常体重 15%～25%，为轻度营养不良；低于 25%～40%，为中到重度营养不良。

此外，应考虑身高因素，即一般矮 1 厘米，体重应减 200～300 克；如果宝宝身高较矮，体重会偏轻一些。

对营养不良的宝宝，重在进行调理。具体措施有：

1. 在居住环境方面，应注意使室内阳光充足，空气新鲜。

2. 患儿皮下脂肪少，在冬季体温偏低，常出现手足发冷，需用热水袋保暖。

3. 做好口腔清洁卫生。在两次喂奶期间，给予少量开水或用棉签蘸冷开水擦洗口腔。如发现有口疮，应用锡类散或冰硼散涂口腔。

4. 适当增加户外活动，多晒太阳，以增强抗病能力。

5. 纠正偏食习惯。对宝宝应给予营养丰富、低渣、少油、易消化的饮食。对消化功能差的宝宝，应先给米汤、奶糕或粥，以后逐渐加用低脂牛奶、配方奶、鱼肉泥、豆浆、胡萝卜、菜汤等，待消化功能恢复正常，逐渐调整为健康儿童的膳食结构。在饮食调整中，需每周测量体重，以评价调整饮食的效果。

中医中药防治有良效：

1. 常用健脾理气消食药。如山药、白术、茯苓、陈皮、木香、山楂、麦芽、谷芽、扁豆等。中成药有四君子丸、参苓白术散、小儿香橘丸等。

2. 针刺四缝穴。用消毒针浅刺两手食指、中指、无名指及小指第二节的四缝穴，针后可挤出黄色液体少许。此法有消积食、增食欲的作用。

3. 捏脊。沿脊柱两侧，从颈下到尾骶，用两手指提捏皮肤多次，有促进肠蠕动及消化液分泌和改善消化吸收功能的作用。

 # 幼儿患急性喉炎的护理

急性喉炎是由于细菌感染引起喉部炎症，造成喉头充血水肿，引起气道狭窄所致。轻者声音嘶哑，重者可因气道阻塞造成窒息而死。它是婴幼儿期的多发病。由于孩子喉腔狭窄，黏膜下组织疏松，所以发炎时轻度肿胀即可出现喉梗阻。

急性喉炎的症状特征：

1. 犬吠样咳嗽：即像小狗叫一样地咳嗽。这种咳嗽是由于咳嗽时，气流一下通过狭窄水肿的喉部引起的，声音厚重，与普通的咳嗽极易区别。

2. 声音嘶哑，甚至失声。

3. 重者有呼吸困难，主要是吸气困难，可伴有发绀、烦躁、面色苍白。

4. 伴或不伴发热。

急性喉炎的常规治疗：

1. 使用抗生素、激素以抗炎并减轻喉头水肿。

2. 重者需要肌内注射或静脉点滴激素、超声雾化药物吸入。

3. 对于出现极度呼吸困难及窒息的孩子，需立即进行气管切开手术，以保证气道通畅。

4. 急性喉炎是必须去医院治疗的重症，应急诊治疗。

急性喉炎的家庭护理应注意以下几点：

1. 按时服药。有些家长一听激素两字就很紧张，其实大可不必。一般急性喉炎用激素只需 3～5 天，而且用量不大，但效果显著且快。家长千万不要因对激素一知半解，而不给患儿使用，致使病情加重，延误治疗。

2. 多喝水。

3. 少用嗓子，尽量不要让孩子大声地哭闹。

4. 饮食要清淡。

 # 幼儿患过敏性鼻炎的护理

随着大气污染的加剧，该病的发病率正在逐年上升。根据粗略的估计，我国每年至少有 3000 万～ 4000 万人染上此病。而近年来小儿过敏性鼻炎的患病率在世界范围内也有明显升高，据最新统计，3 岁以下婴幼儿发病率为 20％，6 岁以下孩子中 40％患有过敏性鼻炎。在患有哮喘的孩子中，很多患儿是合并患有过敏性鼻炎的。有些家长认为过敏性鼻炎只不过是早上起床时打几个喷嚏，但事实并非如此，为数不少的过敏性鼻炎患儿最终会发展成为哮喘，如果对那些既有哮喘又患有过敏性鼻炎的孩子，只是治疗哮喘而忽略了过敏性鼻炎，那么他们的哮喘很快就会复发。

典型症状为鼻痒、阵发性喷嚏连续发作、大量水样鼻涕和鼻塞。具体表现如下：

1. 鼻痒和连续打喷嚏。每天常有数次阵发性连续打喷嚏发作，随后伴有鼻塞和流涕，尤以晨起和夜晚明显。鼻痒见于多数病人，有时鼻外、软腭、面部和外耳道等处也有发痒，季节性鼻炎以眼痒较为明显。

2. 大量清水样鼻涕。伴随着打喷嚏的同时，大量的鼻涕会倾泻而下。但急性反应趋向减弱或消失时，可减少或变稠厚，若继发感染可变成黏脓样分泌物。

3. 鼻塞。程度轻重不一，单侧或双侧，间歇性或持续性，亦可为交替性。

4. 嗅觉障碍。如果是由于黏膜水肿、鼻塞而引起者，多为暂时性。因黏膜持久水肿导致嗅神经萎缩而引起者，多为持久性。

过敏性鼻炎主要有两个成因：

1. 遗传造成的过敏体质。并不是所有人都会患过敏性鼻炎，一般特定发生在具有过敏性体质的人身上。过敏性体质与基因有关，通常为遗传所致。过敏性鼻炎患者大多有过敏家族史，但近年由于工业化进程的加快，大气污染加剧，使有些原本非过敏性体质的人也演变成过敏性体质。

2. 接触过敏源。家中最主要的过敏源是尘螨、霉菌、宠物和昆虫等。在与人体密切接触的床上用品、内衣上，尘螨及其排泄物较多；室内霉菌易在潮湿、温暖、通气不良的环境中生长；多种昆虫，包括蟋蟀、苍蝇、飞蛾，特别是蟑螂的排泄物都是一定的过敏源。

户外过敏源在春、夏、秋、冬都可能存在。包括：香樟、核桃树、榛子树、杜松子树、杨树、桦树和橡树等。另外，近年来随着车辆的增加，柴油废气中的芳香烃颗粒还有家庭装修造成的甲醛等，它们虽然不是过敏源，却是季节性过敏性鼻炎发作的强刺激物。

预防鼻炎的发生，最好是知道孩子对什么过敏，然后使其远离过敏源。如果孩子对毛皮或螨虫过敏，把羽绒枕头、羽绒被子等统统撤掉；如果过敏非常严重，可以用抗过敏的药，有局部用的，也有全身用的，2 岁左右的孩子可以用局部喷鼻剂，内舒拿、雷诺考特、伯克钠等。如果是季节性的过敏，可以用药度过这段时期，以后慢慢地不用。如果是感冒后诱发的过敏性鼻炎，则是要锻炼体质，减少感冒，也能起到预防的作用。如果是每年到了九、十月份都会出现过敏性症状的话，就要早些用药以预防，那么到时即使出现了过敏性鼻炎，也会减轻这种症状。

幼儿打呼噜的护理

孩子打呼噜也是病，很多家长可能没有这个意识，觉得自己的孩子打呼噜可能是因为玩累了，或者睡觉姿势的问题。的确，这些原因也会让孩子打呼噜，但是，如果小孩睡觉天天晚上都在打呼噜，而且打呼噜非常响，以致影响到周围的人都不能睡觉的话，那就一定是有病了，家长应该引起注意了，最好送孩子去医院检查。

小孩睡眠呼噜打得凶，常常是因为腺样体肥大、扁桃体肥大。腺样体也叫咽扁桃体或增殖体，位于鼻子后面、口腔上部，属于淋巴组织，呈橘瓣样。腺样体和扁桃体一样，出生后随着年龄的增长而逐渐长大，4～6岁时为增殖最旺盛的时期，青春期以后逐渐萎缩。

当上呼吸道感染时，腺样体可发炎增大。在儿童时期，由于反复的上呼吸道感染或其他的原因使腺样体慢性发炎，就会增生肥大，我们称它为腺样体肥大。人在睡觉时主要是靠鼻子呼吸，当鼻咽部通气的径路受到阻塞时就会出现打鼾现象。孩子如果患有腺样体肥大、扁桃体肥大，就会影响鼻咽部通气，造成打鼾，这种孩子即使在白天非睡眠情况下也有鼻塞、张口呼吸的现象。

腺样体肥大严重影响孩子的发育。腺样体组织的异常增生肥大堵塞了上呼吸道，患儿长期用口呼吸、鼻子不通气，易造成头部缺氧，出现精神萎靡、头痛、头晕、记忆力下降、反应迟钝等现象。同时，腺样体的增生，使呼吸道气流通道狭窄，不通畅，睡眠时随着呼吸而发出阵阵鼾声。由于儿童发育过程中对缺氧比较敏感，而打鼾会使孩子在睡眠中严重缺氧，直接导致其脑部发育供氧不足，引起促生长激素分泌减少，不但影响孩子身高，还会影响孩子智力。

长期鼻塞、呼吸不畅，还能影响心、肺功能，严重者可引起肺心病、心肌受损，甚至心力衰竭。由于鼻塞呼吸不畅，长期的张口呼吸还可影响颌面骨的发育，形成特殊面容，

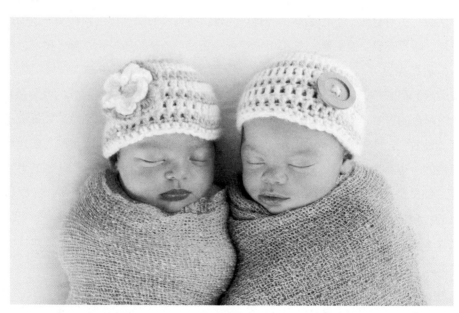

即所谓"腺样体面容"，表现为上唇短厚翘起、下颌骨下垂、鼻唇沟消失、牙齿排列不整齐、上切牙突出、咬合不良、鼻中隔偏曲等，面部缺乏表情。有的患儿因鼻塞塞还可使发音受到影响，形成闭塞性鼻音，俗语称"囔囔"声。个别患儿还可因腺样体肥大压迫咽鼓管鼻咽部开口，导致中耳炎、听力下降，因此对腺样体肥大这种病不可轻视。如果不及时治疗而形成上述疾病，如颌面畸形、肺心病等，即使切除了腺样体，呼吸通畅了，仍需继续长期治疗其他的病症。

许多孩子会因为感冒时病毒侵入而引发急性腺样体炎，从而产生暂时性腺样体肥大。这对儿童的健康危害并不是十分大，但应及时就医，予以对症治疗，并注意卧床休息，不需要手术切除。如果孩子的腺样体肥大已成定局，并且已经出现打鼾症状，那就必须及时到正规医院就诊，考虑手术切除腺样体。通常孩子 4 岁以上即可手术，术后效果良好。但对于腺样体肥大程度严重，已严重影响孩子的正常呼吸、睡眠和生长发育的，切除术则不应局限于年龄。

腺样体切除手术需要全身麻醉，一些家长对此有顾虑，担心全身麻醉对孩子大脑有影响。其实，这种担心是不必要的。想想看，人三分之一的时间都是在睡觉，成人都会觉得，睡不好觉特别影响工作和学习，更别说是成长中的孩子了。如果小的时候因为腺样体肥大、扁桃体肥大造成睡眠打鼾，家长没有及时治疗，到了成年的时候，就比正常的没有这种症状的人智商上要低。

 # 幼儿发热的护理

引起孩子发热的病因有很多。上呼吸道感染、胃肠炎、扁桃腺炎、肺炎及一切传染病都有可能出现发热的症状。另外，1 岁以内的小宝宝也可能因泌尿道感染、胃肠病、手足口病而出现发热的情形。许多情况必须经由医师判断，才能知道发热的真正原因。

细菌或病毒，两类感染用药完全不同。一般来说，细菌与病毒是造成宝宝受到感染的最常见致病源，这两种情况导致的发热，处理办法是完全不同的。如果是细菌感染，只要选准抗生素，治疗效果就会很好。如果是病毒感染，目前还没有特效药，可以服用病毒灵、板蓝根冲剂、金银花等。病毒感染的发热到一定时间就会自行下降，切不可因为发热就眉毛胡子一把抓，什么药都一股脑儿用上。

孩子发热，别急着降温。首先别忙着退热，而是要搞清楚孩子发热的原因。发热不是一种疾病，它就像是身体的一个警钟，提醒你身体内部出现异常情况。同时，发热也是我们身体对付致病微生物的一种防御措施，从某种程度来讲，适当的发热有利于增强人体的抵抗力，有利于病原体的清除。所以如果孩子不是高热，就不要急于马上退热，否则会掩藏真正的病因。

孩子发热，药别混着吃。是否给孩子吃退热药，需要权衡一番利弊。药物当然可以改善孩子的病情，让宝宝舒服点儿；但也很可能带来一些不良反应。世界卫生组织建议 2 个月以内的婴儿禁止使用任何退热药品。在一般情况下，药物退热治疗应该只用于高热的孩子。服用的方法和剂量一定要按医生的要求去做。一般建议在体温超过 38.5℃再给孩子吃退热药。如果孩子以往有高热惊厥史，不妨在 38℃时就给孩子吃退热药。

尤其应该注意的是常有很多家长给孩子混合使用不同种类的退热药物，有些性急的父母，用了口服药半小时没退热，又加栓剂，然而各种药物的持久性不同，混用可能使药效重叠。结果热退得太猛太急，使得体温速降至 36℃以下，又产生新的问题。家长可以选定一种退热药，熟悉它的使用剂量和间隔时间，使用起来才能得心应手。

除了药物退热，运用一些物理方法也可以帮助发热的孩子降温。家庭常用的物理降温方法一般有酒精擦浴、冰枕降温或温水擦浴 3 种办法。

酒精擦浴是以前人们常用的退热方法，但是现在不提倡给宝宝用这种方法，用酒精擦拭宝宝的身体，会造成孩子皮肤快速舒张及收缩，对宝宝刺激大，另外还有可能造成小宝宝酒精中毒。

用冰枕或冰敷额头方式退热，是许多家长经常采用的。但 6 个月以内的孩子不宜使用这种方式，因为小宝宝易受外在温度影响，使用冰枕会导致温度下降太快，让宝宝难以适应。另外，宝宝发热时全身的温度都升高，局部的冰敷只能有局部降温作用，倒不如用温水擦拭宝宝全身效果好。

温水擦浴就是用 37℃左右的温水毛巾擦孩子的四肢和前胸后背。使皮肤的高温（约 39℃）逐渐降低，让宝宝觉得比较舒服。这时还可以再用稍凉的毛巾（约 25℃）擦拭额头脸部。需要注意的是在进行这些降温处理时，如果孩子有手脚发凉、全身发抖、口唇发紫等所谓寒冷反应，要立即停止。为什么呢？当病原侵入人体后，体温都要升到一个相应的温度，这就是设定温度。降低设定温度是给孩子退热的关键。因为设定温度若不改变，散热的同时，身体仍然会发动产热作用来达到目标体温。这时用冷水给孩子擦澡，企图通过散热来退热，不但无效，反而让孩子发抖寒战，非常痛苦，所以必须先用退热药物，降低设定温度，这时再辅助物理散热，体温才会真正降下来。

孩子发热时加减衣服要配合发热的过程。当设定温度提高、体温开始上升时，孩子会觉得冷，此时应添加长袖透气的薄衫，同时可以给予退热药。服药半小时之后，药效开始发挥，设定温度被调低了，身体开始散热反应，孩子会冒汗感觉热，此时就应减少衣物，或者采用温水擦浴帮助退热。

需要注意的是孩子发热后，通常都会出现食欲不佳的现象，这时候应该以流质、营养丰富、清淡、易消化的饮食为主，如奶类、藕粉、少油的菜汤等。等体温下降，食欲好转，可改为半流质，如肉末菜粥、面条、软饭配一些易消化的菜肴。另外，要多喝温开水，增加体内组织的水分，这对体温具有稳定作用，可避免体温再度快速升高。

当孩子发热时，许多家长觉得应该补充营养，就给孩子吃大量富含蛋白质的鸡蛋，实际上这不但不能降低体温，反而使体内热量增加，促使婴儿的体温升高，不利于患儿早日康复。

幼儿高热的护理

发热是幼儿最常见的症状，而当幼儿体温在骤然升高时（一般在38.5℃～40℃或更高），就会使大脑皮质过度兴奋，进而产生烦躁，甚至抽风，这就是人们常说的因发高热而导致的"高热惊厥"，俗称"发烧抽风"。

幼儿高热惊厥是幼儿常见急症之一，也是幼儿惊厥最常见的原因。

幼儿高热惊厥的表现：起病急，表现为突然间的头向后仰，双眼球向上翻、上斜、固定、转动或凝视，口吐白沫，牙关紧闭，面部和四肢强直、痉挛或不停地抽动。严重者可出现呼吸运动减慢、呼吸节律不匀或呼吸停止，以及大小便失禁。

初次高热惊厥以后，有30%～50%的幼儿在以后的感染发热时有抽搐的复发，2%～7%的幼儿可转变为癫痫，对此应予高度重视。

家庭急救护理和预防要点：当幼儿突然发生惊厥时，家人千万不要慌乱，若离医院较近，应立即送幼儿去医院，如果不能马上到医院，可先采取以下急救措施。

1. 立即让患儿取侧卧位或头偏向一侧。立即使幼儿侧身俯卧，头稍后仰，下颌略向前突，不用枕头。或使幼儿去除枕头平卧，头偏向一侧。这样的体位，可使幼儿的舌根不会阻塞呼吸道，即使幼儿呕吐，也不会引起窒息。

2. 保持呼吸道通畅。解开幼儿的衣领、裤带，用软布或手帕包裹压舌板或筷子放在上、下磨牙之间，防止咬伤舌头。同时用手绢或纱布及时清除幼儿口、鼻中的分泌物，保持呼吸道的通畅。

3. 控制惊厥。用手指捏、按压幼儿的人中、合谷、内关等穴位2～3分钟，并保持周围环境的安静，减少刺激。

4. 控制体温。应用物理降温，在幼儿前额、手心、大腿根处放置冷毛巾，并经常更换；或将热水袋中盛装凉水或冰水，外用毛巾包裹后放置幼儿的枕部、颈部、大腿根处；或用冷水、酒精或白酒加水擦浴幼儿的颈部、上臂、腋窝、大腿根等处；或用小块的冰，并使之圆滑无棱角，放置幼儿的肛门处。

使用药物降温、退热，一般情况下热退惊厥即止。

5. 到医院看医生。经过上述方法处理，即使幼儿惊厥已经停止，家人也要送幼儿到医院看医生，以进一步查明惊厥的真正原因。

幼儿低热的护理

小儿低热是因为有慢性病，如结核病活动期、风湿病活动期、类风湿、佝偻病活动期、急慢性咽炎、扁桃腺炎、甲亢、维生素 A、维生素 D 中毒等；应去医院检查，明确诊断；根据不同的疾患做不同的治疗和护理。

幼儿发热不退的护理

建议家长不要立即给孩子用退热药，可以先给孩子用物理降温的方法处理，如用酒精给孩子擦洗全身。对于小儿病毒性发热要及时抗病毒治疗比较好。

发热持续不退病情可能有进一步发展，也有可能向下蔓延，必须到医院再进一步诊治，最好请医生拍个胸片，查个血常规，以免耽误病情。

幼儿咳嗽的护理

不少父母对宝宝咳嗽都很头疼，给孩子吃止咳药担心药物有副作用，不给孩子吃药看着孩子咳嗽又很心疼。其实，如果父母在孩子咳嗽未愈期间注意饮食调理，可以收到事半功倍的效果。

1. **忌冷、酸、辣食物。** 冷冻、辛辣食品会刺激咽喉部，使咳嗽加重。因此，咳嗽时不宜吃冷饮或冷冻饮料，从冰箱里取出的牛奶最好加温后再喝。患"过敏性咳嗽"的孩子更不宜喝碳酸饮料，以免诱发咳嗽发作。酸食常敛痰，使痰不易咳出，以致加重病情，使咳嗽难愈。

2. **忌花生、瓜子、巧克力等。** 上述食品含油脂较多，食后易滋生痰液，使咳嗽加重。

3. **忌鱼腥虾蟹。** 常见咳嗽患儿在进食鱼腥类食品后咳嗽加重，这与腥味刺激呼吸道和对鱼虾食品的蛋白过敏有关。过敏体质的孩子咳嗽时更应忌食上述食物。

4. **忌补品。** 不少父母给体质虚弱的孩子服用一些补品，但孩子咳嗽未愈时应停服补品，以免补品留邪，使咳嗽难愈。

5. **少盐少糖。** 吃得太咸易诱发咳嗽或使咳嗽加重。宝宝咳嗽时饮食宜清淡，不宜吃咸鱼、咸肉等重盐食物。至于糖果等甜食多吃可助热生痰，也要少食。

6. **不食或少食油煎炸食物。** 孩子咳嗽时胃肠功能比较薄弱，油炸食品可加重胃肠负担，且助湿助热，滋生痰液，使咳嗽难以痊愈。

7. 宜多喝水。 除满足身体对水分的需要外，充足的水分可帮助稀释痰液，使痰易于咳出，并可增加尿量，促进有害物质的排泄。

8. 饮食宜清淡。 以新鲜蔬菜为主，适当吃豆制品；荤菜量应减少，可食少量瘦肉或禽、蛋类食品。食物以蒸煮为主。水果可给予梨、苹果、藕、柑橘等，量不必多。

民间有"生梨炖冰糖"治疗咳嗽的习惯，不过这种吃法对咳嗽初起（新咳）是不妥当的。中医认为新咳治疗应以宣、散为主，而冰糖润肺，有遏邪可能。

🐴 幼儿冬季腹泻的护理

冬季腹泻为儿科常见病之一，临床症状为大便次数增多，泻出白色或淡黄色稀水，有时还伴有未消化的乳食和黏液。现代医学认为，这是由轮状病毒引起的病毒性肠炎，可对儿童健康构成极大威胁。下面介绍几则简单有效的验方，以供参考：

山楂炮姜饮： 用山楂炭 10 克，炮姜炭 3 克，加水煎沸，服用时加入少量糖或盐。适用于患儿便泻清稀，夹有不消化乳食、呕吐乳食等症者服食。

山药糊： 将山药研成粉末状，每次用 6 ～ 12 克，加糖温水调好，置文火上熬成糊，每日 3 次，适用于腹泻病程较长者服食。

乌梅汤： 乌梅 3 克水煎，服时加少许盐，每日 3 ～ 4 次。对久泻不止，并伴有口渴、低热多汗的患儿最为适宜。

山楂苍术饮： 生山楂、炒苍术各 10 克，加水煎煮，每日 3 次，每次 10 毫升。对脾虚湿重并伴有恶心、腹泻、微有水肿症状的腹泻患儿最为适宜。

小贴士：幼儿腹泻的食疗方案

　　1. 伤食型腹泻。有腹胀腹痛、泻前哭吵、大便酸臭如蛋花状、口臭、不思食等症状，可采用以下食疗方。

　　荠菜汤：取鲜荠菜 30 克，加水 200 毫升，文火煎至 50 毫升，1 次服完，每日 2 ～ 3 次。

　　苹果汤：取苹果 1 只洗净，连皮切碎，加水 250 毫升和少量食盐，煎汤代茶饮。适用于 1 岁以内的儿童，大于 1 岁者，可吃苹果泥。

　　2. 风寒型腹泻。有大便稀薄如泡沫状、色淡、臭气少、肠鸣腹痛，或伴有发热、鼻塞流涕等症状，可采用以下食疗方。

　　姜茶饮：取绿茶、干姜丝各 3 克，放在瓷杯中，以沸水 150 毫升冲泡，加盖温浸 10 分钟代茶随意饮服。

　　糯米固肠汤：糯米（略炒）30 克，山药 15 克，共煮粥，熟后加胡椒末少许、白糖适量调服。

　　3. 湿热型腹泻。有大便如水样伴有不消化食物、呈草绿色或黄色、有少量黏液，

小便黄少等症状，可采用以下食疗方。

乌梅汤：乌梅 10 只，加水 500 毫升煎汤，酌加红糖，以之代茶，每日服数次。

橘枣茶：取红枣 10 只，洗净晾干，放在铁锅内炒焦，取洁净橘皮 10 克，二味一起放入保温杯内，用沸水浸泡 10 分钟，饭后代茶饮，每日分 2 次服。

4. 脾虚型腹泻。时泻时止，或久泻不愈、大便稀薄或带有白色奶块、食后便泻、面色苍白等症状，可采用以下食疗方。

胡萝卜汤：取鲜胡萝卜 250 克洗净，连皮切成块状，放入锅内，加水适量煎烂，去渣取汁饮用，每日分 2～3 次。

栗子汤：取栗子 3～5 枚，去壳捣烂，加适量水煮成糊状，再加白糖适量调味，每日分 2～3 次服用。

 ## 幼儿患急性中耳炎的护理

急性中耳炎是因细菌侵入中耳而发生的，为婴幼儿多见的耳病。因为孩子在婴幼儿期咽鼓管短，位置低而平，加上抵抗力弱，所以很容易患上呼吸道感染及各种疹热病，容易使咽喉部细菌通过短而低平的咽鼓管传到中耳引起中耳炎。

急性中耳炎如果鼓膜不穿孔，并及时治疗，不会影响听力，也不复发；如果有流脓的现象，鼓膜穿孔，及时治疗的话也能使穿孔的鼓膜愈合，听力恢复；如果治疗不及时，则可迁延成为慢性中耳炎，鼓膜破坏，并会影响听力，并可能发生并发症，如急性乳突炎、急性化脓性脑膜炎等。

平时应多注意：合理喂养，带孩子多到户外活动，增强患儿体质；预防和及时治疗孩子的上呼吸道感染；孩子在感冒流涕时不要用力帮他（她）擤鼻；及时治疗鼻炎、扁桃体炎等病症。

 ## 幼儿鼻子出血的护理

外伤是引起鼻出血最常见的原因。此外，高热引起鼻黏膜干燥，毛细血管扩张也可引起出血。

父母发现孩子流鼻血该如何处理呢？

1. 指压止血法：如出血量小，可让患儿坐下，用拇指和食指紧紧地压住患儿的两侧鼻翼，压向鼻中隔部，暂让患儿用嘴呼吸，同时在患儿前额部敷以冷水毛巾，一般压迫 5～10 分钟，出血即可止住。

2. 压迫填塞法：如果出血量大，或用上法不能止住出血时，可采用压迫填塞的方法止血。具体做法是：用脱脂棉卷成如鼻孔粗细的条状，向鼻腔充填。不要松松填压，因为这样达不到止血的目的。

注意：捏鼻止血时，安慰患儿不要哭闹，张大嘴呼吸，头不要过分后仰，以免血液流入喉中。经上述处理后，一般鼻出血都可止住。如仍出血不止，需及时送医院；在医院除继续止血外，更需查明出血原因。

春末夏初时节，天气炎热，气候干燥，鼻腔黏膜水汽蒸发，也易干燥，位于鼻前下方的血管很容易扩张充血，引起破裂而流鼻血。一般孩子出鼻血以后，你只要用手指把鼻孔捏紧持续 10～15 分钟，鼻血就可以停住。出鼻血时最好让宝宝身体坐直，把头放正，但不要把头往后仰。因为仰面的时候，血虽然不从鼻孔里流出来，却会向后面流入咽部引起恶心、呕吐甚至窒息。

如果用手指捏鼻孔还是不能把鼻血止住，则可以用冰水或冰块敷在前额眉心间，这样会使血管产生反射性收缩，促使鼻出血止住。

如果孩子常流鼻血，妈妈平时应做好预防措施。比如不要让孩子在太阳下暴晒，出门应戴太阳帽，要控制孩子的剧烈活动，避免鼻外伤，在孩子鼻痒时不让他挖鼻孔，等等。在饮食方面要注意让宝宝多摄入清淡而富有营养的食物，多喝水，不要吃辛辣的东西，多吃一些新鲜蔬果，必要时可服用适量的维生素 A、维生素 C；同时注意预防感冒，还要保持大便通畅。

如何应对幼儿经常感冒

6 个月以下的婴儿或哺乳期的孩子患感冒的机会很少，原因是体内有从母体获得的先天抗体，母乳中也有不少抗体，可以对抗感冒等传染病。据统计，感冒多发生于 6 个月至 4 岁的幼儿，在这个年龄阶段，一般每年要患感冒 5～7 次，个别可超过 10 次。

患感冒既可影响孩子的健康，又使父母烦心。由于感冒无特效药，故对感冒应重在预防。预防感冒的方法有：

1. 避免接触感冒患者。在一个家庭中，如有一人得感冒，往往全家先后也会发病。据研究，感冒的病原体以病毒居多，这些病毒传播不是像人们想象的通过飞沫传播，而是主要由密切的生活接触传播的。感冒患者的鼻腔中存在大量病毒，如果通过手的传播，90% 的健康人都会得病。所以，感冒患者在家里应勤洗手，尤其是擤鼻涕后。幼儿的生活用具、毛巾、碗筷等应跟患者分开。

2. 重视室外活动。经常在室外进行体育活动的幼儿，得感冒的机会明显少于经常待在室内的孩子。

3. 补充维生素 A。体内缺乏维生素 A 时，呼吸道黏膜的抵抗力下降，易患感冒。如果适当补充维生素 A，可减少感冒的发病次数。

有的家长以为注射"丙球"可预防感冒，这是误解感冒病毒的种类很多，且经常变异"丙球"所含的抗体有限，且不大可能含有特异性抗体故注射"丙球"不能预防感冒。中药传统方剂"玉屏风散"由黄芪、白术

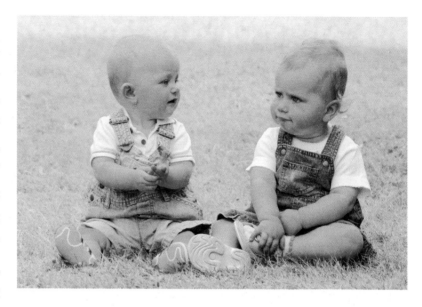

防风组成，有固表、敛汗之功，体弱的幼儿如经常服用，对预防感冒有一定的效果。"玉屏风散"现已制成"玉屏风冲剂"，幼儿服用更为方便。

如何应对幼儿经常"上火"

1. 婴儿出生后最好给予母乳喂养并保证足够的母乳量。因为母乳是婴儿最理想的食物，既含有丰富的营养物质，又不会"上火"。

2. 采用人工喂养的宝宝，可在牛奶中加些奶糕，并多喂些水果汁；半岁以上的孩子应该摄入富含纤维素的食物，每天多喂开水。对母乳不足婴儿应及时添加牛奶，而不是润肠通便；增加谷类食物和纤维素，食物性便秘即可治愈。

3. 从小培养孩子养成良好的饮食习惯和排便习惯。

4. 控制孩子的零食，尽量少给孩子购买油炸和红烧食物等容易引起"上火"的食物。学龄前儿童少吃带果壳的食物，例如炒瓜子或花生等，平时应鼓励孩子多吃蔬菜和水果，夏天不要让孩子猛喝冷饮。

5. 对已患有慢性便秘的人工喂养儿，可将奶粉冲稀一些，同时增加糖量，每 100 毫升牛奶中加糖 10 克（正常情况下，每 100 毫升牛奶中加糖 8 克）。可以每天喂 1 ～ 2 根香蕉或者每天早晨喝点蜂蜜水，每次不少于 50 毫升，温开水送服。

6. 在炎热季节，可给孩子喂些绿豆汁或绿豆稀饭，给较大幼儿适当吃些冷饮，如冰淇淋、雪糕等。此外，服些清热降火的中成药或煎药如夏菊冲剂、荷叶、紫苏、荸荠等，不仅可以清热降火，又可补脾养胃。

7. 如孩子患上疱疹性口炎或溃疡性口炎，须及时去医院就诊。

幼儿急疹的护理

幼儿急疹，是指婴儿所患的急性出疹性疾病，是由病毒引起的儿童特有的一种轻型发疹性传染病。本病好发于春季，但一年四季均可见到。婴儿突然出现无明显诱因的发热，高热一般在39℃左右，持续3天左右热退，随即皮肤出现红色较密集的皮疹，压之褪色，不痒。需1～2天自行消退。主要表现为高热、淋巴结肿大、全身皮疹，"热退疹出"是该病发展的规律。

西医治疗本病主要是对症处理，及时退热，没有其他特殊处理方法。这里着重讲下中医治疗方法。

1. 疏表清热之法

中医认为本病初起多因外感时邪，郁于肌肤与气血相搏，外发肌表，故应采用此法。常选用芦根10克，金银花6克，野菊花8克，连翘10克，淡竹叶3克，黄芩6克，薄荷3克，牡丹皮5克等具有疏表清热，凉血解毒之品。应用这种方法可以起到促进退烧，防止留有余邪的作用，水煎后每日分3～5次服用，每次喝30～50毫升。值得一提的是中药的熬制，这种药性的药物应先用水浸泡半小时，待开锅后，微火熬15分钟即可，这样可以保存药性，使药物充分发挥作用。也可用银花10克，野菊花15克，贯众6克熬汤代水喝，同样有清热解毒透表之功效。治疗本病的关键在于及时退烧，不留余邪。

2. 针灸疗法

体针：取穴大椎、曲池、合谷、足三里。对高热患儿用强刺激泻法，持续捻针3～5分钟，不留针。用于急诊高热者。

3. 推拿疗法

清肺金，揉小天心，清天河水，推板门（"板门"是一个穴位，位于手掌大鱼际平面），分阴阳，退六腑，捏大椎，按揉曲池、合谷，每日1～2次，连续1～2日。用于热蕴肺胃证。

预防和护理，家长应注意以下几点。

（1）周岁以内的孩子形气未充，发育不完全，抵抗疾病的能力弱，所以不要带孩子去串门或去公共场所。因为公共场所人多，细菌及病毒在空气中的密度相对比较高，这样孩子染上疾病的可能性会大大增加。

（2）周岁以内孩子饮食一定要有规律，在能添加副食后要注意蔬菜的摄入。中医认为脾胃为人的后天之本，饮食规律、丰富，纳食正常才能促使孩子很好的发育成长。身体强壮后，抗病能力自然会增强。

（3）在孩子发热期间，应多给孩子饮水，以温开水为佳，不要喝甜水。因为孩子发热时食欲欠佳，甜水会进一步影响孩子的食欲，不利于疾病的康复。在饮食上以清淡为主，肥甘厚味会使气机壅滞，影响脾胃运化、消化功能。

（4）患病期间孩子体虚，应特别注意避风寒，慎勿汗出当风，那样会招受新邪而致病情反复。孩子发热汗出时，可用温热的湿毛巾或柔软的干毛巾给孩子擦拭，这样既可散热又很舒适。

幼儿急疹是一种轻型传染病，所以在冬春季节家长可以每天给孩子喝一袋板蓝根冲剂，用以加强孩子抵抗病毒侵袭的能力，预防疾病。本病一般病程较轻，预后良好。所以当您的孩子患了此病，也不必惊慌，按上述方法去做，一般都可痊愈，倘若病情反复应及时去医院就诊。

幼儿急疹一般情况下，患儿只发病一次。出疹后如无并发症则可自愈。出疹时注意避免受凉，如瘙痒可洗温水澡。只要护理得当对孩子没有什么不良影响。

 # 幼儿贫血的护理

贫血是孩子一种常见病症，多数是因营养不良造成的，贫血患儿可出现面色苍白或萎黄、容易疲劳、抵抗力弱等症状。长期贫血可影响心脏功能及智力发育。据统计，我国近40%的学龄儿童和托幼儿童患有不同程度的贫血。

防治贫血除了适当的药物治疗外，营养饮食非常重要。牛瘦肉、猪瘦肉、奶、蛋黄、动物肝脏、动物血，以及绿叶蔬菜、水果、粗粮中，含有丰富的铁及维生素，其中以猪肝、蛋黄、海带、黑芝麻等补血效果最好。但食补时应注意滋补而不油腻，且每餐不宜过多。

 # 幼儿脾胃虚弱的护理

脾胃虚弱包括单纯的脾胃虚弱和脾虚有热两种情况，单纯的脾胃虚弱按顺序治疗是这样的：首先是用助消化药（如妈咪爱、胖得生、利倍壮等），效果不显再用健脾药，如小儿健脾冲剂、醒脾养胃冲剂、保和散、婴儿素等；如用药后仍不理想，则要到医院就诊。

脾虚有热的治疗：症状多见舌苔黄、便干或极硬（落地有声）、腹泻便中水多以及感冒后热未清造成有眼屎或咽干，伴有单纯性脾虚症状的、伤食后导致的饮食减少（多见口中有酸味或有热气）、口腔常出现溃疡等，这时可用王氏保赤丸、小儿健脾散、小儿清解液等。因这类药有清热作用，故不能久服，或在医生指导下服用，否则易伤脾胃。在护理上要多给孩子喝水，以达到清热的目的。

小儿脾胃虚弱的护理方法有如下几种。

第一，喂养得当。脾胃虚弱的孩子不要喂太多，孩子不吃时不要追着喂，能吃多少算多少，避免伤食，同时要重视给孩子多喂水。

第二，加辅食时，脾胃虚弱的孩子要比一般孩子晚加半个月左右，要先加米汤、米粥，再加米粉，然后再加蛋黄及其他。水果方面不要早加，对于便秘的周岁以内的孩子，尤其注意不要加香蕉和蜂蜜水，以免加重病情。腹泻的孩子更要少加果泥及果汁等。

第三，在环境允许的情况下，可以增加孩子的活动量，以促进脾胃功能。

幼儿结肠过敏的护理

结肠过敏常见于 1～3 岁幼儿，表现为反复性发作的稀便样腹泻，原因不明，可能具有家族遗传倾向，发生机制与调节胃肠道蠕动功能的内脏植物神经兴奋性较高有关。情绪紧张哭闹及进食过快时都有可能反射性引起结肠蠕动增加，引发腹泻，属于一类功能性腹泻。该症的临床特点是常在进食后 1 个小时左右就要如厕，开始便出成形便，而后为稀便，内含黏液较多。也可在紧张或哭闹之后发生类似情况。虽然每日解便数次，有腹泻表现，但孩子一般情况尚可。去医院检查，大便镜检正常，无酸臭味，无脓血和红细胞。

结肠过敏的治疗：不能依靠药物治疗，也难以依靠饮食调节来缓解，关键在于形成良好的家庭氛围，给予孩子一个良好的家庭环境，且帮助孩子提高心理素质及适应能力。每当孩子紧张不安或哭闹时，父母要多加安慰、鼓励和开导。另外，要注意帮助孩子形成细嚼慢咽的饮食习惯，特别注意不要在餐桌旁指责及训斥孩子，父母之间也要尽量避免在孩子面前争吵或流露出紧张情绪，以免感染孩子情绪而致结肠过敏发生。随着孩子逐渐长大，内脏植物神经功能不断完善，调节有序，此时，这种过敏症状就可得到自然缓解。

如何应对幼儿长期便秘

孩子在不同年龄有着不同的便秘的常见原因：当孩子食物不够时，也可以出现便秘，在补充食物后，则大便可以正常。又孩子因喝水太少，特别在夏天，出汗多，肠内水分被吸收，致使大便太干燥也可有便秘。随着孩子年龄的逐渐增大，如果平时未经排便训练及建立定时排便的习惯，也可以成为便秘的一个重要因素。如果因为平时排便习惯不规则，虽然有排便的感觉，但由于过于贪玩或因为其他事情，而有意识地抑制便意，时间长了，可使肠内排便的反射敏感度降低，大便堆积于肠内，使更多的水分被吸收，大便变得较干燥，更使大便不易排出。孩子食物过于精细，缺少纤维素，对肠壁刺激不够，也可以形成便秘。

另外，病理引起的便秘也有，可见于肠狭窄、肠梗阻、直肠或肛门狭窄、幽门痉挛、先天性肥大性幽门狭窄、先天性巨结肠等肠道疾病。营养不良、贫血、缺乏维生素、运动量少，可使腹肌无力，肠肌张力降低，都可使孩子便秘。脑及脊髓病变也可以使孩子出现便秘。

把孩子的生活安排得有规律些，让孩子多吃青菜、水果，多喝水和多吃些脂肪类食品，同时要培养按时大便的习惯，这样就能改善孩子便秘的情况。

有的孩子活动量过小或患有佝偻病、营养不良等，都能使肠功能紊乱而引起便秘。对于活动量小的孩子，可适当增加活动量，有疾病的孩子应该进行治疗，随着疾病的好转，便秘会逐渐减轻的。

用按摩腹部的方法可以解除便秘症状，具体的方法：成人用手掌顺时针方向按摩孩子的腹部，每日 1～2 次，每次按摩 3 分钟。也可在每天早晨给孩子喝一杯淡盐开水，增加肠蠕动，对改善便秘有效。

平时要注意饮食调摄，多食蔬菜及纤维素多的食品。多吃水果，多饮水，同时，也可以采用药膳，进行调理预防。给宝宝吃点红薯粉，用沸开水调至黏稠状饮食，因为红薯粉润肠，这样对肠胃比较好，对便秘非常见效。建议您最好是早上用薏苡仁煮水给宝宝喝，具有润肠的功效。

保持精神愉快，参加适当的文体活动。平素体质较弱而无力者，也应加强活动和锻炼。预防便秘必须养成定时大便的习惯，即使无便意仍要定时排便。

幼儿尿频的护理

哺乳期婴儿进水量较多而膀胱容量小，日排尿可达 20 次左右，1 岁时日排尿 15 次左右，至学龄前期和学龄期儿童则日排尿 6～7 次，如排尿次数过多则为尿频。发生尿频的原因很多，应结合具体表现和化验检查，综合分析，找出原因。常见的原因有以下几点。

1. 尿道及季节因素：如尿频但每次尿量不多，尿时无痛苦表情，也无其他症状，首先要考虑局部因素，如尿道口发炎，包皮过长，或蛲虫刺激阴部等。此外，季节因素，冬季多尿是正常现象。

2. 饮食性多尿：如尿频同时每次尿量多，而无其他表现时，首先要注意是否喝水太多，尤其是喜欢糖水的孩子多发生。

3. 神经性尿频：幼儿膀胱逼尿肌发育不良，神经不健全，可发生白天点滴性多尿，可达 20～30 次，但是夜间排尿正常，有反复发作趋势，尿化验检查正常，此病非由炎症引起。

4. 泌尿道炎症：如尿频、尿急、尿痛或伴发热，应考虑有泌尿系感染，如膀胱炎、肾盂肾炎等，尿检查显微镜下可查到脓细胞或大量白细胞，严重时伴有全身感染中毒症状，需抗生素治疗。

5. 特殊疾病：如尿频伴尿量多，同时有口渴多饮、消瘦的情况，应注意检查尿液，如尿内含糖则应考虑糖尿病，如尿内无糖而比重低则应想到尿崩症。

尿频应针对病因进行治疗，如果由炎症引起，以抗感染为主，因蛲虫所致给予驱虫。包皮过长可行手术，单纯饮水量过多适当控制进水量等。除此之外，要注意局部清洁卫生，勤洗澡换衣。

 # 如何应对幼儿遗尿

遗尿，又称"尿床"、"尿溲"，是指孩子在睡眠中小便自遗，醒后方知的一种病症，患病率约为 10.98%。本病的发病以 3 周岁以上、13 岁以下的儿童多见，亦有延至成人者，男孩多于女孩。如果 3 岁以内的孩子由于智力发育未全，排尿习惯尚未养成，又或因精神刺激，贪玩少睡，过度疲劳引起小便自遗，则不属病态，若 3～5 岁以后，仍不能自己控制排尿，夜寐自遗，则应视为遗尿症，遗尿又分原发性和继发性两种。

引起遗尿的原因有：

1. 遗传因素。如果父母双方小时候均有遗尿者，其子女遗尿的发生率约为 77%。如果父母中有一人小时候有遗尿者，其子女遗尿的发生率约为 44%。

2. 膀胱容量小。对遗尿儿童做膀胱 B 型超声检查发现，遗尿儿童的膀胱容量均不同程度地小于正常儿童，平均要比正常儿童的膀胱容量小 50%。

3. 睡眠过深。遗尿的儿童晚上都睡得很深，叫也叫不醒。即使把他叫醒以后，往往也还是迷迷糊糊，甚至尿了床也不知道。

4. 排尿习惯训练不当。有的家长给孩子使用尿布的时间过长，以至于不能使孩子养成自己控制排尿的习惯。有的家长训练孩子排尿方法不对，在晚上把孩子唤醒以后，让他坐在便盆上，边玩边撒尿。最后，也没有看看孩子是否已经小便了，就把孩子往床上一抱。这样孩子就不可能把排尿与坐便盆联系起来构成条件反射，因为有时孩子是坐在便盆上玩，并没有小便。

 # 如何解决孩子的尿床问题？

遗尿症孩子的家长会千方百计地寻找各种方法为自己的孩子治疗，其实综合管理配合合理的治疗才是科学有效的方法。

首先，正常的生活起居对于遗尿症的儿童是非常必要的。通常患有遗尿症的孩子睡眠深沉，尤其在入睡后 2～3 个小时之内，也就是前半夜，很难唤醒，更不用说自行起床小便。如果孩子白天劳累过度而睡觉较晚，夜间就会尿床，所以对于尿床的孩子，家长要教育他们白天适当活动，晚上早些睡觉，最好在晚 9 点左右，这样一来可使孩子得到充分的休息。家长在自己睡觉前可以唤醒孩子小便，减少尿床的机会。

其次，合理的饮食和适当的饮水控制是必要的，这类儿童的晚饭不能吃得太咸，应尽量清淡些，避免进食容易引起口渴的食品，如高盐、高糖和高蛋白质的食物，鼓励患儿在白天多饮水，晚饭后尽量不喝水，包括饮料、牛奶和西瓜等。通过饮食起居的调节可以使一部分患儿的尿床现象得到控制，尤其是对于晚饭后饮水过多的孩子效果更好。

在遗尿的孩子当中，有一部分是由于自幼没有受到正确的排尿训练，这部分孩子有些是从小使用尿布至较大的年龄，家长未对孩子进行排尿的训练；另一部分虽然有过排尿训练，但从未唤醒孩子后再小便，甚至于已经是学龄儿童，夜间仍然在睡眠状态中由家长抱着上厕所小便。这样一来使孩子感觉在睡眠中排尿是很正常的，对于这些儿童应该从幼儿期开始夜间排尿时叫醒他们，让孩子在排尿时清楚地知道自己的行为，这样有助于避免遗尿症的发生。对于那些已经年长的患儿，更应叫醒排尿，必要时可以采用闹钟叫醒（一种条件反射性的治疗方式）和膀胱功能训练的方法，这需要在医生的指导下进行，且需一段时间，以达到目的，但它需要患儿和家长的非常关注和很好的耐性。

对于非连续性遗尿症的儿童来说，了解其诱发因素及时加以解决，并且配合适当的心理安慰是非常重要的。这些儿童往往存在一定的诱因，如突然转学、入托、搬家和亲人远离等。家长对孩子的精神安慰在这时候就显得非常重要，每在晚上睡前同孩子亲切交谈 15 分钟，告诉他有能力克服尿床现象，再配合饮水控制，可使部分孩子得到缓解。

对于年龄稍大的患儿，可以采取多种形式，如控制饮水加清洗床单、闹钟叫醒加饮水控制等措施，以达到减少尿床的目的。采取药物治疗（如醋酸去氨加压素）应当在医生指导下进行。

总之，遗尿症是一个可以控制的疾病，但需要患儿和家长及医生的共同努力。

儿童遗尿的家庭治疗：

一是要求孩子定时睡觉（一般在晚上 9 点）。晚上上床前服用氯丙米嗪，该药具有扩张膀胱和使大脑容易清醒的作用。睡前，一定要求孩子上厕所小便。家长不要在床边放痰盂，让孩子把小便尿在痰盂里。因为上厕所小便可以使孩子建立"到厕所去小便"的条件反射，并彻底地排空。

二是开闹钟。把闹钟定到 11 点，放在孩子的耳朵边上。因为绝大多数尿床孩子的首次尿床时间，都是在入睡后的最初 3 个小时以内，所以要提前 1 个小时叫醒孩子。

同时，要求孩子睡前（一般从晚饭后开始）不要喝水、喝饮料和吃水果。目的在于减少入睡以后膀胱内贮存的尿量，以免孩子晚上尿床。在孩子睡觉前，不要让孩子看惊险的电影或电视，也不要给孩子讲会使他激动的故事。因为睡前过于兴奋，孩子就会睡得很深，容易尿床。

此外，夜间叫孩子到厕所小便，要求母亲或父亲先小便，目的在于让孩子听到父母的小便声音以后，诱导孩子小便，有利于孩子能尿得更加干净些。

一般来说，遗尿的儿童经过上述家庭治疗，待 3～6 个月以后，大多数的孩子就不会再尿床了。

幼儿疱疹性咽炎的护理

由于孩子机体抵抗力低下，防御功能比较弱，常常有病毒或细菌侵入体内，从而产生一些症状。临床上，我们经常见到一些孩子突然出现高热，流口水，不肯进食的情况，小一点的孩子只会哭闹，弄得家长不知所措，大一点的孩子自己会讲述咽痛。到医院检查时，医生可发现咽峡充血，舌腭弓、软腭、硬腭及悬雍垂处有浅灰色的小疱疹，直径 1～2 毫米，周围有红晕，2～3 天破溃为白色溃疡后，疱疹与溃疡可同时存在。病损数目多至 5～10 个，也可少至 1～2 个，偶尔可在扁桃体及舌部见到单个疱疹或溃疡，但从不侵犯齿龈及颊黏膜，所以属于口腔后部的感染，一般 4～6 日可自愈，很少有并发症。

上述情况医学上称为疱疹性咽炎，一般认为是 A 组柯萨奇病毒感染所致。多见于 1～7 岁孩子，夏季流行，同一患儿可反复多次发作。主要表现为突然高热，咽痛，体温一般在 37.7～40℃，发病时常有呕吐或头痛，少数患儿有腹痛，幼儿可因高热而惊厥，咽痛可使婴幼儿流口水，拒食。

因为这种病是病毒感染所致，所以治疗主要以抗病毒为主，不需使用抗生素。可口服抗病毒口服液或板蓝根冲剂等。另外还可服用多种维生素，如维生素 C 和 B 族维生素，局部可用金霉素鱼肝油或中药气雾剂喷雾，以达到局部止痛消炎作用。若有继发细菌感染或并发中耳炎、鼻窦炎时，可采用抗生素治疗。

高热时，体温超过 38.5℃，应给予退热处理，以免引起高热惊厥。进食困难的孩子，应适当补液，以防止电解质紊乱。

饮食可进冷流食或半流食，太热的食物可引起咽痛加重，要吃一些不太热而且清淡易消化的食物，还可增加一些蔬菜汁。另外，较大的孩子发热期可吃一些冰淇淋，因冰淇淋较凉，可起到止痛的作用；再有里面含有牛奶及维生素等，可增加热量，补充营养，也可起到降温作用。因此，对于早期高热、拒食的孩子，给孩子吃冰淇淋时，多数孩子愿意接受，对止痛、退热及预防脱水能起到良好效果。

 # 幼儿异位性皮炎的护理

异位性皮炎，是具有遗传过敏特点的一种湿疹。中医主要是通过中药健脾除湿、养血润肤的方法治疗，根据患儿不同时期的临床特点，采用不同的辨证论治方法，而不是简单地用某种固定的"冬病夏治"的方法治疗。如果配合中药外洗、上药治疗，疗效会更好。

由于本病与遗传有关，很难在短期内彻底治愈，病程比较长，所以在治疗的同时，加强生活起居和饮食的护理，对尽快控制疾病、早日康复尤为重要。虽然过敏源检测未发现食物过敏源，但生活中应注意观察患儿饮食与皮肤病之间的关系，发现哪些食物会引起皮肤病的加重，今后就避免再食用。

临床发现多数患儿有脾胃虚的特点，因此对异位性皮炎的患儿还应注意保护脾胃的功能，不要给孩子吃生、冷食物，尤其是夏季的冷饮要少吃。一日三餐要定时、定量，不能孩子爱吃什么就由着孩子多吃，这样饥一顿饱一顿会更伤脾胃。

异位性皮炎患儿的皮肤对外界刺激很敏感，要注意选择柔软的纯棉质地的贴身内衣。给患儿洗澡应该适度，夏季可以每天洗，冬季可以一周洗 1 ～ 2 次。洗澡过勤，会使皮肤更干燥，加重瘙痒感；洗澡太少，皮肤不能保持清洁，容易因搔抓引起感染。洗澡应以淋浴为主，水温应与孩子的体温接近，不能过热。应尽量选用专为婴幼儿生产的中性无刺激的沐浴露，洗浴后涂搽润肤药水、润肤露等，防止皮肤干燥。

患儿居住的房间装修应简洁，选择无味、刺激小的环保型建材，避免使用地毯、墙布；床垫、衣物要定期晾晒，防止滋生疥螨引起过敏。对异位性皮炎患儿的生活给予科学调护，配合医生的精心治疗，绝大多数的患儿是可以痊愈的，而且孩子的身体发育、智力发育也不会受到影响。

如何应对幼儿口腔异味

孩子口腔异味的问题应首先到口腔科看是否有龋坏的牙齿。因为有龋坏牙齿时，由于食物长期滞留在坏牙中加上细菌的作用，会产生腐败的气味。牙齿及牙周有问题的应进行治疗，治疗后口腔异味即可消失。

另外要注意口腔卫生，早晚刷牙。这里所说的刷牙应是有效的刷牙，即牙齿的每个部位都应刷干净。如果排除牙齿疾病及牙周异常，可看中医科。

孩子脾、胃不好，消化不良，口腔中也可出现异味。此外，上呼吸道感染伴有口腔感染时也可出现异味，但是短期的口腔感染缓解后，异味就会消失。

总之，口腔异味不应忽视，要尽早看医生。引起宝宝口腔异味的主要原因是由于宝宝消化不良所致，建议进行饮食调节，如多吃含维生素和纤维素的食物，暂时减少蛋白质的摄入，同时可以服用健脾消食片，多给宝宝喝水。

如何应对幼儿喉咙有痰咳不出

孩子咳嗽时常伴有黏稠的痰液，使得喉咙里呼噜作响，既咳不出又咽不下，做父母的总是忧心忡忡。其实，对于婴幼儿喉咙中黏稠痰液，除给予必要的抗感染和对症处理外，也能用一些简单易行的方法，能收到很好的疗效。

1.室内的温度宜保持在 18 ～ 22℃，相对湿度 55%～ 65%，同时宜多给孩子补充足够的水分，这样，喉咙中的痰液不至于过分黏稠，痰液也就很容易咳出来。

2.配合选用化痰的药物，使痰液稀释，有利于痰液的排出。

3. 经常给孩子翻身或拍背，一方面可以促进肺部的血液循环，另一方面拍背可使支气管内的痰液变得松动，易于排出。正确的方法是：患儿应取侧卧位或抱起侧卧，家长五指微曲成半环状，即半握拳，然后轻轻拍打病孩的背部，右侧卧拍打左侧背部，左侧卧反之亦然。两侧交替进行。叩击力量不宜过大，从上而下，从外向内，依次进行。每次拍打几分钟，每天 2～3 次。

4. 对于孩子口腔黏稠痰液，家长有时可用手指包上清洁的纱布，轻轻地去除孩子口腔深部的痰液，保持呼吸道的畅通。

5. 可采用热气吸入法，原理是让孩子吸入热、润的气体，使黏稠的痰液变稀，有助于排出。例如水罐法，即将沸水倒入罐内，让孩子口鼻对准罐口持续吸入。当然，要注意别让孩子烫伤。

 # 如何应对幼儿迟迟不出牙

出牙实际上是指乳牙的萌出。出牙是孩子一生中的一个重要变化。出牙意味着食物的变更，从只能吃奶到能吃固体食物，这一变化使消化系统的功能得以进一步发挥。孩子开始了食物的咀嚼及在口腔中的初步消化。

正常的乳牙萌出一般自孩子 6～8 个月开始，也可早自生后 4 个月或晚至 10 个月，如孩子 1 岁还不出牙，就应视为异常了。

引起乳牙晚出的原因比较复杂。其中应该考虑全身性疾病，如佝偻病、甲状腺功能低下症的可能，故应做详细的内科检查。还可在口腔科拍 X 线片，了解牙床里是否有乳牙的牙胚。有的孩子由于自出生到 1 岁很少或根本没有接触过固体食物，牙床表面得不到应有的刺激，使得牙齿萌出较晚。而乳牙萌出越晚，牙床表面的黏膜长得越坚固，使牙齿萌出阻力越大，越不易萌出。此时如证实确有牙胚存在，也可在牙床表面划一小口，就可促进牙齿尽早萌出。当然，这要由口腔科医生来做出决定。

 # 幼儿霰粒肿的护理

霰粒肿又叫睑板囊肿，是由于某种原因使睑板腺口受到阻塞，刺激腺体周围组织，引起慢性炎症反应，逐渐形成隆起的肿块。孩子患了霰粒肿后，在眼皮下可以摸到绿豆或黄豆大小，个别的还有大些的硬结。翻过眼睑时，在睑结膜面可以看到相应的部位呈紫红色肉芽肿突出。一般没有触痛及其他症状，有的病程较长，几周或几个月，也可能反复发生。

比较小的霰粒肿，常常能够自行吸收，并不要急于手术。初期小的霰粒肿，也可通过局部热敷，涂 0.5% 金霉素眼膏来治疗。如果霰粒肿伴有慢性炎症，特别是中央部不液化，或者反复发生，应进一步检查。

如果在保守的治疗方法如使用眼膏等无效的情况下，也可以用手术的方式来治疗：在局部麻醉下，在睑结膜上作一小切口，将其内容物挖出，伤口一般 1～2 天即可痊愈。

 ## 如何应对幼儿眼屎多

宝宝眼屎多可能有的原因及对策：

1. 正常的孩子，2～3 个月大时，早上醒来眼睛上可能有些眼屎，这是因为这个时期眼睫毛容易向内生长，眼球受到摩擦刺激就产生了眼屎。一般 1 岁左右，睫毛自然会向外生长，眼屎便渐渐少了，所以用不着治疗，可以用温毛巾擦干净，也可以用棉签蘸 2% 硼酸溶液，从内眼角向外眼角轻轻擦拭干净。

2. 如果孩子一出生，眼睛上就有一层灰白色东西，可不是眼屎，这层灰白色的东西医学上称为"胎脂"，胎脂有保护皮肤和防止散热的作用，可以自行吸收，所以不能随便擦除。眼屎多的另一个原因是孩子体内有积热，即通常所说的上火。

3. 多数是因平时喜食鱼、虾、肉等热量高的食物，较少食用水果、蔬菜等引起，这时除了眼屎多外，还常伴有怕热、易出汗、大便干燥、舌苔厚等症状。治疗的最好办法是改变不良的饮食习惯，多喝水，必要时服一些清热泻火、消食导滞的中药。

4. 如果孩子突然有很多眼屎，同时还伴有眼睛刺痒、发红，那就要去医院检查，看是否得了"红眼病"。这种病除了局部用氯霉素眼药水和红霉素软膏外，还要强调个人卫生，提醒孩子不要用脏手擦揉眼睛，不与别人混用脸盆、毛巾等洗浴物品，以防引起交叉感染。

5. 婴儿鼻泪管发育不全。婴儿鼻泪管较短，发育不全，开口部的瓣膜发育不全，位于眼的内眦。使眼泪无法顺利排出，导致眼泪累积。清理方式：如果为鼻泪管发育不全所引起，母亲在照顾时，可每天用手在宝宝鼻梁处稍加按摩，帮助鼻泪管畅通。

 ## 如何应对幼儿斜视

斜视，顾名思义就是原本应该相对称的两眼球位置出现了不对称，视功能产生一系列的生理、病理变化。

怎么确定孩子有没有斜视呢？

从发病时间上要注意几个特定时期：一是孩子出生睁眼后，观察其两眼眼球是否对称；再是孩子长到 5～6 个月抱起来看东西的时候有没有两眼眼球活动不同步同方向或歪头现象；三是 2～3 岁时有没有两眼眼球位置不对称。如有迹象，应立即到医院就诊。还有一种斜视是任何年龄都可以发生的，常见病因是头部外伤、感染和肿瘤。

宝宝得了斜视怎么办？

首先应该确诊斜视的性质，病变的程度，是否影响了视力。然后再根据不同情况制定治疗方案。治疗主要有配镜、用药、训练、手术4个方面。需要强调的是，许多斜视患儿家长，过多注重斜视眼位的纠正，而不太关心视力的正常与否，这是错误的。因为不少斜视都伴有不同程度的视力障碍，而视力的恢复要比矫治斜视困难得多。所以，许多斜视的矫治是一个综合治疗过程，需要时间和耐心。

1岁以内由于孩子调节眼球的神经还没有发育完全，可能出现斜视，可以暂时不必治疗；1岁以后，如果仍然斜视可以配镜或手术治疗。

如何应对幼儿近视

家中如有罹患近视的孩子，一定会给家长带来不小的压力及困扰，生怕孩子的近视度数持续增加，到最后导致视力严重下降，甚至失明。其实近视及大多数眼疾，只要能早期发现、定期追踪并给予适当的治疗，就可以减缓近视加深及维持正常的视力。

所谓近视，指的是外来的光线，经眼球的屈光系统（主要是角膜及水晶体）屈折后，没有精准的聚焦在视网膜上，而是落在视网膜之前。为了要将焦点移到视网膜上，需要将东西靠近眼球去看。所以近视的人是看远物模糊，看近物却比较清晰。

造成近视的原因可分为两种：屈折性近视和轴性近视。

1.屈折性近视。指的是眼轴长正常，但角膜或水晶体等的屈折力异常（太强）所致。这种近视较少见，包括：（1）角膜性近视：如圆锥角膜、球状角膜等，因角膜曲率半径小，所以屈折力强。（2）水晶体性近视：如水晶体向前方移动或脱位（外伤或遗传），或水晶体屈折力增加（如初期白内障、糖尿病等）。

2.轴性近视。因为眼轴长异常更易导致近视，眼轴长每增加1厘米，则增加3个屈光度的屈折力（就是增加300度近视），通常近视均属于此类。

为什么儿童会近视？这就要谈到眼球的发育。正常孩子出生时，眼球前后径约为1.8厘米长，为成人眼球的2／3（成人为2.4厘米长），眼球体积约为成人的一半。孩子出生后眼球的发育分为两个阶段：第一阶段从出生至3岁，称为快速"婴儿"期，此时眼轴长迅速增加，从1.8厘米增长至2.3厘米；第二阶段从3～14岁，称为慢速"幼年"期，此时眼轴长只增加0.1厘米，而成为2.4厘米，所以说眼睛发育到14岁时，已经是成人的程度。

正常新生儿眼睛的屈光力，因为眼轴长较短，所以大多数是远视（称为生理性远视），而早产儿则有偏向近视的趋势。约在7岁以后，生理性远视开始减轻。如果能保持正确用眼习惯，到青春期，正常眼睛应为正视眼。但是如果在7岁以后，至青春期眼球发育成熟这段时间，没有好好保养眼睛，则近视度数可能会迅速增加。

如果家中学龄前的孩子被怀疑有近视，最好是找眼科医生，点睫状肌松弛剂后再验光，确定是否有近视。因为孩子调视能力强，可能会有睫状肌持续收缩而呈现出"假性近视"

的情况，这种近视在点眼药水或眼睛望远处休息后，度数可以减低或消失。假性近视不需佩戴眼镜，一般经正确的矫治都可以恢复正常。不过，也提醒父母应该注意孩子的用眼习惯及视力保健。

如果点睫状肌松弛剂后，度数仍存在，则表示是真的近视了，这时要不要佩戴眼镜，就要看孩子的视力。如果上课时黑板上的字看不清楚，或是看电视及上课时都要眯眼看时，建议最好是戴眼镜，而且度数可以佩戴稍微低一点。轻度近视可以在看远物时如上课、看电影时才佩戴眼镜，看书写字时不用戴，中高度近视者（300度以上）不论看远看近都要戴。

许多父母一直反对给孩子戴眼镜，因为按照他们的经验，眼镜一旦戴上去就无法拿下来了，而且会使度数越来越加深。其实近视度数的增加，佩戴眼镜不是原因，而是不注重眼睛的保健。如果近视度数已经影响到了日常生活及上课，就应该给孩子佩戴合适的眼镜，它是矫正视力最好的方式。佩戴眼镜不是让近视度数降低，而是让孩子的世界从朦胧不清变成清晰分明，他也会舍不得拿下眼镜。

如果孩子度数增加很快，除了应注意日常用眼习惯外，眼科医生通常会给孩子点睫状肌松弛剂（俗称散瞳剂），来控制近视不要增加太快。很多父母会问，都已经近视了，点这些药有用吗？要点多少？有无副作用或伤害眼睛？其实根据国内外研究显示，睫状肌松弛剂可以防止度数增加，但是效果不是百分之百，所以除非定期追踪检查，否则很难看出近视的变化及药效。

一般近视度数增加很快的，需要较长期用药。要点到什么时候呢？一般是要点到度数比较稳定，也就是14岁左右，不过很少有父母及孩子会持续追踪点眼药。会不会有什么副作用？除了瞳孔散大会怕光及看近物可能较吃力外，长期并不会有什么伤害眼睛的副作用。只是有极少数人会对睫状肌松弛剂过敏，停药就可以了。

近视的本质是眼轴长的增加，与长时间近距离用眼有关。要减缓近视的增加，除了点眼药、佩戴适合的眼镜外，正确的日常用眼习惯，包括正确的阅读姿势、距离（眼睛距书本至少30厘米）、阅读时间（阅读20～30分钟休息5～10分钟）、适当的光线、多让眼睛望远休息等。另外保持充足的睡眠、均衡的饮食（多吃蔬果及鱼类，少吃甜食及油炸食物）、定期的眼视力检查（每年至少两次）也是需要的。

如何应对幼儿远视

由于太多的青少年近视，使许多年轻的爸爸妈妈也担心自己的小宝宝会得近视，其实不然，婴幼儿的近视眼很少，仅有1%～1.5%，而90%以上的学龄前儿童是远视，当然，其中绝大多数是生理性的，是眼正常发育的表现。然而，也有20%～25%的远视是异常的，或是病理性的，它是导致儿童视力低下及眼发育不良的主要原因，应引起年轻父母足够的重视。

为什么绝大多数的儿童会是远视呢?

这主要与儿童眼发育有密切的关系。儿童的眼睛在生长发育中，眼球由小长大，眼轴（眼球的前后径）逐渐增长，如果将眼球看成一个球体，它有三个轴，即纵轴、横轴、矢状轴（即眼轴），一个正球体的三个轴的长度相等。学龄前儿童眼轴大多短于纵、横轴，呈一扁球形，是远视型眼球，到 6～8 岁时，才逐渐长成为三轴长相等，约 24 毫米的正球体，即正视型眼球，如果眼轴继续延长并超过纵、横轴，呈长球形，那就是近视型眼球。以光学计算，眼轴每短 1 毫米，远视增加 300 度；每延长 1 毫米，近视增加 300 度。

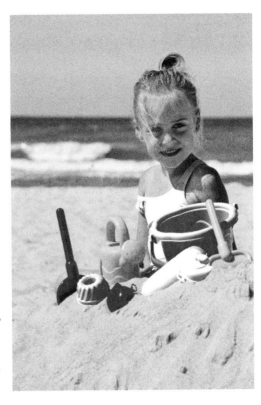

婴儿出生后，眼球小，眼轴短，所以几乎都是远视，或兼有远视散光，随着年龄增大，眼的发育长大，眼轴增长，才能发育成为正视眼（无远视、近视、散光）。只有当眼轴继续延长，那就成为近视眼。

学龄前儿童的眼睛在生长发育中有一定的生理远视，是眼发育的正常过程，它的正常值为：3～4 岁远视 200 度以内，4～5 岁远视 150 度以内，6～8 岁远视 100 度以内，超过正常范围的，则为异常的或病理性远视。

异常的或病理性远视是眼发育不良或发育异常的表现，而异常的或病理性远视又会进一步影响眼的正常发育，使它处在一个不良的恶性循环中。这种影响又与远视的度数或双眼屈光度数相差成正比，即远视度数越大，双眼度数相差越大，对眼的生长发育影响也越大。

异常的或病理性远视对眼发育的主要影响表现为：视力低常（正常儿童视力为 3～4 岁≥ 0.6，4～5 岁≥ 0.8，5～6 岁≥ 1.0，低于上述标准称为视力低常）、弱视（眼无器质性病变，戴镜视力不能矫正达 0.8 以上）、斜视及其他视功能障碍，如融合功能障碍（在同视机检查中，不能将两个图像融为一体，如狮子关不进笼子，动物的耳朵、尾巴长不到身体上等等）、立体视觉障碍。

为此，特别提醒年轻父母对幼儿异常的病理性远视要有足够的重视。处在生长发育期的眼睛有很强的可塑性，异常或病理性的远视只要能及早发现，并及时采取正确的健康干预，完全有可能使之恢复为正常的发育。异常或病理性远视的主要表现是视力低常，早期发现儿童视力低常最有效最简便的方法是视力检查。轻度远视如无症状则不需矫正，如有视疲劳和内斜视，即使远视度数低也应戴镜。中度以上远视者应戴镜矫正视力，消除视疲劳及防止内斜视的发生。

远视眼的视力可因远视程度的深浅及年龄的大小而有近、远视力正常或近视力差、远视力好，或者远近视力均差几种情况。远视眼易产生视疲劳，应验光检查，然后配适宜的凸球面透镜即可以解决。对于远视眼又有内斜者一定要滴睫状肌散瞳验光配镜。凡是发现有斜视的儿童，应及早到医院检查，散瞳验光佩戴适宜度数的眼镜，有利于视力提高，矫正部分斜视及防止弱视产生。

孩子一旦患有远视眼，应多吃大蒜、洋葱、乳制品、动物肝脏，尽量避免食用肉或荤油烧的菜。

 # 如何应对幼儿弱视

弱视发生在视觉发育的早期，是双眼对刺激的输入失去平衡的结果，占优势的眼成为健眼，占劣势则成为弱视眼，弱视的发生率高达 3%，其治疗效果与年龄密切相关，年龄越小，疗效越好，获得功能治愈可能性越大，因此早期发现，及时合理的治疗极为重要，成年后治愈基本无望，故应在学龄前这一视觉发育可塑性较强的时期积极进行治疗，争取最佳的效果。

现仅就当前国内、外学者们认为有效及可行的弱视治疗方法和评价与注意事项简要介绍如下。

中心注视性弱视的治疗：

1. 传统遮盖法。目前仍是治疗弱视的主要和最有效的方法。遮盖法可以消除由于刺激注视眼的抑制作用。1 岁以内的儿童可采取遮盖健眼半天，促使弱视眼注视，以免发生遮盖性弱视；两岁儿童可采用 1:1 遮盖规律；3～4 岁儿童遮盖时间可适当延长。在复查健眼时，应先摘除眼罩 5 分钟，使健眼适应室内光线及周边环境。如果健眼视力确实下降，则说明遮盖弱视眼肯定较打开双眼更为优越。遮盖弱视眼可主动促进健眼的功能，还能阻止由于打开双眼所致的竞争性作用。待弱视眼已获得最好视力后，则将全日遮盖改为部分时间遮盖、持续遮盖。3 个月后弱视眼视力不再继续提高时，可以终止遮盖法。除了常规遮盖之外，可根据年龄及弱视眼视力的提高，传统遮盖加精细作业是治疗弱视的最好的疗法。

2. 药物光学压抑疗法。压抑疗法的原理是利用过矫或欠矫镜片以及每日滴阿托品以压抑健眼的功能，弱视眼则戴正常矫正镜片看远或戴过矫镜片以利看近。压抑疗法的最大的缺点之一是它只使用于中度弱视，视力低于 20 / 60 时，患儿可能仍愿意用滴过阿托品的健眼看近，因为后者视力仍然比弱视眼好。长期在健眼使用阿托品也可能引起遮盖性弱视，因此视觉尚未成熟的婴幼儿长期单侧使用阿托品也应慎重。药物光学压抑法的优点是无须盖眼，可防止遮盖性弱视，戴镜后弱视眼视力能有所提高，斜视度可以减少或消失，也适用潜伏性的眼球震颤，不足之处是疗程长，费用高，且不如传统遮盖有效。

3. 视刺激疗法。动物和人的脑皮质视细胞对不同的空间频率有很好的反应，神经元对空间频率能作灵敏的调整。英国剑桥大学的学者们根据这个机制设计一种新的弱视治疗仪，命名为 CAN（视刺激仪），利用反差强有力、空间频率不同的条栅作为刺激源刺激弱视眼以提高视力。这种刺激仪的条栅可以转动，使弱视眼的视细胞在各个方位上都能接受不同的空间频率条栅的刺激。平日无须盖眼，治疗时遮盖健眼，令患儿用弱视眼在有图案的塑料盘上描画，每次 7 分钟，每天 1 次或每周 2、3 次，视力均有提高。本疗法简便、疗程短，又因平日无须盖眼，患儿及家长均能积极配合。本疗法的最好适应证为中心注视性弱视及屈光不正性弱视，疗程可以大为缩短。本疗法不能治疗各种性质的弱视，总的疗效也远不及传统遮盖法或综合疗法。

旁中心注视性弱视的治疗：

1. 后像疗法。用强光炫耀旁中心弱视眼的周边部视网膜，包括旁中心注视区，使之产生抑制；同时用黑色圆盘遮挡保护黄斑，使其不受到强光的炫耀，然后在室内闪光下训练以提高弱视眼的黄斑功能，这种疗法称为增视疗法。其后又加以改进，利用后像镜操作。但因该法费人力、耗时间，设备昂贵，目前已很少使用。

2. 红色滤光片疗法。本疗法是根据视网膜的解剖生理设计的。黄斑中心凹仅含视锥细胞，由中心凹向周边移行，视锥细胞急剧减少，视杆细胞逐渐增多，视杆细胞对光谱的红色末端不敏感，在红光下看不清，而视锥细胞则敏感，在红光下能看清。平日遮盖健眼，在弱视眼矫正镜片上加一块有一定规格的红胶片（短于 6400A 度的红光不能滤过）。红胶片可以促使旁中心注视眼自发地转变为中心注视。因为如果还用对红光不敏感的、视杆细胞多的区域看，则看不清物像。游走性和离黄斑中心凹较远的旁中心注视眼采用红色滤光片疗法尤为适宜。深度弱视患者不适于用此疗法，因为加用红色胶片，可见光线减少，视力进一步下降，造成行动困难。此外，戴红色胶片镜框引人注目，极不美观，一般不易被患者接受。

3. 传统遮盖法：传统遮盖法是治疗旁中心注视弱视最有效的方法，视力的提高和注视点的转变均最快和最多，应优先采用。

弱视治疗的注意事项：

1. 盖眼问题：这是很具体和实际的问题，也是传统遮盖疗法成败的关键所在。遮盖健眼必须严格和彻底。最好用无刺激性黏膏布将眼垫贴在眼周围的皮肤上或将眼罩直接盖在眼上，使患儿无法窥视。

2. 警惕发生遮盖性弱视：在遮盖期间应加强复诊。复诊时每次必须检查健眼视力及注视性质，要警惕发生遮盖性弱视。遮盖性弱视一般是可逆的，但文献报道在婴幼儿期无限制地遮盖一只眼，也可能引起不可逆的遮盖性弱视。

幼儿患沙眼的护理

孩子说眼睛不舒服，眼睛内有像沙子一样的感觉，有强光刺激还会流泪。这是怎么回事？如何治疗？

孩子出现的这种情况，多半是患了沙眼。沙眼是由沙眼衣原体引起的一种慢性传染性结膜角膜炎，是青少年时期的常见眼病。

所谓的沙眼，并不是沙子真的进入到眼内，而是因睑结膜表面形成粗糙不平的外观，形似砂粒而得名。沙眼衣原体一般通过直接接触而传播，如用脏手揉搓眼睛，共用毛巾、脸盆、手绢等。沙眼急性发作时，眼睛发红，有异物感，怕光，眼部分泌物增多，迎风流泪，眼结膜上可见滤泡及乳头增生。此时可应用利福平眼药水、氯霉素眼药水、酞丁安眼药水、红霉素眼膏、四环素眼膏等抗生素进行治疗，一般症状会得到有效控制。如果急性期得不到及时治疗，会逐渐进入慢性期，儿童眼睛平时会出现轻微的干涩痒感和异物刺激感，由于眼部分泌物少量增加，在眼角部易堆积成"眼屎"，早晨起床时上下睫毛有时会黏在一起。继续发展成重症，则会出现合并症，如眼睑内翻、倒睫、角膜溃疡，并且眼球干燥等症状更加明显，甚至会影响到视力。

沙眼衣原体常附在病人眼的分泌物中，任何与此分泌物接触的情况，均可造成沙眼传播感染的机会。并且沙眼可反复感染，治愈后也可重复感染，所以要重视沙眼的预防工作。家长及老师要督促儿童养成良好的卫生习惯，经常洗手，不要用手揉眼睛。幼儿园、学校等集体生活的环境，应注意分盆、分巾或流水洗脸，固定枕头、枕巾，并定期消毒处理。

 # 幼儿体虚的护理

采取以下几项措施可增强体质，使孩子少生病。

1. 吃好。首先要让孩子吃够母乳，延长断奶时间至出生后第二年。因为母乳中含有大量免疫活性物质和抗体，对多种病毒和细菌均有较强的抵抗力。平时给孩子多吃高蛋白饮食（如牛奶、鸡蛋、猪肝及瘦肉末等），特别注意在饮食中多补充铁剂、钙剂和维生素 A。

2. 穿暖。孩子的衣着随季节变化以及活动出汗情况随时增减，寒冷季节要让孩子多穿衣服，摸上去感觉孩子手足温暖就行，被盖比成人稍厚便可。

3. 睡足。一般说来，婴儿每天需要睡眠 15～16 小时；幼儿每天 12～14 小时；学龄前儿童每天 10～12 小时。

4. 免疫接种。从小按时进行免疫接种，可以有效地防治各种孩子传染病的侵害。如果在近期与麻疹、水痘、甲型肝炎等传染病人有过密切接触，应尽早注射一针丙种球蛋白以预防发病或减轻症状。

5.体格锻炼。每天坚持做体操、跑步、跳绳、玩游戏、温水浴，户外活动不少于 1 小时。此外，居室要定时开窗通风，保证空气新鲜。在冬春季或传染病流行季节，家长尽量不要带孩子去公共场所，以免染上疾病。

幼儿出汗多的护理

有些孩子出汗多，动不动就浑身湿透，鼻尖、额头满是汗珠，即使在冬天也是大汗淋漓，掀开衣帽，水气蒸腾而上。父母常会自言自语：这孩子为啥汗这么多呢？

一般地说，孩子的新陈代谢旺盛，而且活泼好动，因此出汗常比成人多。另外，一些体质虚弱以及患有佝偻病或结核病的孩子，受生理和疾病等因素的影响也会多汗。那么，多汗会影响他们的生长发育吗？人体中多种微量元素都通过汗液排泄，锌便是其中之一。锌是人体必需微量元素，它与儿童的生长发育、免疫功能、视觉以及性发育密切相关。儿童在生长发育的过程中，对于锌的需求量比较大，大量出汗会使锌丢失过多，造成体内缺锌。有专家曾对学龄前儿童进行调查，发现多汗儿童的缺锌发病率明显高于正常儿童。缺锌会降低机体的免疫能力，尤其是呼吸道和消化道的抵抗力，使感染反复发作，进而又会引起小儿体质虚弱，加重多汗，从而形成了恶性循环。所以，多汗的孩子应适当补锌。对于 10 岁以下的儿童，世界卫生组织建议每天应摄入 10 毫克的锌。儿童在正常饮食和没有疾病的情况下，每天从膳食中摄取的锌基本能达到这一标准。但多汗的儿童，必须增加一些富含锌的食物，如牡蛎、瘦肉、动物内脏等，也可适当补充一些锌剂，如葡萄糖酸锌。此外，还可服用一些中药，如黄芪、大枣、孩儿参等，有补气敛汗的功效。同时，还应积极治疗引起多汗的其他疾病。

总之，儿童多汗不一定是病，但是对于特别多汗的孩子应适当补充微量元素锌，以免影响其生长发育。

幼儿疝气的护理

幼儿正处在生长发育旺盛期，有极少数幼儿，疝气有自愈的可能，但幼儿患上疝气还是需要及时治疗。这是因为疝气经常脱出，与疝环反复摩擦，长此以往极易导致严重的疝气合并症，即形成嵌顿疝。

幼儿疝气病的治疗重在外敷药的正确应用，所以幼儿疝气患者最好能在监护人的陪同下亲自到医院就诊，由大夫亲自用药。不便去医院的也必须是在主治大夫的指导下用药才能确保疗效，达到预期的治疗效果。

幼儿得了疝气需要注意以下几点。

1.应尽量避免和减少哭闹、咳嗽、便秘、生气、剧烈运动等。

2.注意休息，坠下时，用手轻轻推回腹腔。

3. 尽量减少奔跑与久立、久蹲，适时注意平躺休息。

4. 适当增加营养，平时可吃一些具有补气功效的食物如扁豆、山药、鸡、蛋、鱼、肉等。

5. 稍大一些的幼儿应适当进行锻炼，以增强体质。

除少数婴儿外，大部分腹股沟疝不能自愈。随着病情的拖延，疝块逐渐增大，会给治疗带来难度，而且，腹股沟疝容易发生嵌顿（疝容物被卡住）和绞窄危及病人的生命安全。因此，除少数特殊情况外，均应尽早接受治疗。

幼儿患者正处于生长发育期，采用中医保守疗法是完全可能治愈的。

 # 如何应对幼儿爱吃土

幼儿爱吃土多半是由于缺锌，所以给宝宝补锌就显得尤为重要。幼儿补锌方式同婴儿相比，有一定的差别。婴儿可以通过母乳补充锌，但1岁多的幼儿大部分已经断奶，只能通过食物或药物补充锌，不过与婴儿相比，幼儿的优势是可以吃许多婴儿不能吃的、含锌丰富的食物，如海产品。含锌较为丰富的食品有贝壳类海产品如海蛎肉、鲜扇贝、虾类；红色肉类、动物内脏等；干果类（如花生、杏仁）等；另外谷类胚芽和麦麸也含有较丰富的锌。从饮食入手补锌时，可以每周安排幼儿吃1～2次海产品；吃1次肝；吃瘦肉3～4次。另外，还可以让宝宝喝花生露、杏仁露补充锌，但不宜让他们吃花生仁和杏仁。

如果宝宝缺锌症状比较严重，一定要在医生的指导下进行药物补锌。

无论如何补锌，都应注意避免补锌过多，以免造成锌中毒。

 # 幼儿有蛔虫的护理

治疗蛔虫症的主要措施为驱虫治疗，即给孩子服用驱虫药物。

目前常用驱虫药有肠虫清、安乐士、噻嘧啶、左旋咪唑等，每次服用一种药物即可。具体服法应严格遵照医嘱。

服用驱虫药时注意以下几点：①在孩子腹痛明显或患有其他疾病（如发热、吐泻）时，不应进行驱虫治疗，以免使虫体钻入其他部位，而引起并发症的发生。②最好在孩子空腹时服用驱虫药，这样可使药物在肠道内充分地和蛔虫相接触，使虫体麻痹或死亡后排出。③有些驱虫药能溶解在酒或油中，从而可被人体过量吸收，并有产生毒性的可能。在服这类药的前后，应遵医嘱适当减少油腻食物的摄入。④服药前后应尽量保持排便通畅，以利于被药物作用致死的虫体尽快排出，许多家长反映，孩子服用驱虫药后不见有虫体排出。这是由于目前驱虫药发挥作用后，会使虫体发生分解的缘故。

此外，治疗蛔虫症不可操之过急，在短时期内连续数次服用驱虫药物，或一次服药过多均是不合适的，由此可造成药物中毒的严重后果。

预防孩子发生蛔虫症的主要措施，是帮助孩子养成良好的卫生习惯，保持手的清洁。

做到饭前便后洗手，常剪指甲，不吸吮手指头。不吃不洁食物，不喝生水。生吃蔬菜和瓜果时，要洗净后用开水烫一下再吃。在托幼机构及小学校中，可根据具体情况给孩子按时进行常规驱虫治疗，以消灭传染源，使孩子的蛔虫症易于被根治。

如何应对幼儿暑天易"热伤风"

外面是酷暑，室内是空调营造的清凉世界。有许多家长觉着，孩子的"火力"壮，如果把温度设在 18℃左右，可以不出汗，最舒服。

然而，对于孩子来说，这种"透心凉"并不合适。如果整天待在这样的清凉世界中，很少出汗，人体自身的"空调"——皮肤的冷热调节功能就会闲置不用，一旦置身于高温下，就可能该出汗时出不来汗，即出现"汗闭"现象。这样，体热散发不出去，就会发热，最终导致"热伤风"。

为孩子营造清凉的世界，有几点需要注意。

1. 室内与室外温度相差 5℃左右为宜。可将空调设在 25℃～28℃。

2. 每隔两三小时，让自然风进来一会儿，保证室内的空气流通。即使空调有空气净化装置，可通过过滤网、分子筛、静电集尘等方法，吸附、过滤空气中的污物，对室内的二氧化碳也无清除能力，所以开窗通风还是必要的。

3. 早晚带孩子到户外吹吹风，并接受一点日晒。因为一个夏天总待在恒温的环境里，会使人体的耐热能力下降，不能适应秋季冷热多变的气候。4. 每天坚持为孩子测量体温。

如何应对幼儿寒冬易生冻疮

冻疮常发生于寒冷的冬季，尤其许多孩子不畏寒冷，喜欢在户外玩耍，如果不注意防寒保护措施，孩子容易发生冻疮。当身体较长时间处于低温和潮湿刺激时，就会使体表的血管发生痉挛，血液流量因此减少，造成组织缺血缺氧，细胞受到损伤，尤其是肢体远端血液循环较差的部位，如脚趾、手指等。

冻疮的发生不仅仅只由受寒的时间长及潮湿所致，如果体质弱，患有贫血、内分泌障碍、慢性感染性疾病等疾患，身体末梢血液循环不良，均可使身体的耐寒能力差，很容易在寒冷时发生冻伤。

被冻伤的部位一开始充血发红，形成暗红色的斑，并伴有肿胀、疼痛、发痒，尤其是一遇到热时，又痒又胀十分不舒服；如果未能及时控制病变，暗红色的斑逐渐变暗紫色，肿胀更为明显，严重者出现水疱。水疱可能会破溃，形成溃疡面，这时，疼痛加重。通常，冻疮会愈合得很慢，一直等到天气暖和时才能好转。

当宝宝要去户外时，一定要注意给宝宝保暖是否得当，如衣服是否防寒，特别是经常暴露的部位，可适当地涂抹护肤油以保护皮肤。寒冷的时候勿让宝宝在户外玩耍时间过长，也不要玩久坐不动的游戏。经常按摩手、脚、面部、耳朵，年龄越小及体质虚弱的宝宝更要加以注意。衣服要宽松，最好是蓬松的棉服或羽绒服；穿全棉的鞋，但一定不要太小，否则将会影响脚部的血液循环而易发生冻伤；袜子要吸汗并及时更换，以免因潮湿冻伤脚。多给宝宝进食高热量的食物以增加耐寒力。

 # 幼儿冻疮的护理

幼儿冻疮好发部位是身体外面突出和末梢部位，如面颊、耳部、手指、足趾等，小儿冻疮重在预防。

进入寒冬季节，要适当进行户外活动，增加机体防寒防潮的能力。要避免长时间手足耳等暴露在外。教育孩子冬季不要在室外长时间活动。孩子冬季洗澡次数应适度，洗澡太多会使皮肤干燥。每周洗 1～2 次温热水比较合适。

宝宝患了冻疮要及时治疗，没有破溃时在红肿疼痛处涂抹冻疮软膏，也可请中医开一些草药煎洗。

发生冻疮后的饮食，应以高热量、高蛋白质、高维生素食物为好。冻疮的治疗应及时，以局部治疗为主，即消炎、消肿，促进血液循环。

消除冻疮可用冻疮药物维生素 E 膏，还可用 10～38℃的水进行局部交替浸泡，每日 3～4 次，每次 15～20 分钟。如重度冻疮水疱有破溃，应预防感染，可用复方雷佛诺尔软膏、达维邦软膏。中药紫草膏也可促进伤口愈合。当有水疱和水疱破溃形成溃疡面时，最好请医生处理，以免处理不当加重病变而使合并症发生。

 # 幼儿误服水银的护理

幼儿时期，由于其活泼、好动，对外界新鲜事物好奇心强，个人防护意识差等心理生理特点，导致其遭遇外界损伤的机会大大增加。其中，因家长放置不当的温度计被幼儿拿起玩耍时咬碎水银池，将水银误吞吸入消化道或呼吸道的事情时有发生。

汞为液态银白色金属，比重 13.534。在常温下具有易蒸发的特性。在生产和使用过程中主要以蒸汽形态经呼吸道进入人体。胃肠道吸收金属汞甚微，一般不致引起中毒。

知道汞的一般特性后，误服汞（水银）后如何处理的问题也就迎刃而解。

及时清理幼儿口中残留水银、玻璃碎渣。

误服少量水银（如咬破水银温度计）不必治疗，量较大者，可予以牛奶、蛋清等口服以保护胃黏膜。

拍摄 X 线腹部平片，观察水银在肠内部位，利用变换坐位法、泻下法等促使水银排出。

到中毒防治专业机构咨询，并进行相关检查，如有中毒现象，应予以驱汞治疗。

幼儿误食异物的护理

幼儿吞下的东西，一般会从大便排出，故对健康并无多大伤害。倘若幼儿不小心，吞下一些特别的东西，必须根据情况做出个别处理。

误服药物。已经清楚知道误服药物的数量及时间，如果药性发挥不太严重，可给孩子喝一些牛奶减轻在胃里的药性。

吞下纽扣。若是胶质纽扣，用 X 线亦难照出，纽扣若到了胃和肠部也可从大便排出，父母可留意此点。纽扣若进入气管，会引发咳嗽或出现呼吸困难，因此要立刻带孩子看医生。

吞下花生米。花生米是各种东西中最危险的，因为它不能用 X 线照出位置来，若塞着气管或支气管，吸收了水分便会膨胀，堵塞气道，引致窒息，因此不要随便给孩子吃。

吞下发夹。发夹虽然长，若是顺利通过幼儿的肠道，一周之内，便会从大便排出。发夹吞下时，若在体内钩着内脏某处，便需带孩子到医院照 X 线片，查出发夹所在。

吞下毒物。误服毒物，如果能令孩子呕吐的话，问题就不大，但一些含有强酸和强碱的毒物，是不能呕吐的，因为呕吐的话，有可能使喉咙和食道腐烂。这些毒物包括属于强酸的硫酸、盐酸、石炭酸、硝酸；强碱性的如碱水、洗涤苏打；石油制品如灯油、杀虫水、打火机液体、汽油等。孩子万一饮下，除了大量喝牛奶外，还应尽快送医院诊治。

 # 幼儿误食药物的护理

在儿童医院急救室里，孩子误食药物的病例常可见到。主要是由于家长粗心大意，未能把药物妥善地保管好，以致不懂事的孩子拿到了误服。也有的是因为孩子有病，家长在喂药时误将其他种类的药物给孩子喂下。孩子误食药物后怎么办呢？

家长不要一发现孩子误服药物后就惊慌失措，要冷静下来，搞清孩子大概服的是什么药，服了多长时间，这对于治疗处理很有帮助。如果孩子服药的时间不长，在 4～6 小时之内，家长可以在家里立即采用催吐方法，使孩子把存留在胃内尚未消化吸收的药物吐出来。方法是：家长用一根筷子轻轻触碰孩子的嗓子后部（咽后壁处），孩子会感到恶心而引起呕吐。为了更好地催吐，可以让孩子喝些清水，反复催吐几次，这样可以尽量减少药物的吸收，避免引起药物中毒的发生；但是如果孩子服入的药量过大，时间过长时，特别是当孩子已经出现中毒症状时，家长必须立即送到医院抢救治疗。

为了防止孩子误服药物的事件发生，家庭应该特别注意保管好家里存放的药物，将药物放到孩子拿不到的地方。尤其是一些剧毒的杀虫剂更应妥善保管。在给孩子服药时应该养成先看药名，查对后再喂服的习惯，万万不可马虎从事，以免由于一时疏忽而给孩子带来不必要的痛苦和危害。

幼儿异物迷眼的护理

幼儿在户外活动时，常会有灰沙或异物进入眼内的情况。遇此情况，孩子不自觉地用手去揉，或家长用嘴向眼内吹气，试图将眼内异物吹走。这些做法都是错误的。因为用手揉可将异物压入眼内组织造成结膜或角膜组织损伤；而向眼内吹气，不但不能将异物吹去，还可能将口腔内的细菌吹入眼内，引起感染。

正确的做法： 一是将眼睑提起，异物将由刺激产生的泪水冲走；二是让孩子向下看，家长用拇指和食指捏起上眼皮向上翻转，用干净的手绢或纱布一角轻轻地将异物擦去。为预防感染，擦拭后可滴氯霉素眼药水，每2～3小时点一次，连续用2～3天。如异物沾在黑眼仁（角膜）上，不可自行处理，要及时请医生治疗。

 # 异物进入幼儿外耳道的护理

由于无知和好奇，孩子有时将手里玩的小东西塞到耳朵里去，如圆珠子、小豆子、小石块等，形成外耳道异物。在夏天，孩子在外面散步、乘凉，各种昆虫飞进或爬进耳朵里的事也是常有的。昆虫有钻孔的习惯，它们进入耳道后，一般只向里爬，不会后退。儿童耳道比较狭窄，较大的昆虫要出来也转不开身。昆虫的刺激可损伤外耳道和鼓膜，产生难以忍受的噪声和耳痛，不会说话的孩子可表现出烦躁、哭闹、抓耳等异常现象。

发现外耳道异物，最好到医院找医生取出，自己不要乱动。这是因为：外耳道狭小而弯曲，没有充分的照明和器械，常常把比较靠外的、容易取出的异物推到外耳道里面，增加了医生异物取出的困难，由于孩子疼痛、恐惧、哭闹而不合作，此时很容易损伤耳道，甚至穿破鼓膜。有的异物很难取出，需要在全身麻醉下才能成功。

昆虫进入耳朵，可以用以下方法取出。

1. 在黑暗的环境里，用手电在外耳道口照，昆虫有趋光的习性，见到光亮后，有的可自行爬出。

2. 向耳朵内滴入75％的酒精、白酒或乙醚使昆虫麻醉，也可滴香油、石蜡油等，将昆虫闷死后取出。

如若不小心把小体积块状物体塞入耳道，应使塞入侧耳朵朝下，依靠万有引力让异物自行滑出，若不行，要马上去医院请专业医师取出。

 # 鱼刺卡住幼儿喉咙的护理

孩子自己会吃鱼了，有时由于不仔细会被鱼刺卡住喉咙，造成吞咽非常疼痛，孩子便会哭闹不停。有的母亲在情急之下，让孩子吞咽馒头或者饭团，有的还会让孩子喝醋。殊不知，这些方法都是不可取的。

正确的方法是让孩子张大嘴，在电光照射下，检查鱼刺在什么部位。如果鱼刺在方便取的部位，就用镊子轻轻取出；如果鱼刺卡在深处，应请医生取出。

另外，如卡鱼刺后，可用温开水漱口，让鱼刺随漱口水排出，如无效，应及时去医院检查。

如何应对幼儿晕车

晕车最常见的症状，就是发生在孩子乘坐其他交通工具之后，症状就像喝醉酒一样，脸色苍白、冒冷汗、头晕想吐、站不稳、肠胃不适、呕吐等，因此，一般诊断并不困难。然而有些幼儿晕车时因为口头表达能力还不强，可能不能充分表达出他的不舒服，所以爸妈要特别留意孩子的话，不要因为你的疏忽而延误孩子病情的诊治。

针对诱发晕车晕船的内外因素，可以采取下列一些方法进行预防、改善和治疗：

1. 避免搭乘车、船。选择平稳的交通工具，或挑选路况好的道路行驶，慢慢增加搭乘车子的次数和距离，使宝宝逐渐适应。

2. 平常尽量不要吃完东西就立即坐车，最好在上车前 1 个小时用完餐点。

3. 乘车前，注意调整身心状况，并保证充足的睡眠，保持良好的肠胃状况；坐车时，应选择前座，头部、胸部不要放置压迫物，放松、看远方、深呼吸或是引导宝宝想别的事情。

4. 不要让宝宝老是转动头部，可以用头枕加以固定。

5. 张开眼睛看车内的一个定点，或是凝视远方的一个固定物体，尽量避免看靠近车边的景物。若窗外没有可以固定看的东西，也可以让宝宝睡一会儿。

6. 感到快晕车时，把车停下来休息一下，下车活动活动，呼吸一下新鲜空气。

7. 可以服药来防止晕车。在乘车前的 30 分钟服用，但晕车药对已经发作的症状无效。

8. 维持身体平衡前庭技能，平时可多带宝宝锻炼，如荡秋千等。

9. 一次头晕并不代表以后次次会头晕，所以，爸妈可在车内放置适当的玩具，以吸引宝宝的注意；宝宝若是以前有晕车的经历，要防止他陷入自我暗示而再次复发。

10. 尽量让车内不要有汽油味，可使用空调来调节车内空气，不要让车内太热。

幼儿皮肤晒伤的护理

夏日高温时一旦感到脸部被太阳烤得又红又痛，或背部出现灼烫般感觉时，应及时进行保护和处理。

立即用温水冲洗两次，以彻底清除脸部和全身皮肤上的汗渍、油腻等污垢。

对日晒后感觉灼烫的脸和背部，可用冷水浸湿毛巾，或用毛巾包裹冰块冷敷，使皮肤在冷却中慢慢恢复正常，如此照料二三天后，皮肤的灼热刺痛才会消退。当刺痛感消除后，肌肤会出现轻微的粗糙感，这时可涂护肤乳液，进行皮肤按摩，然后再涂些营养护肤霜。

皮肤受灼伤较深处会出现小水疱，切忌用针头刺破水疱或抓破皮肤，应在这些部位涂上抗菌素软膏，控制皮肤炎症，然后用消毒纱布敷盖，以吸收水疱中的水分，保护皮肤创面，促使其慢慢愈合。

皮肤灼伤处在三四天后会出现脱皮现象。此时千万不可用手去剥脱，应让其自行脱落，并在脱皮过程中将少许牛奶加水调和，用棉花蘸着涂在皮肤上，这样有助于皮肤自我调整，减轻疼痛，加速肌肤康复。

 ## 幼儿夏天"烂嘴角"的护理

每逢夏季，一些幼儿常会在口角部位出现乳白色糜烂和裂口，这在医学上称为口角炎（俗称"烂嘴角"）。有口角炎的儿童，还常同时伴有阴囊炎、唇炎、舌炎等。造成口角炎的主要原因，可能是由于孩子平时比较挑食，饮食结构不平衡，从而导致体内缺少一种核黄素（也即维生素B_2）的营养物质所致。

要防止孩子发生口角炎，关键是家长一定要注意培养孩子良好的饮食习惯，均衡营养，并要有意识地让孩子多吃一些富含核黄素的食物，如各种杂粮、豆制品、新鲜蔬菜、胡萝卜、紫菜、瘦肉、猪肝、鸡蛋和水果等。

一旦孩子患了"烂嘴角"，可在医生指导下口服维生素B_2，每次5毫克，每日3次，约5天即可痊愈。也可在临睡前清洁患处，然后用浓缩鱼肝油滴剂涂抹，再将维生素B_2片研碎后撒在患处，两三天即可康复。

 ## 如何应对幼儿不爱睡觉

孩子不爱睡觉似乎是困扰现代父母很普遍的问题之一。孩子不爱睡觉，应该怎么办呢？

1. 给孩子营造良好的睡眠环境。孩子入睡时，家里一定要相对安静。否则，一派繁忙与热闹，孩子怎有心睡眠呢？此时，可熄灯，也可点一盏荧光小夜灯，光线暗淡柔和，放一点轻松优美的音乐。有时，一些单调重复的噪声反而有助于孩子睡眠。比如洗衣机的嗡嗡声，闹钟滴答滴答的声音。

2. 睡前提前预告。这种做法简单有效，能省去不少麻烦。可在睡觉前30分钟告诉孩子："再过30分钟就要睡觉了。现在把你想做的事做完"。引导孩子很快地做喝牛奶或吃水果、洗漱等事，最后按时上床。这一套做法要坚持，直到孩子形成习惯。

3. 通过一些小技巧，让睡觉成为愉快的事，让按时起床成为容易的事。比如创造睡前温馨的阅读时光，做一些安眠小游戏，不把睡觉作为惩罚的手段，不在睡前责骂孩子等。

4. 按时睡觉。重新调整孩子的生物钟，每天按时作息。有资料显示，治疗失眠的最佳办法之一就是按时睡眠。当孩子的生物钟形成之后，睡觉就成为容易的事了。调整生物钟，对有的人来说，可能是一项长期、艰苦的事，家长要有决心坚持。

5. 孩子睡眠不好，家长还可思考，是不是孩子白天运动不足？孩子真正累了，肯定会倒床就睡的。是否要引导孩子增加运动量？另外，孩子是否有呼吸障碍？孩子呼吸不畅也会影响睡眠。这是从生理上去考虑。必要时，还可去医院咨询。

6. 不要让孩子上你的床，除非你要他如此。你可以在星期天的早晨邀请他来和你一起睡。如果他已养成习惯，告诉他（只需一次），他这样扰乱了你的睡眠。如果告诉他之后，他仍要来吵你，锁上房门不要让他进来。你只要锁上一两次，便可看到效果。

7. 假如孩子会做噩梦或怕黑，不要给予太多的注意力。假如听到孩子在夜里哭了，先等一会儿，听听哭声是否一下子便停了；在父母中只要有一人去看看他，不须说任何话，看着孩子再入睡。若孩子醒了，而且很害怕，给予几句安抚的话，告诉他那只是噩梦，然后道晚安离开，所给予的注意力应尽量减低。

8. 不要对孩子的睡觉问题大惊小怪，因为那样可能造成孩子不良的睡眠习惯，而且会持续到成年。

还有一点要引起重视的是，我们要思考，孩子睡眠不好的原因在哪里？如果是受家长的影响，那就要考虑怎样消除或改变这种影响，至少不要使自己的不良作息影响到孩子。家长自己在生活中处处要为孩子着想：我这样做会对孩子造成怎样的影响？要谨言慎行。

另外，一个坏习惯的形成不是一朝一夕的事，同样要想重新建立一个好习惯，更要有打持久战的准备，不可轻易动摇。

幼儿入睡后盗汗的护理

盗汗就是有的孩子入睡 15 ～ 30 分钟后，头、颈、胸、背出较多的汗，甚至常常浸湿枕巾、睡衣。大多数孩子睡觉多汗是正常的，是大脑皮质对外界刺激敏感反映，属生理现象。生理性多汗是因为孩子正处于生长发育较快的时期，新陈代谢旺盛，产热多。出汗则是肌体维持正常体温、散发过多热量的一种方式。

另外，由于孩子的神经系统发育还不完善，体温调节功能差，刚入睡时体温容易上升而出现多汗。因此，父母护理要细心，孩子刚入睡时，被子不要盖得太厚，出汗后立即用毛巾擦干，换掉湿衣，或者用干毛巾垫着，随时抽出湿毛巾，换上干毛巾；体弱的孩子可以服用中药玉屏风或者龙牡壮骨冲剂帮助缓解。

这种多汗无须特殊治疗，孩子长大了自然会好。但是，也有的孩子是属病理性多汗，出汗还伴有低热、咳嗽、消瘦、乏力、脸色潮红，这可能是患了肺结核；若多汗的同时还伴有睡不踏实、烦躁、尿味刺鼻等，则可能是佝偻病早期。这就需请医生诊治。

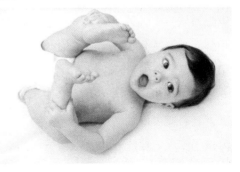

如何应对幼儿不肯洗头

给幼儿洗头通常是一件很让人头痛的事情，宝宝会在洗头时哭闹。

其实，幼儿害怕洗头，这种现象与幼儿在被洗头时缺乏安全感有关。洗头时，幼儿的躯体往往被悬空横放，仿佛摇摇欲坠，改变了原本安全稳定的姿势而使幼儿产生恐惧心理，因而在洗头时哭闹不休。

不妨在洗头时让小孩的身体尽量靠近妈妈的胸部，较密切地与妈妈的上身接触，小孩的头部也不要过分倒悬，稍微倾斜一点便可以了，洗头时，孩子妈妈不断说："宝宝乖，现在妈妈给你洗头，妈妈在身边……"等类似的话，以增加幼儿心理的安全感，几次之后适应了，幼儿也就不再哭闹了。

哭闹的另一些原因，如与水的温度以及洗发剂的使用是否得当也有关系。一般使用温和的水，以及不用含薄荷等刺激性药物浓度太高的洗发水，以免孩子因为不适而哭闹。头上长有疮疖的孩子在洗头时要特别小心，避免用力摩擦使其疼痛而哭闹，应在洗头后适当用点头部皮肤外用药物，尽早消除疾患。

 # 如何应对幼儿不肯洗澡

对一些孩子来说，洗澡简直就是受罪。一两岁的幼儿不愿意洗澡是因为他们害怕肥皂沫流进眼睛以及有种莫名的恐惧感，而大孩子不愿意洗澡则是因为他们认为自己用不着洗澡或者不想让洗澡中断游戏。有时孩子不愿洗澡则是因为父母的原因，如房间温度低，父母的手冰凉或动作鲁莽，都会使孩子洗澡时感到不安全。不管是什么原因，你都可以帮助孩子享受到洗澡的乐趣，至少可以做到不用争吵就能让孩子去洗澡。关键在于要尽量使孩子在洗澡时感到舒适愉快，并把洗澡当作每天必做的事情。

1. 使洗澡成为有趣的活动

（1）**放松和享受**。多数儿科医生都认为婴儿不必每天洗澡，但婴儿确实每天都需要爸爸妈妈和其他喜爱他的人的爱抚和逗弄，而洗澡就是时机之一。同时，它还可以帮助孩子养成很重要的卫生习惯。洗澡是每个人都要定期进行的一项活动。

（2）**让孩子有安全感**。如果你不知道怎样为你的小宝宝洗澡，你可以向医生讨教，你也可以从老人那里得到一些经验和建议，这样你就会心里有数了。如果你有信心，你和婴儿都会感到更安全。在给孩子洗澡时，你可以对孩子温柔地唱歌、讲话，鼓励孩子拍水玩耍，这样可以让孩子愉快地度过这段时光。

（3）**让孩子完全舒服**。婴儿喜欢在小澡盆中洗澡，因为他们觉得在大澡盆中洗澡会沉下去。你可以把毛巾铺在澡盆边上，用一只手扶住孩子，使他面对着你，用另一只手为孩子洗澡。要注意洗澡水和房间的温度。用无刺激性的肥皂、香波和柔软的毛巾为孩子洗澡。把水龙头的安全阀关上以防孩子把水龙头拧开。把孩子抱出澡盆后，要用一块大的干毛巾把他裹好。

（4）**摸清孩子的习性**。有时候，你只需摸到孩子洗澡时的嗜好就可轻易解决问题。如果孩子喜欢自己动手洗澡，那你就让他自己去洗。可以给他挑一件洗澡时玩的玩具。但你一定要小心翼翼地防止肥皂水刺痛孩子的眼睛。根据孩子的嗜好决定水温和放多少水，换句话说，让孩子在洗澡问题上说了算。这样，你和孩子就不会为洗澡而争吵不休了。

2. 教会孩子自己洗澡

当孩子能够独自坐在澡盆里时，他学习自己洗澡的时间就到了，要表扬和奖励孩子自己洗澡的努力。

（1）**使洗澡很有趣**。你给孩子洗澡时，要和他玩耍、说笑，喊他的名字，千万别像洗一个脏瓶子那样默不作声。可以在洗澡时让孩子唱歌、做游戏，同时告诉孩子怎样自己洗澡。孩子洗完后你要进行检查。当孩子长大一些时，可以让他自己放香波。洗澡时，还可以把水撩在孩子脸上逗他玩，这也为他以后学习游戏做了准备。

（2）**尊重孩子逐渐发展的自我意识和独立性**。孩子必须了解他的身体的隐私部位。教大孩子像洗其他部位一样洗这些地方。如果大孩子对隐私看得很重，要尊重他的想法。父亲负责给男孩洗头，母亲给女孩洗头。单身父母的家庭可以让孩子穿着泳衣学习洗澡。

（3）**让孩子自己洗澡**。如果有可能，你要尽量鼓励孩子自己洗澡。二三岁的孩子洗澡时，你要坐在旁边对他说话或给他念故事听。尽管一般来说，四五岁以前的孩子还不能自己洗澡，但在孩子何时能安全地洗澡问题上并不存在一个截然的年龄界限。孩子究竟何时能独立洗澡要取决于他坐着的水平、身体的协调能力以及他是否细心。

3. 培养孩子自觉洗澡的习惯

孩子玩得高兴时往往不愿意去洗澡，他们会想出一些办法来逃避洗澡。如果每天洗澡已经成为一个雷打不动的规矩，孩子就会意识到即使他拼命哭闹也别想把洗澡时间往后拖。

（1）**使洗澡制度化**。如果你规定每天洗澡和经常洗头是一个不能因为任何借口或争吵而改变的规矩，孩子就会知道他除了乖乖地洗澡以外别无选择。

（2）**定好洗澡时间**。选择一个适当的时间让孩子洗澡，这样，洗澡就不会与其他活动冲突。

🐏 如何应对幼儿不爱刷牙

洗头、洗澡和刷牙是许多父母照顾孩子的三大难题。其中以刷牙最为困难，因为如何把牙刷伸入小小的口中，又要能够刷得干净，的确是让人伤透脑筋。

让孩子自然而然接受刷牙。大部分的小孩子刚开始都会排斥把牙刷放入口内，较敏感的孩子还可能有呕吐感。父母开始教导孩子刷牙时，可以先选一支大小适中、软毛的儿童牙刷，市面上的牙刷颜色非常鲜艳，有些还有卡通图案，可以吸引孩子的注意力，也有分龄（0～2岁，3～5岁，6～9岁）的牙刷。因为刚长出乳牙的婴儿正处于口腔期，先让小孩把牙刷当作玩具放入口内，让孩子不会排斥牙刷在口腔中的感觉，也不必太严肃地要宝宝马上学会自己刷牙。父母每天在刷牙的时候，让孩子也拿着自己的小牙刷在旁边观摩，随便他自己伸入口腔中比画。

慢慢地，父母在他学习刷牙的动作之后，也开始教他正确的刷牙方式，"左刷刷，右刷刷，上下刷"，孩子自己刷完之后，称赞他之外，父母可以让孩子躺下，头向后仰再检查一下，是否刷干净。

每次孩子刷完牙，父母可以让幼儿躺在自己的大腿上，用小刷头、软刷毛的牙刷轻刷他的牙齿（无须使用牙膏），顺便为他检查牙齿是否刷干净——每次睡前帮小孩刷牙及使用牙线，也是一项很好的亲子活动。如果要使用牙膏，只需要少量即可，而且要小孩多漱几次，以免吞下太多的氟化物。

除了刷牙之外，至少每天睡前还要帮孩子使用一次牙线，清除牙缝间及牙龈下的牙菌斑和食物残渣，因为乳牙的缝隙比较大，食物容易塞在牙缝，如果没有清除出来，会造成相邻两颗牙齿间的蛀牙，肉屑、菜渣就更容易塞入，恶性循环的结果，蛀牙的速度就越来越快。

小朋友的牙刷刷头通常比较短，然而小朋友手腕不够灵活，所以可以选用刷柄较粗的牙刷比较方便小手抓握，此外，色彩鲜艳的牙刷也比较能够提高刷牙的兴趣。从小就让孩子看着父母亲刷牙，2～3岁起就可以让孩子在游戏中学习刷牙，慢慢熟悉刷牙的动作，必要时可以选用电动牙刷作为辅助，以免孩童刷牙力道不足而刷不干净。

如何应对幼儿爱揪头发

孩子爱揪头发的原因大致可分为多动症、缺乏安全感和个性

1. 多动症。这种孩子显得格外活泼，手脚不停地动，精力充沛，不知疲劳，因而他们好跑、好爬或好揪头发、挖鼻孔、吮吸指头。他们注意力不集中，小动作不停，而且凡是能碰到的东西都要碰一下，故常因干扰别人而引起与同伴的纠纷。这些行为特点同一般儿童的过度活动是有区别的。

2. 缺乏安全感。家长对孩子要求过高，造成了孩子压力过重，孩子无所适从时，他们往往爱揪头发摸耳朵。不适当的温度、照明、噪声或陌生的环境等因素使孩子得不到安全感，也会出现这种情况。

3. 个性特点。有的孩子意志较弱，需求得不到满足时，就大发脾气，揪自己的头发。

❶ 针对上述情况，家长可采取以下措施。

1. 对于由多动症引起的可进行：①药物治疗。②心理治疗。家长应开导关心孩子，使他们消除紧张、焦虑和抑郁的心理。③行为矫正。对适宜的行为给予奖励，加以强化；对不适宜的行为则加以惩罚，促使其消退。

2. 对缺乏安全感引起的：①家长在家庭中要创设舒适和睦的环境，让孩子获得心理上的自我满足。②多关心、多接触孩子，游戏活动时多表扬鼓励，增强他们的自信心，使其养成乐观向上的意志品质。

3. 对于孩子个性特点引起的，父母可以利用故事、儿歌、歌曲教育引导，让孩子养成耐心和宽宏大量的个性品质，并交给他们任务，教会他们分析和解决问题的方法，培养他们的独立意识和良好的意志品质。

 # 幼儿排尿疼痛的护理

孩子排尿时叫痛，可能是尿路感染。这是一种常见病，应请医生诊治。平时应注意孩子的清洁卫生，勤换内裤。多饮白开水，每次小便要排尽，不要憋尿。

还有一种情况，是因为男孩子喜欢摸弄自己的生殖器，导致阴茎红肿，引起龟头炎。如患此病，也要请医生治疗。若发现他玩弄生殖器，切莫打骂，应想办法分散和转移他的注意力。

 # 如何应对冷饮宝宝

1. 空腹和刚吃饱饭不能吃冷饮，最好在两餐的中间吃。因为空腹吃冷饮对胃黏膜有刺激，会导致胃炎；刚吃饱饭就吃冷饮，会造成胃内环境紊乱，影响消化。

2. 大汗淋漓时不能吃冷饮。孩子大汗淋漓回家时不要立即进食冷饮，应先擦干汗水，先喝凉白开或休息一会儿后再吃冷饮。否则会引起腹痛腹泻或咽部发炎疼痛。

3. 冰淇淋每日不可超过 3 个，控制冷饮的量。冰淇淋，儿童每日可摄取 1～2 个（普通蛋筒大小）；冷饮，每日可摄取 1～3 瓶（500 毫升）。当然，凉白开可敞开供应。

4. 不可大口吃冷饮，教会孩子吃冷饮的方法。例如吃冰淇淋等固体冰饮时，不要一口吞下，最好在嘴里融化后再下咽，这样可减少对胃肠道的刺激。酷热难耐的夏日，孩子们生活中最喜欢的事情是什么？看看他总是缠着你要冰淇淋吃的样子就知道了。宝贝偏爱冷饮的原因着实很多：解渴、刺激、痛快，还好喝，成年人都逃不过的诱惑，孩子当然躲不过。但是，凡事都有一个度，我们要强调的是：当孩子爱上冰淇淋，你的监督和呵护就要随时启动。

 # 如何应对多动症宝宝

一旦学会爬，学会走，宝宝的视野也随之开阔了。仿佛一夜之间，宝宝发现这个世界对他来说变得那么陌生，那么奇妙，几乎他视野所及的每一个角落都充满了梦幻的感觉，他有太多的东西需要了解需要探索，于是，他好奇地这里摸摸，那里看看，惊喜地动动这个，捅捅那个。好动几乎是每个宝宝都会经历的成长阶段。正因为好动，宝宝才能在不停地探索中更好更深刻地认识他周围的世界，学习各种生活技能与技巧。

宝宝如果过分好动，可能基于两个原因，一个原因是宝宝天生就属于那种活动量比较大的气质类型。另一种可能由于细微脑能量异常引起。活动量大的宝宝容易坐立不安，整天跑跑跳跳、东摸摸、西碰碰，很难安静地去完成一件事。他们话多、手势多，喜欢以动态来表现自己的思想，因此，父母往往会认为他们是故意捣蛋的问题小孩，动辄加以责骂，甚至当多动症来看待。

事实上，学龄前的宝宝就像一座庞大的能量工厂，总有着释放不尽的能量。他们需要充足的游戏场所和玩具，让他们释放这种能量，满足他们大小肌肉发育的需要。宝宝想要奔跑、跳跃、攀高、爬低、喊叫等生理需求，往往与成人想保持安静和井井有条的愿望相对立，所以宝宝的这种需求很难得到父母的充分肯定。但是，如果我们不帮助宝宝以适当的方式释放出这种庞大的能量，宝宝必然会采取破坏性的方法去满足自己的生理需求。此外，如果宝宝大、小肌肉得不到活动与锻炼的机会，肌肉和肌肉间的运动功能便无法获得正常的发展，如果做父母的在这个时期强迫宝宝做一个文静稳重的"乖小孩"，那么宝宝的发展就会受到限制，势必给宝宝将来的发展带来损失。比如，宝宝入学后就有可能在游戏、体育方面落后于其他同学，甚至影响到他与同学之间正常的关系。因此，在安全的范围内，给宝宝充分的攀爬、游戏、奔跑、翻滚的机会是完全必要的。

宝宝好动是很正常的一种现象，很多父母常会因为宝宝喜欢东摸摸、西碰碰、坐立不安而十分烦恼，甚至轻易地将宝宝定性为多动症。其实，只要宝宝在大动作、精细动作、语言、社会适应能力等方面的发展都很正常，那么他们好动可能是天生气质如此，父母不必因此太紧张，更无须采取责骂、处罚的方式来改变宝宝，否则会使好动的宝宝更不容易安静下来。通常，对于学龄前的孩子不作多动症的判断，除非有着与其年龄发育水平不相适应的多动现象或注意缺陷的表现。

对于那些过分好动的宝宝，因为他们可能给人很烦的感觉，加上常常注意力不集中，可能也会影响他们以后的学习，因此，

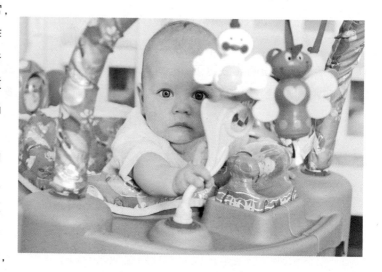

父母有必要根据宝宝的实际情况采取措施适当调整。

1. 为宝宝买一些他喜爱的玩具、色彩鲜艳的图书等，给宝宝讲讲故事，陪宝宝一道玩玩具。也可以和宝宝一道制作他最喜爱的玩具，尝试让宝宝在这些他感兴趣的活动中学习安静下来。

2. 歌唱、聆听故事是每个宝宝都感兴趣的活动，找一些适合宝宝，并且宝宝也感兴趣的歌曲教给宝宝，给他讲一些他感兴趣的故事，都能有效地吸引宝宝的注意，让他在这些活动中安静下来。

3. 父母还可以多和宝宝交流，陪他一起玩，在玩的过程中引导宝宝，培养他做什么事情都集中注意力的好习惯。

4. 如果宝宝好动的程度超乎寻常，怀疑是多动症，可去医院检查，然后根据医生指导进行治疗。

 # 如何应对幼儿语言发展迟缓

一个孩子的语言发展程度包括已经掌握的词汇数量、句法或语法的复杂程度、句子可被人理解的程度等，通常能表明他的智力发展水平。而当孩子到了一定的年龄，无法达到同龄孩子的语言发展水平，比如无法理解或会说同龄孩子所说的话，那么这个孩子就有可能被家长怀疑存在语言发展迟缓。

一般来说，语言发展迟缓可能表现出以下一种或多种情形：

1. 语言发展的起步年龄较晚。

一般正常儿童 1 岁左右开始说话，喊"爸爸、妈妈"，但语言发展迟缓的儿童可能要到二三岁才开始开口说话，有的甚至到了四五岁还一句话都不会说。有些父母可能会认为自己的孩子开口晚。确实，由于语言学习需要较好的注意，而一些活泼、好动的孩子难以在一件事情上注意较长时间，因此"开口"的时间相对要晚。民间也常有这样的说法：如果孩子先会走路，那么说话就晚；而先学会说话的，学会走路则要晚。但如果孩子到了两三岁还不会说话，父母最好还是带孩子去专门的机构做一些检查。

2. 语言发展的速度很慢。

正常的孩子在学习语言的年龄，一年里能够掌握的词汇很多，特别是在 3 ～ 5 岁这一年龄段，掌握的词汇量是呈几何级数增加的。但语言发展迟缓的孩子可能在一年里只能掌握四五个词，且需要很大的努力。

3. 语言发展的程度比正常儿童的水平要低，常出现各种错误。

一些专家列举了一些常见的语言发展迟缓现象，比如：

不会说话或者说话令人费解；只说一个音，如语首音或语尾音；说话有前后颠倒、混淆或省略的现象。

词汇少、说话很幼稚，没有组织，没有头绪。

常常使用娃娃语或拟声语如用"汪汪"代替"狗"，用"喵喵"代替"猫"等。

说话断断续续，语句不连贯，只有单字，不成句子。

从某一时候开始不再学习说话；发音含糊不清，令人难以理解。

说话不合语法，没有助词、连词、形容词、副词等修饰词。

没有时间概念，无法区分句子中的昨天、今天、明天的含义等。

当然，判断一个孩子是否存在语言发展迟缓还必须结合其生理年龄，并进行详细的检查与评估。对于学龄前的孩子，即使存在上述一些语言症状，父母也不要盲目地认定他存在语言发展迟缓，最好送他到专门机构进行检查。

通常，语言发展迟缓是伴随其他问题出现的，如颅脑损伤、智力落后、听觉障碍或聋、情绪困扰及呼吸器官、发声器官的运动功能障碍等，因此，在检查时，应尽量确定造成儿童语言发展迟缓的原因，因为原因不同，语言干预的措施也不同。

如果孩子确实存在语言发展迟缓，家长应在专家的指导下尽可能地消除或减少造成语言发展迟缓的原因。虽然针对不同原因语言干预的措施有所不同，但有些原则却是相同的。

不管是哪类原因造成，父母都应该牢记：自己是孩子学习说话的最好的老师。因为他们有充分的时间可以与儿童相处，给予可模仿的语言对象，而且他们也是孩子最亲的人，只有他们才能给予孩子充分战胜困难的信心，无论何时何地都要坚信孩子通过努力是有可能追赶上同龄正常儿童的。

每天固定时间训练孩子说话。在通常情况下，建议年轻父母：

1. 随时随地要有耐心地与孩子说话，不管自己有多忙；话题尽量与孩子的生活经验或兴趣相结合，尽量与孩子谈生活中、身边能见到的事情。

2. 每天，尽量抽时间给孩子念童话故事，当然需要选择孩子喜欢的童话或故事，对于孩子要求反复讲相同的童话与故事，则应尽量地满足。

3. 每天最好有固定的时间训练孩子说话，尽量选择气氛较轻松的时间，以免孩子太紧张，每次时间不一定很长，但应每天都坚持。

4. 不断地扩展儿童的生活范围或经验，可以常常带他去各种公共场所，以增加他的感官经验，孩子没见过的东西是很难理解的，更不用说让他说出来。

5. 应仔细倾听儿童所说的话，不能有丝毫的不耐烦，语言发展迟缓的孩子往往需要鼓足勇气才会说话，因此，不管孩子说什么，怎么难以理解，父母都应表现出极大的兴趣仔细地倾听。

6. 教孩子如何表达自己的想法，与其他小朋友相处。孩子有时可能不知道如何表达自己的想法，因此家长可教给孩子一些实际的交往技巧。

7. 与孩子相处时父母尽量少用手势或表情，要用明确的语言表达自己的要求或观点。

8. 因情绪困扰所造成的语言发展迟缓，父母首先要做的就是改善家庭成员之间的关系，其次才是儿童的语言。

另外，如果孩子总是由电脑、网络、电视等陪伴成长，也极有可能出现语言发展迟缓，因为正常儿童的语言是在与他人的交往过程中发展起来的。

幼儿口吃的护理

口吃是指说话时言语中断、重复、不流畅的状态，是儿童期常见的语言障碍，患患儿童约占儿童总数的 5%，大约一半的口吃儿童是在 5 岁以前发病的。口吃多在幼儿期形成，同样，也最易在幼儿期纠正。如果在幼儿期不纠正，有时口吃可伴随终身。

❶引起口吃的原因主要有以下几种。

1. 模仿他人口吃。

大部分口吃的儿童都是在幼年时模仿他人的口吃而习得的。口吃的感染性很强，孩子们觉得口吃的人说话特别好玩而模仿，这样很容易学会口吃。

2. 父母对子女言语能力的形成要求过急。

当孩子学话时，做过多的矫正，或采取恐吓手段逼迫孩子学话，进行斥责、嘲笑，使儿童紧张，害怕说错话，说话时压力很大，失去信心而发生口吃。

3. 父母把孩子学话时犹豫不决或轻度顿错看作是口吃，操之过急，忙于矫正而形成了口吃。

4. 父母强迫左撇子的孩子改用右手时，孩子往往也会产生口吃。

5. 突然的精神刺激，如受到惊吓、过分的受罚、环境突然改变，亦可导致口吃。

由于口吃病是心因性疾病，所以，矫治口吃病应从心理治疗入手，着重于消除孩子的心理障碍。然而，对于孩子一时性的口吃现象是不需要治疗的，随着孩子的年龄增长和智力发展，可以自愈。但是，父母千万不能让孩子产生心理压力，否则，口吃现象就会发展成口吃病。

❶纠正口吃一般的方法是：

1. 让孩子多听声音优美、表达流畅、内容合适的语言。如儿童故事、幼儿诗歌等，听熟后，让孩子跟着一起讲，一起念。

2. 父母一定要耐心、细心地多与孩子交谈，彻底消除孩子怕口吃的心理状态。当孩子有一点进步时，就应给予鼓励和奖励。总之，不要让孩子说话时感到有心理压力。

3. 要多与孩子说话，说话的速度略慢，边说边问，引导孩子答话。如孩子一时不愿回答，也不必勉强，可以继续说话。要让孩子在不注意自己有口吃缺点的时候，自然而然地回答问题，切忌在孩子说话时，不断指责他的缺点。

4. 鼓励孩子树立克服口吃的信心。创造条件，让口吃孩子能经常同说话流畅的同伴们一起玩。同时，要设法教育小同伴们不要嘲笑口吃的孩子。

5. 父母应告诉孩子，矫正口吃需要一个较长的时间过程，不可急于求成。略有反复是正常的，决不可灰心。矫正口吃的关键在于要有信心和恒心。

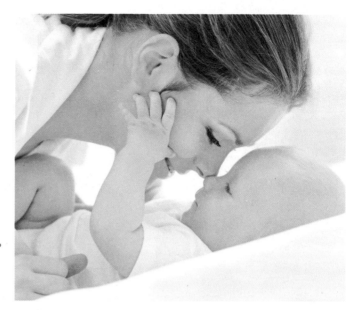

如何应对幼儿不会连续跳

孩子在学跳的过程中会碰到许多困难。不会连续跳，就是许多孩子普遍存在的问题。究其原因大致有以下几种：

1. 由于孩子的神经系统、前庭器官、肌肉和关节等发育还不够完善，他们的平衡能力较差。

2. 有些孩子在学跳的过程中还没有把握跳的基本方法。如屈膝、蹬地往上跳起、轻轻落地。所以在进行连续跳时就会出现双脚不协调、动作不连贯等问题。

3. 某些孩子不经常参加户外体育活动，体质较弱，因而在进行连续跳时会出现气急、胸闷等不适现象。

如何帮助孩子克服生理、心理上的因素，教会孩子连续跳呢？

1. 爸爸妈妈应经常带孩子参与户外活动以增强孩子的体质，增进孩子对体育活动的爱好。

2. 首先帮助孩子正确把握跳的基本方法，然后再教孩子连续地跳。应先从跳一个开始，学会后再连续地跳两个、三个逐渐过渡到连续地跳许多个。成人在教孩子连续跳时应重点帮助孩子把握两脚屈膝向前上方跳起，落地时屈膝缓冲，然后迅速做蹬地动作再向前上方跳起等基本动作，还应注意双脚要同时离地和同时落地。

为了增加情趣，培养孩子的爱好，还可运用体育器材或游戏等形式帮助孩子练习。如：

1. 在地上放置 6 个直径为 50 厘米的圈，依次排好。要求孩子连续依次从前跳到后，也可从后面跳到前面。反复练习多次。

2. 在地上画上编写数字的方块，让孩子任意从一个数字连续跳到另一个数字。

孩子对连续跳产生了爱好后，爸爸妈妈可适当增加一点难度让孩子练习。如通过学兔跳、学跳绳等，教孩子双脚连续跳。

孩子学会连续跳后，对增强体质、提高孩子对体育活动的爱好都有很大作用。

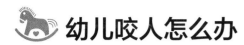

幼儿咬人怎么办

一般情况下，1岁以内的婴儿咬人属于正常的生理现象。此时婴儿正处于"口欲期"，嘴比手指要敏感得多。咬人是婴儿探索世界的方法之一，他会用嘴去发现一切，并将任何能拿到的东西都放进嘴里品尝一下，体验各种物品的软硬度、质地、温度和味道。咬人也是一种体验，而且很多时候婴儿会把它作为一种游戏来完成。

另外，正处于出牙阶段的婴幼儿会感到牙床酸痛，忍不住时就会采取咬人的方式来缓解这种不舒服的感觉。

如果是上述几种原因，当孩子咬人的时候，父母或其他照顾孩子的大人要表现出不高兴或极为严肃的样子，让孩子知道——你把别人咬痛了！这样做是不允许的！此外，可以给孩子准备一些安全的东西随便咬，比如磨牙圈、磨牙饼干或磨牙棒等，以缓解孩子难以忍受的牙床不适感。平时可以把安全、清洁无毒的玩具放在孩子身边，给孩子提供"体验"的机会。

过了"口欲期"，多数孩子咬人的毛病会随年龄的增加逐渐消失，但仍有一部分小孩子会咬人。不过，1～3岁的孩子咬人，还是比较普遍的，因为这也是他们成长过程中的一部分。有的儿童是因为情绪需要宣泄，还有的是语言功能发育迟缓。

当小孩子面对难以对付的情形，或因为无能为力而感到烦躁不安的时候，就容易咬人。比如自己特别钟爱的玩具被抢走了，他可能想宣泄一下自己的不满，以引起别人对他足够的重视。另外，如果孩子还不能用语言完好地表达需求，无法用语言和他人交流，会产生失落感。如果刚好大人又忽略了孩子，他可能会产生攻击性，以咬人的方式来传递信息——"我爱你！""我不高兴了！""我

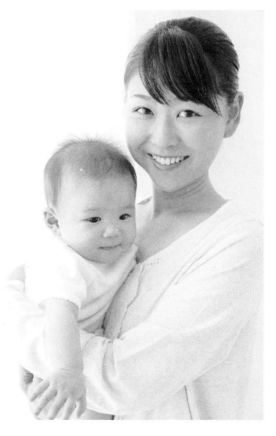

恨你！"

面对这一时期儿童咬人的问题，首先可以看看孩子有没有语言发育障碍，如果有，应及早进行干预；随着语言功能发育的逐渐完善，咬人的现象自然就会消失。

其次，当孩子咬人的时候，大人千万不能认为这是有趣、好玩的事，当着孩子的面还笑，否则孩子认为受到了鼓励和赞扬。而且，孩子一旦咬人，应该立即制止，并把孩子暂时带离现场一阵子，同时告诉他——咬人是不对的，如果有什么要求应该说出来，爸爸妈妈不喜欢咬人的孩子。

 # 幼儿说话不流利怎么办

其实大部分妈妈的担心是不必要的，因为孩子还小，大脑尚未发育成熟，语言表达仍在发展之中，也许说话不流利属于生理性或发育过程中的一过性现象。幼儿或学龄前儿童的说话不流利一般认为是暂时的，而父母所谓的"口吃"并非来自孩子的嘴巴，而是来自父母的耳朵。所以没有必要用口吃的字眼来形容孩子的问题。

儿童的语言发展有一个过程，尽管 3 岁儿童已经有了 400 ～ 500 个词语，但是把词语连成长句，用句子来表达复杂的事情对他们来说仍有很大的困难。当孩子很紧张，或很急切地要表达一连串复杂的情节时，说话阻塞、停顿、重复是难免的，也就是在这一系列的不流利之中，孩子在思考，在组织句子，用通俗的话说，就是嘴巴跟不上脑子所想的事情。

当父母遇上宝宝说话不流利时，千万不要指责孩子的说话问题，以免造成说话时的紧张，更易引起结结巴巴。此外，要善于发现环境是否对孩子有压力，尽量为孩子提供一个宽松的家庭环境。平时家人说话注意放慢速度，说短句，潜移默化地影响孩子的语速和语言的应用。当孩子说话欠流利时，父母"若无其事"地倾听，给以良好的应答，无须过度关注孩子，更没必要说"重新讲"、"慢慢讲"之类的话。另外还要注重与孩子的交流，等待孩子的反应，千万不要家长自己唱"独角戏"，孩子当旁观者。

总之，幼儿说话不流利无须直接对其干预，而间接的环境干预则是必要的。

 # 幼儿说话"大舌头"怎么办

有些孩子说话发音时，一些字、音咬不清。这在 1 岁以内的小孩是常见的。也有一些孩子是由于舌系带过短而造成发音不清，这需要检查治疗。

舌系带是舌尖下方一条纵行的薄薄的黏膜，如果舌系带过短，舌头伸展受到限制，发音吐字就会受到影响。

检查舌系带是否过短，方法很简单，让孩子学伸舌的动作，当舌尖是尖形或圆形时，就是正常的，若是形成倒W形的舌尖，中间有一条明显的凹陷，就是舌系带过短。

舌系带过短大多是先天性的，也有一些是由于后天创伤引起的。若确诊为舌系带过短，可进行手术矫治。

谨防幼儿铅中毒

铅是多系统、多亲和性的毒物，铅及其化合物的蒸气、烟和粉尘主要经呼吸道侵入人体，也可经消化道吸收，主要损害神经系统、消化系统、造血系统、血管和肾脏。婴幼儿长期接触铅，会造成智力低下，生长发育落后，贫血，容易感染疾病。

铅在人体内没有任何生理功能，人体中理想的血铅水平应为零。然而，由于环境因素，绝大多数个体均存在一定量的铅，铅在体内含量超过一定水平就会对健康产生危害。特别是对于儿童，学术界确认，只要血铅水平超过或等于 100μg／L，不管有没有临床症状、体征，都可以确诊为儿童铅中毒。

目前，全球公认的儿童铅中毒诊断和分级主要依照血铅水平为指标，共分为 5 级：

I 级：血铅＜100 微克／升，相对安全（但已具胎儿毒性，易使准妈妈流产、早产，胎儿宫内发育迟缓）；

II 级：血铅 100～199 微克／升，可影响神经传导速度和认知能力，使儿童易出现头晕、烦躁、注意力涣散、多动；

III 级：血铅 200～449 微克／升，可引起缺钙、缺锌、缺铁，生长发育迟缓，免疫力低下，运动不协调，视力和听力损害，厌食、异食，贫血，反应迟钝，注意力不集中、智商水平下降或体格生长迟缓等症状；

IV 级：血铅 500～699 微克／升，可出现性格多变、易激怒、多动症、攻击性行为、视力和听力下降、运动失调，不明原因腹痛、贫血和心律失常等中毒症状；

V 级：血铅≥700 微克／升。可导致多脏器损害，铅性脑病，瘫痪，昏迷甚至死亡。

世界发达国家儿童血铅标准以低于 60 微克／升为相对安全。对于 60 微克／升以下铅中毒儿童，以预防为主。II～III 必须在医生指导下以国家认定驱铅食品做驱铅治疗，才能使铅中毒儿童尽快康复。IV～V 应在于 48 小时内复查血铅，如获证实，应立即予以驱铅治疗，

同时进行染铅原因的追查与干预。

人体中铅的来源

土壤是自然界中铅的最大储存库。土壤中的铅会在婴幼儿玩耍时被有意无意地摄入，造成婴幼儿的铅中毒。室内铅尘也是重要来源之一。室内铅尘的含量和婴幼儿血铅水平

呈非常明显的相关性，所以控制室内铅尘能有效降低婴幼儿的血铅水平。

传统汽油生产工艺中以四乙基铅作为防爆剂。这种汽油燃烧后从尾气中排出铅粒子，1／3大颗粒铅迅速沉降于道路两旁数公里区域内的地面上（土壤和作物中），其余2／3则以气溶胶状态悬浮在大气中，然后随呼吸进入人体。含铅汽油与儿童铅中毒的关系已相当明确。

学习用品和玩具。据了解，每页彩色画面的报刊，含铅量高达2000微克，国产玩具中60%的表面油漆所含可溶性铅已超过国际最高允许量，含铅最高的超过6倍，36.7%的超标37倍。教科书上彩色封面超标14倍，儿童彩笔中也有10倍以上的铅污染。

食品。例如爆米花是儿童喜爱的食品。由于爆米花机的机身是由含铅合金制成，使爆米花中含有较多量的铅。皮蛋（松花蛋）的传统制作工艺以氧化铅作为食品添加剂，故皮蛋中也含有较高的铅。因此，应该对儿童及其家长进行必要的宣教，让儿童尽量不吃这些食品，同时改进传统的加工工艺以降低铅含量。

一般情况下水中的铅不至于成为婴幼儿铅中毒的主要来源。清晨第一次打开水龙头放出的水往往含铅量较高。热水龙头放出的水含铅往往较冷水龙头高。

在我们的生活中，铅污染无处不在，除了大气和水源的铅污染，陶瓷、油漆，化妆品，染发剂、电池等都存在铅污染。

 # 怎样进行驱铅治疗

儿童保健专家认为，治疗儿童铅中毒的首选方法是营养干预和健康教育。儿童铅中毒是完全可以预防和非药物治疗的疾病。对绝大多数儿童来说，只要加强宣传，加强健康教育，纠正不良生活习惯和卫生习惯，儿童的血铅水平会在较短的时间内降到正常范围，而不需要使用任何药物或驱铅食品进行治疗。比如勤洗手就是最好的降低血铅水平的方法。驱铅治疗只用于血铅水平在中度及以上铅中毒的患儿。现在，卫生部公布的治疗原则中，规定只有血铅水平等于或高于250微克／升以上时才做驱铅治疗。不必要的药物驱铅有害无益。

远离铅污染源是治疗关键。幼儿铅中毒是完全可以预防和非药物治疗的疾病，对绝大多数幼儿来说，应重视健康教育，而非药物排铅。铅主要有三种途径进入人体：其一是通过呼吸道吸收，马路边的粉尘和汽车废气都是铅的主要来源，儿童应少在马路边停留玩耍。其二是通过消化道吸收，小孩喜欢咬指甲和玩具，这些行为都有可能使铅进入人体。其三是通过皮肤吸收，儿童玩具中的彩色颜料、橡皮泥等都可能通过手部皮肤吸收铅元素。临床证明，找到铅污染的来源，切断铅污染的来源和途径，铅过量的患儿在脱离铅污染源后，其血铅水平可显著下降。

如果本地是铅污染严重地区，幼儿长期有铅接触史，应及时找医生进行检查和规范的治疗。不要带幼儿到以盈利为目的的免费测铅网点去测铅，以免上当受骗。血铅水平较高者须到正规的医疗卫生机构进行诊断与治疗。不要轻信所谓的"驱铅保健品"，以免耽误治疗时机。

 # 幼儿铅中毒的预防方法

国际上关于儿童铅中毒的防治，有著名的三句话：环境干预是根本手段，健康教育是主要方法，临床治疗是重要环节。所以，推荐防铅 12 种方法：

1. 培养幼儿养成勤洗手的良好习惯，特别注意在进食前一定要洗手，一次洗手可以消除 90%～ 95%附着在手上的铅，避免从消化道摄入铅。

2. 常给幼儿剪指甲，因为指甲缝是最容易匿藏铅尘的部位。

3. 经常用湿拖布拖地板，用湿抹布擦桌面和窗台。食品和奶瓶的奶嘴上要加罩。

4. 凡幼儿可触及的玩具、文具，或易舔触的家具均应经常清洗，以去除铅；

5. 位于交通繁忙的马路附近或铅作业工业区附近的家庭，应经常用湿布抹去幼儿能触及的部位的灰尘。

6. 不要带幼儿到汽车流量大的马路和铅作业工厂附近玩耍。随着城市化进程的加快，乡镇企业的增多，机动车急剧增多，环境中（空气、土壤、水源、尘土）含铅量猛增。由于铅尘浓度在距地面 1 米以下比 1 米以上高 16 倍，所以不要经常带幼儿在马路边走动。避免到含铅高的区域活动。

7. 直接从事铅作业劳动的工人下班前必须按规定洗澡、更衣后才能回家。

8. 以煤为燃料的家庭应尽量多开窗通风。

9. 幼儿应少食某些含铅较高的食物，如松花蛋、爆米花等。

10. 有些地方使用的自来水管道材料中含铅量较高，每日早上用自来水时，应将水龙头打开 3 ～ 5 分钟，让前一晚囤积于管道中、可能遭到铅污染的水放掉，且不可将放掉的自来水用来烹食和为幼儿调奶，之后放出的水才可给宝宝做食物用。

11. 幼儿应定时进食，空腹时铅在肠道的吸收率可成倍增加。

12. 保证幼儿的日常膳食中含有足够量的钙、铁、锌等。由于缺钙、缺铁、缺锌的幼儿对铅吸收率增高，对铅易敏感性也增高，所以要多晒太阳，多吃含钙食品（如牛奶、乳制品、豆制品等）；多吃含铁食品（如蛋、瘦肉、动物血、肝等）；多吃含锌食品（如肉、海产品等）。

 # 什么是缺铁性贫血

缺铁性贫血是婴幼儿常见病，多发生在 6 个月至 3 岁的宝宝。从目前我国儿童健康普查情况来看，缺铁性贫血的现象相当普遍，据调查显示，该病在 6 个月至 6 岁的患病率约为 40%。缺铁性贫血的小儿血红蛋白低于正常指标，面色发白或发黄，身体不够健壮，注意力不够集中，易乏力，爱疲倦，精神不佳，抗病能力差，容易感染其他疾病，甚至影响到智力和学习。这不能不引起我们的重视。缺铁性贫血是由于缺乏足够的铁以致血红蛋白合成减少，具有小细胞低血红蛋白，血清铁和运铁蛋白饱和度低，用铁剂治疗效果好的特点。

 ## 幼儿患缺铁性贫血的临床表现

缺铁性贫血的宝宝有哪些表现呢？缺铁性贫血大多起病缓慢，开始一般不被家长注意，至就诊时多数已成为中度贫血。或者在一般查体时发现。宝宝贫血症状的轻重取决于贫血的程度和贫血发生、发展的速度。细心的家长可以注意以下几个方面：

1. 一般表现

开始常常有烦躁不安或精神不振，不爱活动，食欲减退，皮肤黏膜变得苍白，以口唇、口腔黏膜、甲床和手掌最为明显。

2. 造血器官的表现

由于骨髓外造血反应，肝、脾大和淋巴结常轻度肿大，年龄越小，贫血越重，病程越久，则肝脾大越明显，但是肿大的程度很少超过中度。

3. 神经精神的变化

缺铁对全身代谢都有影响，目前已逐渐重视缺铁所致的神经精神变化，除烦躁不安、对周围环境不感兴趣外，患儿可以出现注意力不集中，理解力降低，反应减慢。这些表现给予铁剂后较快恢复正常。

4. 其他表现

由于含铁酶的缺乏导致代谢障碍，可以出现食欲缺乏、身高和体重增长减慢、舌乳头萎缩、胃酸分泌减低及小肠黏膜紊乱。宝宝可以出现喜欢吃泥土等异食癖。

 ## 幼儿患缺铁性贫血的原因

1. 饮食不当缺铁

出生后 1 年内约需铁 200 毫克，平均每天约 0.6 毫克，以满足生长发育的需要。宝宝以乳类食品为主时，乳类含铁量极低，但是如果是母乳喂养的宝宝，由于母乳中铁的利用率极高，所以 6 个月内母乳喂养的宝宝很少发生缺铁性贫血。牛奶中铁的吸收率为10%，所以人工喂养的宝宝必须及时添加辅食，否则体重增加 1 倍后，储存铁用完，就可以发生缺铁性贫血。

2. 生理需要量增加

正常新生儿体内铁的含量约为 70 毫克／千克体重，胎儿最后 3 个月储存量最多，故早产儿体内储存铁量比足月儿少。婴幼儿生长迅速，足月儿长到 1 周岁时，体重增至出生时的 3 倍，1 岁时血循环中的血红蛋白增加 2 倍，而早产儿于 1 周岁时体重可与足月儿相等，故早产儿在生后 1 年内铁的需要量比足月儿明显增多，加上因早产而体内储存较少，如果不及时供应足够的铁，必将出现缺铁性贫血。

3. 铁的丢失过多

长期慢性失血，如肠息肉、美克尔憩室、膈疝、溃疡病、钩虫病或肺含铁血黄素沉着症等，虽每天失血量不多，但如每失血 4 毫升，约等于失铁 1.6 毫克，已经超过正常铁消耗量的 1 倍以上，很容易造成缺铁性贫血。

4. 吸收障碍

长期腹泻，急性或慢性感染皆可造成铁的吸收障碍。母亲妊娠期间若有缺铁性贫血，虽新生儿出生时血红蛋白、血清铁和铁蛋白都在正常范围内，但是由于体内储存铁较少，在婴儿期比较容易出现缺铁性贫血。

 # 幼儿患缺铁性贫血的治疗

由于多数缺铁性贫血是饮食不当所致，所以必须改善饮食，合理喂养。对于轻度贫血的宝宝，仅仅依靠改善饮食，合理喂养即可治愈。对于因肠道寄生虫所致者，应当配合驱虫治疗。铁的吸收主要有两种形式，即血红蛋白和肌红蛋白中血红素和非动物食品中的铁盐形式吸收。血红蛋白和肌红蛋白在胃酸与蛋白分解酶的作用下，血红素与珠蛋白分离，不受体内铁贮存的情况或食物组成的影响，直接被肠黏膜吸收，在肠黏膜上皮细胞内经血红素分解酶将铁释放出来。植物中的非血红素铁一般以胶状氢氧化高铁形式存在，在胃蛋白酶和游离盐酸的作用下，铁被释放出来，并由三价铁转变为二价铁。维生素 C 促进三价铁还原成二价铁而有利于吸收。此外，果糖、氨基酸（胱氨酸、组氨酸和赖氨酸）皆有促进铁的吸收作用。在小肠的碱性环境中，植物食品和乳类中的草酸、植酸、钙、磷等与铁形成草酸铁和磷酸铁盐等妨碍了铁的吸收。茶和咖啡也可影响铁的吸收，茶叶中的鞣酸与铁结合形成鞣酸铁复合体，可使铁的吸收减少 75%。

 # 缺铁对幼儿智力的影响

一般来说，随着医学及育儿常识的普及，大多数年轻的家长都非常重视给自己的宝宝补充营养。但是，由于营养结构不合理造成的铁缺乏现象还是大量存在的。据有关资料表明，铁缺乏或缺铁性贫血在小龄儿中的比例高达 50% 以上。缺铁时表现为食欲缺乏、体格发育不良、不活泼、注意力不集中、小儿智力发育迟缓等，此病已被我国卫生部列为重点防治的疾病之一。

宝宝自出生以后，脑细胞分化很快，这一阶段铁在脑细胞髓鞘快速结合，从而保证了大脑与中枢神经系统的健康发育。大脑含铁量比较高，对缺铁十分敏感，如果出现铁不足，将影响宝宝脑功能、智力发育，认知与智力发育落后，影响身体和心理的发育。缺铁的宝宝在精神上常常处于紧张状态，由于恐惧感、畏怯、拒绝与外界交流，常常表现为比正常的宝宝更不愿意离开母亲的怀抱。

缺铁还会影响宝宝的注意力及记忆调节过程。缺铁导致 DNA 合成障碍，同时缺铁最终导致血红蛋白合成不足，引起大脑及全身细胞缺氧。我们都知道，大脑体积虽只占人体的 1 / 20，但却是人体需氧量最大的器官，且对缺氧十分敏感，一旦缺氧就会影响智力及脑功能。所以，缺铁的宝宝视觉记忆、有意记忆，语言推理及数量推理都低于正常儿童。所以，年轻的家长朋友们要十分关注宝宝的营养情况，尤其不要忽视了铁的补充。

缺铁的宝宝认知发育渐渐落后于正常的宝宝，在语言及学习相关的智力发育方面均受到影响，表现为对外界事物冷漠、不感兴趣、不主动、注意力不集中。随着年龄的增长，有些孩子逐渐出现学习困难，最终会影响学习成绩。婴幼儿期铁缺乏导致的智力伤害可能会持续到成年期，甚至终身。

如何预防缺铁性贫血

应提倡母乳喂养婴儿至少在 4 个月以上，母乳中虽然铁不足，但是母乳吸收较好，可以从母乳中吸取较多的铁。足月婴儿从 4 个月开始（早产儿从 2 ～ 3 个月开始）添加辅食，如蛋黄、橘子汁和铁强化的食品（牛奶、米粉、面粉等），每日摄入铁 1 毫克 / 千克体重，早产儿为 2 毫克 / 千克体重。人工喂养的宝宝，应当尽量用铁强化的配方奶，鲜牛奶应加热处理后再给宝宝喂食。5 ～ 6 个月的宝宝可加菜泥、鱼泥、豆浆。7 ～ 8 个月加肝泥、肉末等。应合理安排幼儿膳食，尽量食用含铁多、吸收率高的食物，由于动物性食物中铁吸收率高，应保证有足够的动物性食物和大豆制品。

众所周知，预防婴幼儿的缺铁性贫血，必须选择富含铁的食物，同时还要考虑到铁的吸收和利用问题。服硫酸亚铁、葡萄糖酸亚铁，应同时加服维生素 C，可促进铁的吸收。一般动物性食品铁的吸收率较高，达 10% ～ 20%，而植物性食品铁的吸收率只有百分之几。

铁含量丰富和吸收率高的食物

1. 动物肝脏

动物肝脏富含各种营养素，是预防缺铁性贫血的首选食品。每 100 克猪肝含铁 25 毫克，而且也较易被人体吸收。猪肝可加工成各种形式的儿童食品，如肝泥就便于婴儿食用。虽然各种瘦肉里含铁量不太高，但铁的利用率却与猪肝差不多，而且加工制作容易，小孩也喜欢吃。

2. 蛋黄

每 100 克蛋黄含铁 7 毫克，尽管铁吸收率只有 3%，但鸡蛋原料易得，食用保存方便，而且还富含其他营养，所以它仍不失为婴幼儿补充铁来源的一种较好的辅助食品。

3. 动物血液

猪血、鸡血、鸭血等动物血液里铁的利用率为 12%，如果注意清洁卫生，加工成血豆腐，供给集体托幼机构，这对于预防儿童缺铁性贫血，是一个价廉方便的食品。

4. 黄豆及其制品

黄豆在我国人民营养及儿童营养方面的重要性及地位，已有不少营养学家提到过。每 100 克黄豆及黄豆粉中含铁 11 毫克，人体吸收率为 7%，远较米、面中的铁吸收率为高。

5. 芝麻酱

芝麻酱富含各种营养素，是一种极好的婴幼儿营养食品。每 100 克芝麻酱含铁 58 毫克，同时还含有丰富的钙、磷、蛋白质和脂肪，添加在多种婴幼儿食品中，深受儿童们欢迎。

6. 绿色带叶的蔬菜

虽然植物性食品中铁的吸收率不高，但儿童每天都要吃它，所以蔬菜也是补充铁的一个来源。

7. 木耳和蘑菇

两者铁的含量很高，尤其是木耳，每 100 克含铁 185 毫克，自古以来，人们就把它作为补血佳品。此外海带、紫菜等水产品也是较好的预防和治疗儿童缺铁性贫血的食品。

 # 异食癖及其病因

生活中也许会听说有的宝宝喜欢吃一些异物，如偏爱吃泥土、煤渣、纸、头发等，这究竟是怎么回事呢？这种病医学上叫异食癖，即嗜食非食物性的异物，有的患儿喜食多种异物，有的只吃一种。此病产生的原因，过去认为是由于体内寄生虫（钩虫或蛔虫等）的毒素引起。自 20 世纪 70 年代以来，有人发现此病与锌缺乏有着密切的联系。有人测定患异食癖孩子血液中和头发中锌的含量明显低于正常儿童；患儿对酸、甜、咸、苦 4 种味觉敏感度也明显低于正常孩子。

我们知道，食欲与味觉有直接关系，味觉不好，食欲减低。人的味觉与舌乳头上皮内味蕾有关。缺锌使味觉灵敏度下降，是因为锌的缺乏阻碍了核酸和蛋白质的合成，造成细胞转换成敏感度很高的味蕾受影响。正常唾液中的味觉素是一种含锌唾液蛋白，它为味蕾及口腔黏膜提供营养，故缺锌时味觉功能减退，还易患复发性口腔炎。

另外，缺锌能引起舌黏膜增生和角化，阻塞舌乳头中的味蕾小孔，食物难以接触味蕾，使人难以品尝出各种食物滋味。因此，宝宝在缺锌的时候就会出现异食癖和明显的厌食症。

 # 导致幼儿维生素 A 缺乏的原因

1. 摄入不足

长期以米糕、面糊等谷物或脱脂乳、炼乳喂哺的宝宝，又没有及时添加辅食，或者长期吃素食者容易发生维生素 A 缺乏症。

2. 吸收障碍

慢性消化道疾病，如迁延性腹泻、慢性痢疾、肠结核和肝胆系统疾病，均可影响维生素 A 的消化、吸收和贮存；长期服用通便的泻药，也可以影响维生素 A 的吸收。

3. 需要量增加

生长发育迅速的早产儿，各种急性、慢性传染病，长期发热和肿瘤等均可以使机体对维生素 A 的需要量增多，导致维生素 A 相对缺乏。

4. 代谢障碍

缺乏蛋白质和锌可以影响维生素 A 的转运和利用；甲状腺功能低下和糖尿病时，β 胡萝卜素转变成维生素 A 障碍。维生素 A 缺乏但血中胡萝卜素增多，导致皮肤黄染，但眼结膜不显黄色。

 # 补充维生素 D 一般要补到宝宝几岁

日常生活中，经常会有家长提这样的一个非常实际的问题，宝宝补充维生素 D 是不是要一直补下去，到几岁停比较合适。2 岁以上的宝宝，由于生长发育比较缓慢，而且户外活动比较多，辅食种类不受限制，所以不须补充维生素 D 来预防佝偻病。但是，也有比较特殊的情况，如长期服用抗癫痫药物或激素的孩子，虽然是 2 岁以上，但是每日要坚持补充维生素 D400 ～ 800 国际单位。

 # 为什么会发生维生素 D 中毒

维生素 D 虽然能够预防和治疗佝偻病，但是应用不当而造成中毒的情况并不少见，应当引起我们足够的重视。造成维生素 D 中毒常见的原因有以下几种：

（1）佝偻病诊断错误：有些家长误将佝偻病的非特异症状，如夜惊、烦躁、多汗等症状误认为宝宝患了佝偻病，或者把佝偻病的后遗症，如鸡胸、X 形腿、O 形腿等当作佝佝偻病活动期进行治疗，而且反复给予大剂量的维生素 D。

（2）治疗上不衔接：对于活动性佝偻病给予维生素 D 治疗后，骨骼的体征如颅骨软化等并非在短时期内消失，如果在治疗上不衔接，患儿因其他疾病就诊时被发现有佝偻病而给予重复治疗。

（3）误认为鱼肝油是补药：以为鱼肝油多吃无害而盲目服用。

幼儿维生素 D 中毒有哪些危害

孩子的个体差异比较大，通常认为孩子每日服用维生素 D2000 国际单位／千克体重或 20000 ～ 50000 国际单位／日，连服数月至数周即可出现中毒症状。如果采用注射治疗比口服更容易发生中毒。

维生素 D 中毒的症状一般于服药后 1 ～ 3 个月出现。维生素 D 进入体内，增加肠黏膜对钙、磷的吸收，钙盐沉积于骨内。大量钙吸收后造成血钙过高，钙盐在各脏器内沉积，部分经过肾脏排出。

血钙增高后神经 - 肌肉的兴奋性降低，表现为厌食，精神萎靡，表情淡漠，恶心，呕吐，顽固性便秘。钙盐在肾脏沉积及大量钙盐经肾脏排出，使肾小管细胞变性、坏死，导致肾功能逐渐减退，尿中有大量的钙盐。尿常规检查有蛋白、管型、白细胞，尿比重固定；最终发展为肾性高血压或肾衰竭。钙盐沉积于小支气管、毛细支气管、肺泡，使呼吸道正常上皮细胞遭到破坏，纤毛运动消失，浅表溃疡并有钙化；平时呼吸道感染反复发生。维生素 D 有拟甲状腺的作用，可致纤维性骨炎。钙盐还可在心、胰腺、脑、肌肉等处沉积，出现相应的临床症状及体征。

如何防治维生素 D 中毒

维生素 D 中毒比维生素 D 缺乏更难治，严重时可致死。因此，一旦维生素 D 中毒，应立即停止服用维生素 D 和钙的摄入，送医院处理。在饮食方面，要注意低钙饮食。由于从日照皮肤获得的内源性维生素 D 不会导致中毒，因此接受大自然的赐予既安全又实惠，我们何乐而不为。为了防治维生素 D 中毒，除了医生应掌握佝偻病的诊断，准确掌握维生素 D 的预防和治疗佝偻病的剂量，同时家长要充分认识到鱼肝油不是滋补药，不能盲目过量服用。

影响钙吸收的因素

1. 肠道中钙的浓度

摄入的钙多，肠道中钙的浓度高，吸收的钙就多，肠道钙的浓度与吸收成正比。

2. 机体需要钙的状况

机体处于生长发育时期，需要钙多，或者机体处于缺钙的情况需要更多的钙补充，这时肠道内钙的吸收就好。机体对钙的需求和钙吸收率成正比。

3. 肠道的酸碱度

肠道内的酸碱度对钙的吸收影响很大，肠道内容物呈酸性钙易溶解并呈离子状态，钙吸收率就高。相反，肠道内呈碱性时，钙就不易溶解，自然就不易吸收，小肠上段肠液呈酸性，因而钙的吸收率就高。

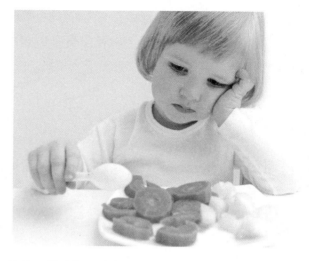

4. 食物中的某些成分

食物中的碱性磷酸盐、菠菜中的草酸、谷物中的植酸等不利于钙的吸收。因为钙被结合成磷酸钙、草酸钙、植酸钙不溶解在肠内，因而供吸收的钙就不多了。食物中的钙磷比值对钙的吸收也有影响，钙磷比例在 2:1 至 1:2 之间有利于钙的吸收，但是一般认为在 2:1 时钙吸收最好，因为母乳中的钙磷比例就是 2:1，所以其钙吸收率最高。有利于钙吸收的因素还有乳清蛋白、β - 乳寡糖、双歧因子等。

5. 缺乏维生素 D

维生素 D 有很多作用，但最为人们熟知的就是促进钙的吸收。当维生素 D 缺乏时，钙的吸收很少，可能不到 15%，但是补充维生素 D 后，钙的吸收率马上得以改善，可提高到 40% 以上。

6. 年龄因素

一般来说，生长发育快，需要钙多的时候，钙的吸收就好。因此，年龄越小吸收钙的能力越强，年龄越大，钙的吸收越低。总之，年龄大小与钙的吸收成反比。例如：婴儿能吸收食物中钙的 60%，青少年只有 35%～ 40%，成年人能吸收 15%～ 20%，而老年人吸收就更少。

7. 肠道的功能状态

肠道生理功能状态正常，钙吸收也正常，但当肠道有疾患，肠蠕动快时，钙的吸收就差。

🦓 营养不良的类型

随着生活水平的不断提高，营养不良的儿童越来越少。但是，由于偏食、厌食、疾病等因素导致营养不良的宝宝仍然可见。通常是指蛋白质 - 热能营养不良，是由于食物供应不足或疾病因素引起的营养不良，除了体重明显减轻外，全身各系统功能均受影响。临床上分为以能量供应不足为主的称为消瘦型；以蛋白质供应不足为主的称为水肿型；介于二者之间的称为消瘦 - 水肿型。

 # 造成营养不良的原因

1. 摄入不足和饮食不当

孩子处在生长发育阶段，需要一定的蛋白质和热能摄入才能保证正常的生长发育。如果每天摄入量不足或家长缺乏喂养知识均可造成发病。例如，因母乳不足而未及时添加牛奶或辅食，奶粉配制过稀，骤然停奶而未及时添加辅食，长期供应淀粉类食品；幼儿挑食、偏食，吃零食过多。

2. 疾病

消化系统疾病中如迁延性腹泻、过敏性肠炎、消化酶缺乏、幽门梗阻、唇裂、腭裂，以及急、慢性传染病，如麻疹、伤寒、肝炎、结核等，肠道寄生虫病，急性发热性疾病均因需要量增加或摄入不足，消化吸收障碍而导致营养不良。

3. 其他原因

先天不足，体弱儿，多胎或其他先天代谢缺陷均可造成营养不良。

 # 营养不良幼儿的表现

一般来说，I 度营养不良仅有体重增长速度缓慢，面色苍白，如果不测体重的话，很难发现。II 度营养不良除了体重明显下降外，身高低于均值，腹部皮下脂肪消失，但是其他部位的皮下脂肪仍保留。另外，还有嗜睡、易疲乏、烦躁不安、食欲减退、头发干枯等。III 度营养不良则可以分为消瘦型、水肿型和消瘦 - 水肿型。消瘦型者，体重明显降低，皮下脂肪消失，其消失顺序依次为腹部、躯干、臀部、四肢尤其大腿及前臂内侧，最后为面颊部。全身似皮包骨头，两颧突出，额部有皱纹，外貌似小老头。对外界的刺激反应淡漠或易激惹，哭吵不止。体温低于正常，心率缓慢，心音低钝，呼吸浅表。全身肌张力低下，腹部下凹或因肠充气而膨隆。记忆力减退，注意力不集中，精神神经发育落后，头发干枯。水肿型者，水肿的出现与摄入生物效价高的蛋白质不足有关，多见于 4 个月至 5 岁的孩子。轻者仅有下肢水肿，重者于外生殖器、上肢、腹部及颜面等处均有凹陷性水肿，头发变成棕红色，皮肤出现紫癜。除了水肿外常有食欲减退，精神不振，毛发干燥而失去光泽或头发变成棕红色，皮肤有色素改变，肝大，血浆白蛋白低于 25 克 / 升。消瘦 - 水肿型者的表现介于二者之间。

身材矮小的原因及诊断标准是什么

在孩子生长发育过程中，因为各种内、外因素的影响，使生长速度减慢或停滞，引起生长延迟或者障碍，最终导致身材矮小，也称发育迟缓或侏儒。其判断标准为孩子的身高比相应年龄的身高均值低两个标准差以下，或者第三个百分位以下。许多年轻的家长都希望自己的宝宝将来能长得高一点，因此就会想尽一切办法，如补充各种各样的补品、服用增高的药物、使用各种增高的器具等。这些方法是否有作用，我们不妨对身材矮小的原因介绍一下，只有明确宝宝身材矮小的原因后，才能避免盲目治疗。

身材矮小按体型可分为体形正常和体形不匀称两大类。前者包括遗传性身材矮小、体质性青春发育延迟、低出生体重、继发于全身性疾病的身材矮小、感情剥夺性身材矮小、垂体性侏儒和染色体疾病。而身材不匀称型身材矮小的病因包括甲状腺功能低下（克汀病、呆小病）、黏多糖病、骨骼发育异常等。

 # 营养因素引起身材矮小宝宝的饮食调理

有研究表明，身材矮小多数是始于生后第一年，并且常常持续到第二年。如果在这一年龄段采取合理科学的喂养，对于宝宝的生长发育是非常重要的。这里需要强调的是要大力提倡母乳喂养，因为母乳的各种营养素容易被宝宝吸收、利用，而且要合理及时地添加辅食（含有丰富营养素如锌、铁等主要是来自动物性食物和蔬菜、水果等）。据统计，18～24个月的宝宝如果在食物中添加动物性食物的比例提高16%，其身材矮小的发生率则下降2.6%，添加蔬菜、水果类的食物也得出了相似的结果。因此，在宝宝生长的高峰期，每一天、每一顿饭，都要保证吃好吃饱。

我们都知道，身高是由骨骼决定的，而蛋白质是组成细胞的基础，有人形象的比喻说蛋白质胶原纤维组成了骨骼的钢筋，钙和磷等是骨骼的混凝土。另外，维生素和微量元素对于宝宝身高的影响也是非常显著的。维生素C是产生人体胶原组织的必需元素，一旦停止供应，骨骼的生长也会因此而停止。缺锌除了会造成宝宝厌食，还会使宝宝的免疫力下降，容易生病，从而影响生长发育；碘是组成甲状腺素的必需元素，而甲状腺素对智力和身高的影响至关重要，因此适当补充含碘的食品对宝宝的生长发育，尤其长个子是非常有益的。

 # 什么是儿童单纯性肥胖症

随着人们生活水平的提高，膳食结构的改变，儿童肥胖症的发病率逐步增高。所谓肥胖是指孩子按男、女的身高体重值，超过均值20%以上。若超过20%～29%为轻度肥胖，超过均值30%～39%为中度肥胖，超过均值40%～59%为重度肥胖，超过均值60%以上为极度肥胖。儿童肥胖症分为单纯性肥胖和继发性肥胖。单纯性肥胖大多是由于饮食因素引起，继发性肥胖多由于神经、内分泌及遗传疾病引起。这里主要是介绍婴幼儿单纯性肥胖，是指热能的摄入超过消耗，使体内脂肪过度积聚，体重超出一定的范围。单纯性肥胖属于营养障碍性疾病，与喂养不当有关。儿童肥胖不仅影响宝宝本身的生长发育，而且还涉及成年期，成为成年人高血压病、糖尿病、冠心病、胆石症、痛风、猝死的诱因。因此，如何防治单纯性肥胖应当受到家长的高度重视。

单纯性肥胖的宝宝的临床表现

（1）婴幼儿单纯性肥胖多见于 1 岁以内，平时食欲旺盛，且喜欢吃甜食及高脂肪食物。脂肪过多积聚使体重超重，身高亦相应的偏高，但体重的增加比身高的增长更为明显。全身皮下脂肪均匀积聚，以腹部、肩部、面颊部、乳房等处更为明显。腹部出现白色或紫色纹。男孩因会阴部脂肪堆积，阴茎埋入会阴部而被误认为阴茎发育短小；因乳房部脂肪丰满而误认为乳房发育。

（2）肥胖的宝宝性发育较早，故最终的身高不是很高。体重过重，走路时两下肢荷重过度，而造成两膝外翻。单纯性肥胖症的孩子由于怕被别人讥笑而不愿意与其他孩子交往，故有心理上的障碍如自卑、孤独等。

（3）极度肥胖的宝宝由于脂肪的过度堆积，限制了胸廓的扩展及膈肌的运动，肺换气量少，造成缺氧，呼吸急促、发绀、红细胞增多、心脏扩大或出现充血性心力衰竭。此现象称为肥胖心综合征。当体内脂肪减少后，上述症状逐渐消失，恢复正常。

单纯性肥胖的常见原因

1. 营养摄入过多

摄食的营养超过身体的消耗及正常的需要，机体将多余的热能转化为脂肪。人体内脂肪细胞数目增多主要在妊娠后期（7～9 个月）和出生后 6 个月以内。如果准妈妈摄食量过多或婴儿出生后 6 个月内喂食过多均可刺激体内的脂肪细胞数目增多且体积增大，以致新生儿出生时体重超重或婴儿肥胖。若在其他年龄阶段摄食过多仅出现脂肪细胞体积的增大，而细胞数目的增多不明显。

2. 活动量减少

活动量减少容易发生肥胖。有些疾病需要减少活动，卧床休息，在疾病期或病后易出现肥胖。肥胖的宝宝通常不喜欢活动，从而更容易肥胖，形成恶性循环。

3. 遗传因素

父母均肥胖，孩子的肥胖发生率高达 70%～80%；双亲之一肥胖，子女肥胖的发生率为40%～50%。因此，有肥胖家族史的宝宝，喂养更应注意合理，要从怀孕起到生后1岁以内都应引起高度重视，给予科学喂养。

4. 其他原因

如调节饱食感和饥饿感的中枢失去平衡，以致多食。精神因素也可以导致宝宝多食，家长应当引起注意。

 # 肥胖的遗传因素和后天因素

体重超过标准体重20%以上的儿童才能算肥胖，严格地说，儿童体内脂肪的重量超过体重的15%才能算是肥胖。这里讲的肥胖是指单纯性肥胖，是由于摄食的热能过多以脂肪的形式储存在体内所致。这与机体由疾病或进食某种药物造成体脂过多引起的病理性肥胖有别。

脂胖的原因有两大类：一是遗传因素，即儿童具有先天肥胖的因素，这些因素是父母遗传的。肥胖儿童虽然吃的食物不多，但消化吸收好，机体活动消耗热能的比率相对要少，这样就有过多的热能以脂肪形式储存起来而形成肥胖。现在已经把导致肥胖的遗传基因提取出来。另一类原因是后天因素，包括摄入的热能过多和运动量过少。肥胖儿童的膳食结构不合理，主食量多、喜油腻和甜食，不爱吃蔬菜等；肥胖儿童深居简出，不爱活动，更不愿运动，能坐就不站，能卧就不坐，长时间看电视，甚至边看电视边吃零食。孩子性格好静，学习负担过重，运动场地过少等又形成了促进肥胖的客观因素。

 # 如何防治儿童肥胖症

儿童肥胖的预防和治疗应有针对性。目前还不能改变遗传因素，所幸由遗传因素引起的肥胖很少，大多是在环境因素具备的条件下才显示出遗传因素的作用。环境因素是可以人为改变的。因此，肥胖的防治目前主要从改变环境因素入手。首先，应合理地调整饮食结构，做到平衡膳食。此外，培养良好的饮食习惯对减肥具有重要的作用，如改掉晚餐过饱及吃夜宵的习惯；坚持少吃多餐，不吃零食，吃饭时细嚼慢咽。平时要避免让宝宝看到美味食品，以免引起食欲中枢兴奋。

在此基础上，应鼓励宝宝坚持长期运动锻炼；要培养良好的心理状况，改掉不良的生活习惯。要让宝宝了解肥胖对身体的影响，自觉地控制饮食，多参加一些体育锻炼，定期测量体重，体重下降时要给以一定的鼓励，激发其自信心。

 # 如何调整肥胖儿的饮食结构

由于儿童正处于生长发育阶段，所以不提倡过分限制饮食，而是提倡科学饮食，调整饮食结构。以低脂肪、低碳水化合物和高蛋白食谱为好。低脂饮食可迫使机体消耗自身的脂肪储备，但不可避免地促使蛋白质的分解，故需同时供应优质蛋白质，高蛋白质食物常常含有一定量的脂肪，烹调时应适当限制用油。碳水化合物分解成葡萄糖后会强烈刺激胰岛素分泌，从而促进脂肪的合成，所以必须适量限制碳水化合物。食物的体积在一定程度上会影响患儿饱腹感，所以应当鼓励宝宝多吃体积大、饱腹感明显而热能低的蔬菜类食品，其纤维还可以减少糖类的吸收和胰岛素的分泌，并能阻止胆盐的肠肝循环，促进胆固醇的排泄，而且有一定的通便作用；萝卜、胡萝卜、青菜、黄瓜、番茄、莴苣、苹果、柑橘、竹笋等均可选用。

 ## 哪些运动锻炼项目适合肥胖儿童

肥胖的儿童平时一般都不喜欢活动，所以应当鼓励其坚持长期锻炼。开始阶段活动量少一些，如快步走、体操等；时间短一些，逐步增加运动量及时间，以达到消耗热能，减轻体重的目的。家长最好陪伴孩子一起锻炼。尤其是移动身体的运动，诸如长跑、爬山、爬楼、跳绳、骑自行车、游泳、球类运动。对于儿童来说，运动时的心率要达到运动极限心率的70%～80%，即每分钟140～160次，在这样强度下的运动每日坚持30分钟以上，才能充分调动体内过多脂肪的燃烧，达到有效减肥的目的。

 ## 如何帮助肥胖儿童养成正确的生活习惯

要让孩子认识到肥胖是可以治疗的，但需要有一个比较长时间的过程，因为快速减肥会损害儿童机体器官功能，而且减得越快，体重反弹、回升越快，这种减肥、增重，再减肥，再增重将更损害身体健康；要改掉不良的饮食习惯，做到细嚼慢咽，不要狼吞虎咽；忌零食，不喝含糖饮料，看电视要有时间限制；对于朋友、同学的讥笑要淡然处之，并且作为努力减肥的动力。尽量要让宝宝多参加一些集体的活动，改变孤僻、怕羞的心理状态。需要提醒广大家长朋友的是，市面上的减肥制品对肥胖儿童不适宜，因为肥胖儿童还要生长发育，不能单纯地减肥、减体重，只能在医生指导下严格地挑选合适的减肥保健品作为辅助治疗。

 ## 幼儿智力低下的诊断标准

智力低下又称为精神发育迟滞、智能迟缓、智能缺陷等，是指儿童在发育期内，智力功能明显低于同龄水平，同时伴有社会适应行为能力缺陷。智力低下的标准有3条，缺一不可：①智力明显低于平均水平，即智商低于2个标准差。②社会适应能力不足，个人生活能力和履行社会职责有明显缺陷。③表现在发育年龄，一般指18岁以下。根据智商和社会适应能力将智力低下分为四级：极重度为智商（IQ）低于均值减5个标准差，对于腿、手、颌的技巧训练可有反应，社会适应行为能力极重度缺陷；重度为智商均值减4.01～5个标准差，可受益于系统的习惯训练，社会适应行为能力呈重度缺陷；中度为智商均值减2.01～4个标准差，可以学会简单的人际交往，基本卫生习惯和安全习惯，简单的手工技巧，但是阅读和计算方面不能取得进步，社会适应行为能力为中度缺陷；轻度为IQ均值减2.01～3个标准差，通过特殊教育可以获得实践技巧及实用的阅读和计算能力，社会适应行为能力为轻度缺陷。智力低下是发育残疾最常见的症状，严重危害儿童的身心健康。

引起智力低下的病因

引起智力低下的原因有以下几种：

1. 营养不良

自胎儿中期至生后2年内，患有严重的能量-蛋白质营养不良或缺铁、锌均可以导致脑发育障碍，造成智力低下。

2. 感染

包括妊娠期母亲感染风疹病毒、弓形体、巨细胞病毒及单纯疱疹病毒等，均可以引起包括智力低下在内的多发畸形；婴幼儿期中枢神经系统感染性疾病包括病毒性脑炎、化脓性脑膜炎、结核性脑膜炎、乙型脑炎、流行性脑脊髓膜炎等，以及全身性感染引起的脑病等均可导致智力低下。

3. 产期因素

早产、过期产、妊娠高血压综合征、高龄妊娠等。

4. 遗传因素

包括染色体异常，如21-三体综合征，脆性X染色体综合征；基因异常如苯丙酮尿症、散发性克汀病、半乳糖血症、黏多糖病I型及其他遗传疾病。

5. 化学因素

机械性损伤，如产伤、窒息缺氧、颅内出血；婴幼儿期的颅脑外伤、放射线损伤，癫痫发作时缺氧及抗癫痫药物影响；化学因素有孕期母亲饮酒、吸烟、药物（糖皮质激素类、抗甲状腺素药），婴幼儿期的中毒包括铅中毒、一氧化碳中毒、药物（苯巴比妥类）中毒、高胆红素血症等。

6. 社会环境因素

包括贫困、缺乏适当的文化教育等，多为轻型智力低下。

从以上的发病原因来看，作为家长比较容易做到的是，通过科学合理的饮食避免智能低下的发生，使自己拥有健康聪明的宝宝；如果宝宝因为各种原因导致智能低下，不要灰心，不要放弃，通过科学合理的饮食和智能训练，同样可以使宝宝的智能得到提高。

具有增智益脑作用的食物有哪些

随着人们生活水平的提高，今天的宝宝都是每个小家庭的掌上明珠或是"小皇帝"，因此有的家长提出这样的问题，我们每天都给宝宝吃各种各样的好吃的，肯定不缺营养。其实，需要强调的不只是吃得要好，还要吃得科学合理。这样才能达到增智益脑的目的。

1. 含蛋白质丰富的食物

①蛋类。是我们经常食用的含蛋白质丰富的食品，如鸡蛋、鹌鹑蛋等都是增智益脑、营养丰富的食品。就说我们经常吃的鸡蛋，它含有丰富的蛋白质、卵磷脂、维生素和钙、磷、铁等，这些都是大脑新陈代谢不可缺少的物质。另外，鸡蛋所含较多的乙酰胆碱是人类大脑完成记忆所必需的物质。由此可以看出，每天吃一个鸡蛋，对宝宝智能的提高大有益处。而且制作简便，宝宝又非常喜欢食用。

②鱼类。也是我们经常食用的含蛋白质丰富的食物，除此以外，它还富含不饱和脂肪酸和钙、磷、维生素 B_1、维生素 B_2 等，这些营养成分均是构成大脑细胞，以及提高其活力的重要营养成分。因此，可以说鱼类是一个很好的增智益智食品，经常食用鱼类，是保证宝宝聪明伶俐不可或缺的美食。

③大豆和豆制品。是植物蛋白中最值得推荐的一个好食品，它同样富含优质蛋白质，可以与鸡蛋、牛奶相媲美。它还含有较多的卵磷脂、钙、磷、铁、维生素 B_1、维生素 B_2 等。因此，大豆和豆制品也是一个比较好的、物美价廉的增智益智的食品。

2. 含铁丰富的食物：铁是红细胞的重要组成成分。动物的肝脏和肾脏含有丰富的铁，经常食用这类食物以补充铁，铁不缺乏就避免了缺铁性贫血，红细胞可为大脑运送充足的氧气，这样就能有效地提高大脑的工作效率，从而起到增智益智的作用。

3. 小米等谷类食物：小米等谷类食物含有丰富的蛋白质、脂肪、钙、铁、维生素 B_1 等营养成分，素有"健脑主食"的美誉，常喝小米粥可以起到增智益脑的作用。

4. 硬果类食品：许多硬果类食品，如花生、核桃、葵花子、芝麻、松子等都含有丰富的蛋白质、不饱和脂肪酸、卵磷脂、矿物质及维生素，让宝宝经常食用对改善大脑的营养大有好处，不失为增智益智的佳品。

5. 枣类：据有关资料表明，枣中含有丰富的维生素 C，每 100 克鲜枣内含维生素 C380～600 毫克，而酸枣更是达到 1380 毫克，维生素 C 是宝宝不可缺少的重要营养成分。

6. 蔬菜类：营养学家经过长期的研究后得出这样的结论，蔬菜的营养与智力密切相关。在日常生活中，大多数的家长只是重视宝宝蛋白质、脂肪和糖的摄入，不少家长忽视了维生素对宝宝大脑的发育及对智力的影响，在新鲜的蔬菜中，存在着大脑正常发育所需要的大量 B 族维生素和维生素 E。它们不但质量高，而且很容易被吸收和利用。因此，家长应当尽量给宝宝吃些新鲜的蔬菜。例如，黄花菜含有丰富的蛋白质、脂肪、钙、铁、维生素 B₁，这些营养成分均为大脑代谢所必需的物质，因此有"健脑菜"的美称。

哪些食物对幼儿的智力发育有影响

随着社会生活水平的提高，人们都越来越重视饮食的营养，但是，不少家长却忽视了有些食品对孩子的大脑发育不利，从而影响了大脑的生长发育，现列举一些不宜食用的食物。

1. 含铅食物

众所周知，铅是人类脑细胞的一大"杀手"，食物中含铅量过高会损伤大脑，从而影响孩子的智商，造成智能低下。例如，有的孩子经常喜欢吃爆米花，由于爆米花在制作过程中，机罐受高压加热后，罐盖内层软铅垫表面的铅一部分会造成气态铅。松花蛋（皮蛋）在制作过程中，其原料中含有氧化铅和铅盐。铅具有极强的穿透能力，吃松花蛋过多对宝宝的智能发育不利。因此，家长要十分注意食品是否含铅，要尽量避免此类食物的摄入。

2. 含铝食物

有资料表明，世界卫生组织提出人体每天摄食铝的量不应超过 60 毫克。举个生活中的例子，如果一天吃 50 ～ 100 克油条便会超过这个允许摄入量，导致记忆力下降，思维能力迟钝。所以，我们的生活习惯有些是不太科学的，有些甚至是错误的。我们有理由提倡科学合理饮食。专家的建议是早餐不宜以油条为主食。此外，不宜使用铝制品，如铝锅炒菜、铝壶烧水，因为长期日积月累也会引起摄铝量增大，从而影响宝宝及家人的智能。

3. 含过氧脂质的食物

有研究表明，过氧脂质对人体是有危害的，如果长期从饮食中摄入过氧脂质并在体内积聚，可以使人体某些代谢酶系统遭受损伤，促使大脑早衰或痴呆。由此可以看出，过食此类食物对宝宝的智能发育是有危害的。那么，哪些食品中含有较多的过氧脂质呢？有研究表明，制作食物油温在200℃以上的煎炸类食物及长时间暴晒在太阳下的食物，如熏鱼、烧鸭、烧鹅等。还有炸过鱼、虾的油会很快氧化并产生过氧脂质。另外，鱼干、腌肉及含油质较多的食品在空气中都会发生氧化而产生过氧脂质。类似这些食物，家长最好给宝宝少吃或不吃。否则对宝宝的智能是没有益处，甚至是有危害的。

4. 含糖精、味精较多的食物

专家提醒家长朋友，当给宝宝炒菜或制作食品时，糖精和味精均应加以限制，否则会损伤脑和肝细胞。世界卫生组织曾经明确指出，成年人每天食用味精不得超过 4 克，准妈妈及 1 周岁以内的婴儿应禁食。动物实验提示，1 周岁内的小动物食用味精有可能引起脑细胞的坏死。妊娠后期的准妈妈如果食用过多的味精，会引起胎儿缺锌，影响孩子出生后的体格和神经精神发育，不利于婴幼儿的智能发育。

5. 过咸的食物

盐对人类是必需的，但是饮食一定不宜过咸，不能超过生理需要量。专家提醒，一般说来，成年人每天食盐 6 克以下，儿童每天不超过 3 克。吃过咸食物的习惯是对健康不利的。有研究表明，饮食过咸，不仅可以引起高血压、动脉硬化等病症，而且还会损伤动脉血管，从而影响脑组织的血液供应，使脑细胞长期处于缺血缺氧状态，因而造成智力迟钝，记忆力下降。

如何应对幼儿割伤

在蹦蹦跳跳的童年，几乎所有孩子都遇到过小的割伤或者是划伤。对付这样的伤口，首先要做的是用温和的肥皂和水清洁受伤的部位。然后找一个洋葱，轻轻剥下那薄薄的皮敷在伤处并轻轻按压。洋葱皮有类似凝血剂的功效，可以帮助止血。等血止住了就可以把洋葱皮去之，将伤口包扎好。

缓解宝宝胃痛的简单办法给孩子喝一点儿淡茶水来让他的肚子感觉舒服一些。在这方面，甘菊花茶是最好的选择，因为甘菊花茶里含有抗菌的成分。如果孩子不停打嗝可以给他喝少量碳酸氢钠（苏打）水或者汽水。这些饮料产生气泡可以缓解打嗝。

同时要小心观察，如果孩子肚子不舒服的同时还伴有其他症状，如发热、呕吐、腹泻或者便秘，就需要马上带他去医院。这些情况可能只是普通的胃病，但也可能是非常严重的病症，如肠梗阻。

幼儿生病后是打针好还是吃药好

孩子生病了，究竟吃药好，还是打针好？家长很困惑，有些家长不论孩子是大病小病，都要求医生给孩子输液。殊不知这样会造成很多危害，选择打针还是吃药，家长需要多听听医生的建议。

口服药物是一种最简单、方便、安全且常用的用药方法，药物经胃肠道吸收。孩子神志清醒，消化功能尚可，流点鼻涕、咳嗽几声或患有轻度腹泻，口服用药完全可以达到治疗目的。药物注射可分为皮下注射、肌内注射及静脉注射等。皮下注射，是将药物注入上臂皮下，经毛细血管吸收入血，分布全身。药物在皮下吸收缓慢，因此疗效较为持久，不宜用于急救。肌内注射，是把药物注入肌肉内，该处有丰富的血管网，因此吸收较快，疼痛较轻，容量较小。静脉注射，可以使药物立即进入血管内，随血液循环至全身各处，起效很快，适用于急救。

静脉输液不见得比吃药好。据统计，静脉针比肌内针起效快 10 分钟，而肌内针比口服药物起效快 10 分钟，所以静脉针比口服药物只多了 20 分钟的有效治疗时间。静脉输液的无菌要求极高，药物、溶液、药瓶、输液器及操作过程都要求无菌。有些条件差的诊所甚至将回收的输液器再利用，这很容易使细菌随药液进入血液，导致输液者发生严重感染。即使是无菌要求极高的大型医院，也有 1% 以上的输液者会发生输液反应。输液不能避免其中存在的不溶性微粒，造成输液微粒污染。所以，输液并不完全是良方，人们不能完全迷信输液治疗而忽略其潜在危害。

以下情况必须打针：①抢救重症患儿（如昏迷）及严重感染者；②患儿病情发展迅速，需要很高的组织药物浓度进行紧急治疗；③患儿存在吞咽困难，严重呕吐、腹泻或胃肠道病变严重者；④有明显的吸收障碍或潜在的吸收障碍，如胰岛素、青霉素等药物在胃肠道易被胃酸破坏，最好采用注射给药；⑤因某种原因不能保证按时按量吃药，也可选择注射用药，但要遵循安全用药原则。

 # 退热不宜过快过猛

很多家长在孩子发热时非常紧张，认为发热会让孩子变笨、智力变差，所以总会采取各种方法让孩子快点退热。其实，发热是孩子生病的信号，同时也是人体必要的保护机制，是一种正常的免疫反应，可以帮助白细胞抵抗细菌。人体脑细胞所能耐受的高温可达 41.7℃，在这样的温度下，细胞蛋白质才会因高温而变质，造成不可恢复的损伤。但是，这种极端的高温很少伴随疾病发生，临床上只有对麻醉过敏，引起恶性发热才可能达到如此高温。因此，当孩子发热而其他症状不明显时，如感冒、麻疹、肺炎、局部感染、药物反应、风湿热等，家长应该正确认识和处理这些发热，不能轻易退热，否则常会掩盖病情，削弱幼儿的抗病能力，对诊断和治疗都是不利的。另外，退热过快、过猛，可能会使孩子体液大量丢失，引起血压下降，甚至休克。

此外，孩子一发热，家长们就会让孩子多穿衣服，或用毛巾或毛毯把孩子包起来，希望能捂出汗。这样做不利于机体散热，不仅对孩子的病情毫无帮助，而且有时还会使病情加重。

 # 退热药物应用的原则有哪些

退热药物只能起到暂时降低体温的退热作用，不能消除引起发热的病因，因此对于高热的孩子，应尽早找出发热的原因，在进行病因治疗的同时，根据孩子的状况，辅以退热药物治疗。

应用退热药物时应遵守以下原则。

（1）对于既无高热惊厥抽搐家族病史又未曾出现过高热惊厥的孩子，当体温超过39℃时，应使用退热药物；对于有高热惊厥病史或已出现过高热惊厥的孩子，体温超过38℃即应采取物理降温的方法，当体温超过38.5℃即应服用退热药物。

（2）对于体温虽不很高，但在发热的同时出现头痛、失眠、烦躁及精神兴奋等神经系统表现时，可酌情早些应用退热药物。

（3）一般来说，服用一次退热药物的疗效只能维持3～4小时。若病情还没得以控制，3～4小时后孩子体温还会升高。若体温又回升到39℃左右，可再服用退热药物。由于退热药物都具有一定的不良反应，药物说明书上都特意说明1天内使用退热药物不应超过4次。

（4）退热药物的应用剂量与孩子的年龄及体重有关，与发热的程度无关。服用过量的退热药物，可引起孩子大量出汗、体温快速下降，出现虚脱，甚至惊厥，对孩子造成了损害。所以在服用退热药物的同时辅以物理降温疗法，这是相当重要的。对于3个月以下的婴儿，最好只用物理降温的方法。另外，要特别提醒家长，只有退热药物能正确、有效地退热。至于其他药物，如激素类药物，虽能达到退热的效果，但对婴儿原发病的治疗相当不利，只有在专科医师的指导下才可应用。

为什么幼儿发热最好不要吃鸡蛋

孩子生病发热时，父母为了给孩子补充营养，使其尽快康复，常常会让孩子吃一些营养丰富的饭菜。其中，人们当然会想到营养丰富的鸡蛋。殊不知，孩子发热时多吃鸡蛋，不仅不利于退热，反而不利于身体康复。

我们经常会有这样的感觉，饭后体温相对于饭前略有升高。这主要是由于食物在体内氧化分解时，除了食物本身释放出热量外，食物还刺激人体产生一些额外的热量，这种作用在医学上称为食物的特殊动力作用。人体所需的3种产热营养素的特殊动力作用是不同的。脂肪可增加基础代谢的3%～4%，糖类可增加5%～6%，蛋白质则高达15%～30%。所以，当孩子发热时食用大量富含蛋白质的鸡蛋，不但不能降低体温，反而会使体内热量增加，促使孩子的体温更加升高，因此不利于患儿退热及早日康复。孩子发热时正确的护理方法是鼓励婴儿多饮温开水，多吃水果、蔬菜，以及含蛋白质低的食物，最好不要吃鸡蛋或少吃鸡蛋。

幼儿发热时的饮食调护有哪些

孩子发热时，应给孩子提供易消化吸收的食物，补充大量维生素和无机盐，供给充足的水分、适量的热量和蛋白质。可供给汤类，如米汤、面片汤、绿豆汤等，可补充水分和蛋白质，又可清热、解毒。可供给水果、蔬菜类，如西瓜汁，具有清热、解暑、利尿作用，可促进毒素的排泄；鲜梨汁，具有清热、润肺、止咳的作用，适用于发热伴有咳嗽的患儿；鲜苹果汁，可补充大量维生素 C，还可以中和体内毒素。另外，家长应尽量给孩子少吃肉类、巧克力和油炸食品。

 # 发热时可以持续使用抗生素吗

很多原因都可能引起孩子发热，不是所有的发热都必须使用抗生素。抗生素是一种防治细菌感染的有效药物，但每一种抗生素只能杀灭或抑制若干特定的菌种。对于细菌感染引起的疾病，要根据不同的菌种选用适当的抗生素，不要滥用抗生素，抗生素并不是越贵越好，也不能盲目地长时间使用。不合理使用抗生素不仅会使细菌产生耐药性，还可能引发一些不良反应。如感冒发热多由病毒引起，有其自然病程，抗生素无效，使用抗生素不但不能改变这种状况，还会造成耐药性，一旦日后真患上了严重感染反而用之不灵。腹泻同样如此，70%的水泻样便为病毒与产毒性大肠埃希菌所致，只需多喝水、调整饮食、适当服一些消化酶类药物及 B 族维生素即可解决，不必动用抗生素。抗生素可杀伤肠道中的有益菌，造成肠道菌群失调，真菌趁机兴风作浪，医学上称为二重感染，治疗起来也相当困难。所以抗生素不是万能的，滥用抗生素是有危害的。

 # 为什么疼痛不能乱服止痛药

疼痛是多种疾病的早期信号，诱发疼痛的原因很多，如炎症性疾病、痉挛性疾病、血管性疾病及恶性肿瘤等。有的家长发现宝宝诉说疼痛时就盲目用止痛药，疼痛虽可暂时得到缓解，但很容易掩盖病情，干扰疾病的发展规律，造成误诊、误治，使病情加剧、恶化，临床上曾因此而致残、致死的病例屡见不鲜。家长切莫盲目地为孩子头痛医头、脚痛医脚，必须及时到医院就诊，待疼痛原因明确后，再正确应用止痛药。

 # 为什么幼儿生病不能用成人药

很多家长不了解儿童与成人的差别，孩子生病后随便在家中找成人吃的药就给孩子喂，误认为只要减少用量就行，这种做法十分有害。孩子与成人不仅体重不一样，更有诸多生理、病理方面的差别，尤其是孩子肝、肾等脏器发育不完善，酶系统未建立，药物代谢不全会产生不良反应，重者可致残甚至丧命。如四环素可影响孩子骨骼生长，并使牙齿变黄，形成"四环素牙"，故 8 岁以下儿童不能用；抗菌药氟喹诺酮可引起关节病变，妨碍软骨的正常发育，18 岁以下未成年人皆不能用。再如常见的解热镇痛药因含有非那西丁，易使小儿血红蛋白变为高铁血红蛋白，降低携氧能力，造成全身组织器官缺氧；

阿尼利定（安痛定）、索米痛片（去痛片）等复方制剂中含有氨基比林，该成分易使孩子白细胞数量迅速下降，有致命危险；感冒通制剂中含有双氯芬酸，既抑制血小板凝集，又可损害肝功能。上述药物皆在禁用之列。所以，当孩子生病后，请在医生的指导下正确服药，千万不要随便给孩子服用成人药物。

 # 注射丙种球蛋白一定能预防感冒吗

丙种球蛋白（简称丙球）是从健康人的血浆、血清和胎盘血中分离提纯的免疫球蛋白制剂，主要含免疫球蛋白 G（简写为 IgG）。血液中 IgG 的浓度高低在一定程度上与人体抵御感染的能力有关，所以在冬春季节易患感冒时，一些家长把预防的希望寄托于丙种球蛋白，纷纷给孩子注射丙球。

要提醒家长的是，注射丙球后并不能降低感冒的发病率。原因有两点：一是感冒的病原体主要是病毒，种类多且经常变化，而丙球所含的抗体不仅有限，而且缺乏特异性；二是健康儿童及大多数体弱儿的血液中 IgG 水平正常。减少儿童罹患感冒的关键之举应从增强体质出发，绝不能依靠丙球。

丙球虽为一种较为安全的生物制品，但对个别人也会出现不良反应，不能把丙球当作防治百病、增强体质、有益无害的营养药品。有人误认为体弱多病或病后虚弱孩子，打一针丙球就可增强体质，加速健康的恢复，经常注射则可促进生长发育。实际上，滥用丙球不仅对身体健康无益，甚至可引起一些不良反应。婴儿不宜使用丙球，因为婴儿期是体内合成丙球、产生抗体的时候，此时若使用丙球，反而会抑制自身抗体的产生。

 # 服用维生素越多越好吗

维生素在儿童的生长发育中确实起着重要作用，但不可盲目地认为多多益善。不少药用维生素有一定的不良反应，尤其是脂溶性维生素，用量过大或过久可能造成在体内蓄积而中毒。如鱼肝油（含维生素 A 与维生素 D）食用过多可引起发热、厌食、烦躁、肝肾功能受损。水溶性维生素虽较安全，但也不可疏忽。如维生素 C 服用过多可诱发尿路结石、脆骨症等。为此，应以食物中的天然维生素为最佳选择。

 # 普通感冒与流感有什么区别

普通感冒是由病毒、细菌引起的上呼吸道感染，虽然有一定的传染性，但多数传染性不强，仅在家庭内或密切接触范围内传播。流感是由流感病毒引起的急性呼吸道传染病，人群对流感病毒普遍易感。

普通感冒起病不很急，开始时鼻子和嗓子有些发干、发热和发痒，随后会出现鼻塞、流清鼻涕、干咳和声音嘶哑等症状；有时还会有全身症状，如畏寒、疲倦、头痛和四肢腰酸背痛、食欲缺乏等。体温一般不高，38℃左右，如合并继发性细菌感染，体温可能达到39℃左右，发病2～3天后，鼻涕量逐渐减少并转浓，咳嗽减轻，最后消失。

流感起病更急，先是出现发冷、寒战等症状，随后发热，体温升高超过39℃，并伴有头痛、全身酸痛、疲倦、咽干、咽痛、咳嗽、咳痰、流鼻涕等上呼吸道症状。流感病人全身症状较重，而呼吸道症状较轻。一般高热要持续3～5天，而后体温才会逐渐恢复正常，其症状比普通感冒严重。严重病例可并发肺炎、中毒性脑病、心肌炎，因此流行期间孩子病情危重者多，甚至可引起死亡。

值得注意的是，大部分感冒和流感都是病毒性疾病，到目前为止仍没有有效的抗病毒治疗药物，无论是普通感冒还是流感最重要的还是预防。

打了流感疫苗就不感冒了吗

流感疫苗只对由某种特定病毒引起的流行性感冒有预防作用，所以流感疫苗不是万能的，不预防普通感冒，打了疫苗并不意味着与感冒"绝缘"。注射一次流感疫苗一般能对付3种流感病毒，可对其他的病毒或细菌没有作用，因此，流感疫苗不能百分之百地预防各种各样的感冒。流感疫苗分灭活疫苗和减毒活疫苗两种。目前国内常用的是流感灭活疫苗，其安全性好、免疫原性强且不良反应少，保护期为1年。儿童接种的对象是患有慢性心肺疾病的儿童，包括哮喘患儿；患慢性代谢性疾病（包括糖尿病）、肾功能不全、血液病或免疫功能低下儿童，包括反复呼吸道感染患儿；体弱多患儿童、学校和幼儿园、儿童福利院中寄宿集居儿童及升学应考的中小学生等。

由于流感病毒抗原极易漂移和突变，产生新的亚型毒株，因此疫苗所含有的病毒株必须顺其变化而年年改变。疫苗接种要在流行季节前1～2个月进行，每年接种1次。

为什么不能轻易"摘除"发炎的扁桃体

许多家长看见宝宝扁桃体较大或偶尔发生急性扁桃体炎就要求医生进行手术摘除。但也有的家长对手术心存恐慌，坚决拒绝给孩子手术，这些做法都是不对的。

1岁以前的婴儿，扁桃体不发达，检查咽部时看不到或不明显；1岁以后扁桃体逐渐增大，4～10岁时发育达高峰。扁桃体又称扁桃腺，是一个免疫器官，可以产生吞噬细胞，就像守护大门的卫兵，将自口鼻进入的病原体挡在了呼吸道的大门口。因此，不能轻易切除扁桃体。

有些孩子的扁桃体经常发炎，严重者1年可达十几次甚至几十次之多，而每次扁桃体发炎都有高热、咽喉肿痛，非得吃药、打针才能治愈，实际上这些患儿的扁桃体已经丧失了它应有的免疫功能，临床上称为慢性扁桃体炎。如果宝宝的扁桃体增生影响了呼吸，或者扁桃体炎经治疗后血沉、抗"O"持续升高，有发生风湿或成为病灶的可能，则要权衡利弊，可考虑行扁桃体摘除术。否则，不知道哪一次扁桃体发炎会引起肾炎、心肌炎、风湿病等全身性疾病。当扁桃体再次发炎时，这些全身性疾病都会出现不同程度的反复或加重。

每个患儿的情况不同，是否需要扁桃体摘除术，还是应该找专科医生检查，结合其具体情况来决定。

 ## 幼儿缺锌有什么表现

锌为人体重要的必需微量元素之一，在机体中发挥着重要的生理功能。小儿缺锌时最早的表现为食欲差，不愿吃饭，味觉异常、偏食、厌食、异食癖或者拒食，有的可反复发生口腔溃疡。

长期体内缺锌的孩子可出现生长发育减慢、身材矮小；部分患儿还有智能发育迟缓、不规则脱发，口周、肢端及生殖器部位皮肤发炎并难以治愈，青春期缺锌可致性成熟障碍。此外，缺锌会引起机体抵抗力降低，孩子往往易患感染性疾病，如反复的呼吸道感染及消化道感染。

 ## 幼儿为什么会缺锌？如何治疗？

婴幼儿正处于生长发育的旺盛时期，机体对锌的需求量大；由于含锌多的食品多为海产品、硬壳类食物和瘦肉类食物，婴幼儿的获得受限；各种原因所致的腹泻皆可妨碍锌的吸收；丢失过多，如反复出汗、溶血，长期多汗，大面积灼伤，蛋白尿及应用金属螯合药（如青霉胺）等均可导致锌缺乏。

已确诊的锌缺乏症患儿，鼓励其多进食富含锌的动物性食物，如动物肝脏、鱼、瘦肉、禽蛋、牡蛎等；在医生的指导下补充锌剂，常用葡萄糖酸锌；此外，应找出缺锌的原因，并给予病因治疗。

 ## 幼儿缺锌会造成哪些不良后果

锌是人体中不可缺少的一种元素。尽管锌元素在人体中的含量极少，却发挥着至关重要的作用。体内已发现 100 多种含锌的酶，它们与核酸和蛋白质的合成，维生素 A 的转运，激素的代谢，免疫功能的成熟均有密切关系，是人体生长发育不可缺少的物质之一。凡是长期摄入不足（挑食、纳呆、营养不良），或排泄量增加（肾病、过度利尿等）均可造成缺锌。孩子如果缺锌，则可影响神经、免疫和消化等系统的正常功能。由于锌元素参与人体生长激素的合成过程，孩子一旦缺锌，会影响生长激素合成及脂肪与蛋白质的合成、吸收，导致孩子生长发育迟缓，从而生长减慢，性发育延迟，智商降低等；免疫功能低下，抵抗力差，易患疾病。孩子缺锌时，味觉会降低，引起食欲缺乏，体重下降和营养不良。在缺锌的情况下可发生口腔溃疡、伤口不易愈合，低蛋白血症等。直接影响到孩子的生长发育。另外，缺锌可导致创伤愈合不良，皮炎、舌炎等一系列症状。

 ## 怎样预防幼儿缺锌

（1）预防首先从母亲孕期开始。孕母应科学合理地安排饮食，注意在各种食物中摄取足够的营养素。食用含锌量较高的食物，如肉、蛋、动物肝脏、牡蛎、鲱鱼、花生、核桃、杏仁等。

（2）提倡母乳喂养，婴儿出生后尽早哺乳。母乳中的锌易于吸收，尤其初乳含锌丰富。另外，合理添加含锌丰富的辅食。

（3）注意培养孩子良好的饮食习惯，不挑食、偏食、吃零食，提倡饮食多样化，不要经常食用精制的米和面，因为在精细的加工过程中，食物的营养成分会丢失。

（4）对于低出生体重儿、营养不良、长期腹泻、反复感染的幼儿，在饮食补充的同时，可服用适量的锌剂。

 ## 为什么要叮嘱孩子不要憋尿

温湿的气候，如果水分补充不足，泌尿道易成为细菌滋生的温床，导致感染。孩子膀胱容量小，储尿功能差，嘱咐孩子别因怕脏、怕生、玩忘了而憋尿，如果尿液在膀胱潴留时间太长，会导致膀胱括约肌松弛，产生尿失禁，长期如此，还会导致习惯性遗尿。另外，长期憋尿还会使尿液浓度升高，使泌尿道细菌感染的概率增加。如果孩子的感染为上泌尿道感染，还会出现发热、腰痛、食欲缺乏等症状，如果是下泌尿道感染则会出现尿频、血尿或排尿灼痛，若反复感染，后果则更严重。所以家长一定要提醒孩子，在外时一定要喝足够的水，并且要记住上厕所。

 ## 维生素 A 的生理作用有哪些

维生素 A 在自然界中有多种衍生物，易被氧化成视黄醛，并可进一步氧化成视黄酸。它的作用很广泛，几乎所有来自于外胚层的组织都受维生素 A 的调节或保护。在视网膜的杆状细胞中，维生素 A 经氧化成视黄醛，然后与视蛋白结合成视紫红质。受光照射后视黄醛变构，使视蛋白释放出钙离子，从而造成电压波动，经视神经传入脑中产生光感。缺乏时可妨碍视紫红质的合成从而导致夜盲。此外，维生素 A 还与皮肤和黏膜的完整性有关，缺乏后造成皮肤角化过度，黏膜干燥，外分泌腺的导管可被角化过度的细胞所阻塞。维生素 A 与糖蛋白的合成有密切的关系，免疫球蛋白也是糖蛋白的一种，故缺乏维生素 A 后，可影响人体的免疫功能。

维生素 A 多存在于哪些食物中

防治维生素 A 缺乏症，应注意经常食用维生素 A 丰富的食物。维生素 A 主要存在于动物性食物中，以肝脏含量最丰富，其次是蛋黄和乳类。我们都非常熟悉的胡萝卜素是存在于胡萝卜、菠菜等蔬菜中的一类植物色素，它们可在小肠黏膜或肝细胞中受胡萝卜素双氧化酶的作用，转变成维生素 A，其中以 β 胡萝卜素最为重要。胆汁能协助脂肪乳化，维生素 E 能防止维生素 A 过度氧化，故它们都能帮助维生素 A 和胡萝卜素的吸收。

绿色蔬菜及黄色水果中，如橘子、杏、批把、红果、樱桃，以及菠菜、韭菜、青或红辣椒、番茄、胡萝卜、红薯、黄玉米等，含有较多的胡萝卜素，以 β 胡萝卜素的活性最高。胡萝卜素是维生素 A 的前身物质，进入体内后经肝脏胡萝卜素酶的作用转变成维生素 A。一般正常人每日食用含胡萝卜素丰富的蔬菜和水果 150 ～ 250 克，就能基本满足人体的需要。维生素 A 是脂溶性维生素，在食用富含维生素 A 的食物时，最好和脂肪一同食用。它常与食物脂类相结合，一般的烹调方法损耗不大。

不宜直接给孩子喂鲜牛奶

现在不少家庭习惯用鲜牛奶替代母乳，给 2 岁内的孩子食用，这是极不科学的。鲜牛奶虽然营养丰富，但对婴儿并不十分合适。牛奶的蛋白质含量虽比母乳高，但以酪蛋白为主，饱和脂肪酸多，脂肪球较大又无脂肪酶，不易消化吸收；而糖类比母乳少，无机盐含量较高且吸收差，维生素 C、维生素 D、维生素 E 含量较低，在热量和营养素均衡提供上都有限，因此应尽量避免用鲜牛奶喂养 2 周岁内的宝宝，而应选择更合适的配方奶粉。

如果只能为宝宝提供鲜牛奶，哺喂时必须根据牛奶的特点进行适当调整，使之适合宝宝的需要。具体配制方法包括加水、加糖和煮沸三个步骤。

加水标准： 新生儿食用鲜奶（市售鲜奶）要加等量水，也就是奶、水比例 1:1，1 ～ 2 周后，可调整为 2:1，再逐渐增加至 4:1，至 1 ～ 2 个月后逐渐改为全奶。这样，可冲淡鲜奶，降低无机盐和蛋白质含量，减轻新生儿消化和肾负担。

加糖标准： 每 100 毫升中鲜奶加糖 5 ～ 8 克，这是为给宝宝供给热量。

煮沸： 可直接放在锅里煮，也可装母乳瓶中煮，时间为 5 ～ 8 分钟，消毒同时改变蛋白质性质，便于宝宝消化。

不宜空腹喝牛奶

为了促进身体健康，小孩每天要保证适量的奶量，可是牛奶不能空腹喝。空腹喝牛奶，牛奶中的部分蛋白质会转化成为热量，起不到牛奶应有的营养作用。同时，空腹喝牛奶会促进胃肠蠕动，牛奶中的营养成分还没有得到充分吸收就进入大肠，在大肠中经细菌作用引起腐败。所以牛奶最好不要空腹喝，饮用牛奶的最佳时间是在早餐后 1～2 小时，这个时候牛奶的作用将会发挥到最佳水平。

 # 不宜给宝宝穿紧身衣裤

紧身衣裤不适合孩子穿，原因有以下几点：①孩子新陈代谢旺盛，活泼好动，出汗比成人多，紧身衣裤紧箍在孩子身上，不易散热，影响体温调节；②各种紧身裤会使孩子的髋、膝关节的正常活动受到限制，阻碍孩子的发育和运动；③男孩常穿紧身衣裤会影响其睾丸发育，女孩则易诱发尿道炎、盆腔炎和阴道炎等疾病；④紧身衣裤很多是用尼龙等化纤面料制成的，容易刺激皮肤引起过敏性皮炎、丘疹性荨麻疹等。所以，孩子还是不要穿紧身衣裤为好。

 # 宝宝什么时候换牙

孩子从 6 岁左右开始换牙。换牙的时间因人而异，有的可相差 1～2 年。6 岁左右的孩子第 2 乳磨牙的后面会悄悄长出一颗牙，这就是"六龄牙"。"六龄牙"是口腔中发育及萌出最早、行使功能时间最长的恒牙，口腔的上下左右各有 1 颗，共 4 颗。其在乳牙后方萌出，不会顶掉乳牙，因此不要认为它是乳牙。"六龄牙"对随后萌出的恒牙位置有很大影响，对保持面部形态的美观起重要作用。如果这颗牙患了龋齿，应及时治疗，否则一旦失去这颗牙，全口牙齿就像失去了一根"顶梁柱"，既影响咀嚼功能，又会造成前后牙齿错位，形成牙列畸形。最后长出的恒牙称为"智齿"，要到 17～21 岁时才能长出来。恒牙如果全部长齐共有 32 颗，但有一部分人根本不长智齿，因而他们的口中只有 28 颗恒牙。

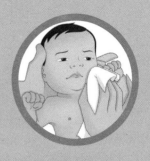

第七章

儿童保健饮食疗法

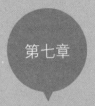

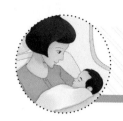

预防小儿缺锌的饮食调理

锌是人体内必需的微量元素之一。缺锌将直接造成儿童免疫力低下，影响孩子的生长发育，导致身材矮小或智力发育不良等严重后果。如果孩子不爱吃饭、不分季节、不明原因的经常生病，又是学校流感、痢疾群发时的常客，那孩子很有可能是缺锌了。而作为人体必需微量元素的锌却不能在体内合成，补锌只能靠食物来供给。一项对 1～6 岁儿童每日锌的摄入量的调查显示，锌的每日摄入量仅达到膳食供给量标准的 50%，远远不能满足儿童生长发育的需要。因此，补锌对中国孩子来说，非常必要。

根据食物的性味功能，烹制成健脾开胃的食品，可增进孩子的食欲，又可适当补充锌的摄入与吸收，使孩子健康成长。

预防缺锌的经典食疗方

> 荸荠瘦肉汤

[功效] 滋阴，健脾，开胃，防治缺锌。

[用料] 蚝干 30 克，花生仁 30 克，荸荠 100 克，瘦肉 100 克。

[做法] 蚝干浸泡，瘦肉切块，焯水，荸荠去皮拍裂。上四味同放入锅内，加适量清水，大火煮沸转小火，煲 1～2 小时，加盐调味，佐膳食。此汤营养丰富，可经常食用。

> 海参栗子煲瘦肉

[功效] 养阴固肾，益气健脾，增进食欲，可补充锌元素。

[用料] 海参 200 克（已浸发），栗子 100 克，瘦肉 150 克。

[做法] 海参洗净，瘦肉焯水，栗子去衣。上料同放入锅内，加适量清水煲 1 小时，加盐调味，食用即可。

> 美味干果煲猪心

[功效] 滋养强壮，健脾养血，益智宁心。适当补充锌元素。

[用料] 花生 20 克，莲子 20 克，核桃 20 克，腰果 20 克，大枣 5 个，猪心 1 个。

[做法] 花生莲子浸泡30分钟，猪心对边剖开去淤血，焯水，大枣去核。上料同放入锅内，加适量清水，煲 1 小时，加盐调味，食用即可。

> 土豆腊肠饼

[功效] 补中，健脾，开胃。

[用料] 土豆 500 克，腊肠 50 克，香菇 20 克。

[做法] 土豆整个煮熟后去皮，捣烂成土豆泥，腊肠切成小粒，香菇浸泡后煮熟，切成小粒。上三味以少许盐、味精调味，拌匀做成小饼。用少许植物油在铁锅内小火煎成金黄色，食用即可。

> 鸡蛋瘦肉羹

[功效] 补中益气，开胃佐膳。

[用料] 猪瘦肉 30 克，鸡蛋 1 个。

[做法] 做法 1：猪瘦肉剁烂，鸡蛋打散，一同拌匀，放入碗内，加适量温开水，加盐调味，隔水炖熟，食用即可。

做法 2：猪瘦肉剁烂，鸡蛋打散，一同拌匀，加少许香葱、盐调味，放铁锅内用少许植物油小火煎熟，食用即可。

> 鲜豆浆

[功效] 清热和胃，营养丰富。

[做法] 豆浆 250 毫升，小火煮熟，以糖或盐调味，食用即可。

> 大白菜蘑菇炒猪肝

[功效] 清热除烦，养肝血，和胃。

[用料] 蘑菇 50 克，大白菜 150 克，猪肝 50 克，生姜 1 片。

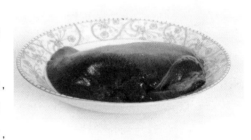

[做法] 蘑菇切厚片，大白菜洗净切段，猪肝切片。铁锅烧热后用少许植物油，先将猪肝炒至九成熟，盛出。再烧锅下油，爆香姜片，加入大白菜、蘑菇，炒至大白菜熟，倒入猪肝，加盐，白糖调味，炒片刻，装盘。

> 鸡蛋小米粥

[功效] 益气补虚，健脾和胃。

[用料] 小米 50 克，鸡蛋 1 个，白糖适量。

[做法] 小米洗净加适量清水，煲粥。小米粥煮好后，加入鸡蛋、白糖，煮片刻，至鸡蛋煮熟，食用即可，此粥营养丰富，儿童可常吃。

> 麦芽鸭肫蜜枣汤

[功效] 健脾开胃，助消化。对脾虚食欲不振或厌食之儿童，尤为适宜。

[用料] 谷芽 10 克，麦芽 10 克，鲜鸭肫 1 个，蜜枣 2 个。

[做法] 鲜鸭肫切开，撕出鸭内金洗净。上料同放入锅内，加适量清水，大火煮沸转小火煲 1 小时。以少许盐调味，饮汤食鸭肫。每日 1 次，连服 3～5 日。

> 猪肝大米饭

　　［功效］补中益气，养肝血。适合于体质虚弱儿童或天气寒冷时食用。

　　［用料］猪肝 50 克，大米 50 克。

　　［做法］猪肝切薄片，以少许植物油、盐、白糖调味。大米煮饭，待饭煮至七成熟时，将猪肝放在饭面上，小火焗至猪肝熟透，食用即可。

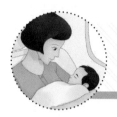

预防小儿缺铁性贫血的饮食调理

　　缺铁性贫血是婴幼儿时期最常见的一种贫血。其发生的根本病因是体内铁缺乏，致使血红蛋白合成减少而发生的一种小细胞低色素性贫血。临床上除可出现贫血外，还可因缺铁而降低许多含铁酶的生物活性，进而影响细胞代谢功能，使机体出现消化道功能紊乱、循环功能障碍、免疫功能低下、精神神经症状以及皮肤黏膜病变等一系列非血液系统的表现。预防缺铁性贫血，最好通过食补。

　　（1）根据食物的性味功能，配制成各类补血生血、健脾益气的食品，来强壮身体促进血液生成。

　　（2）孩子宜多吃的食物如各种瘦肉、动物肝脏、动物血液、鸡蛋黄等。绿色带叶蔬菜、黄豆及其制品、木耳和蘑菇、芝麻酱等。

　　（3）做好宝宝喂养指导。母乳中铁吸收较好，最好使用母乳喂养。如不能用母乳喂养时，采用强化铁配方奶喂养。

　　（4）加用强化铁的饮食，足月儿从 4～6 个月开始（不晚于 6 个月），早产婴及低体重儿从 3 个月开始，加强饮食中铁的含量。最简单的方法即在奶方中或辅食中加硫酸亚铁，如食用含铁谷类或交替使用硫酸亚铁滴剂。硫酸亚铁滴剂在家庭使用最多不超过 1 个月，以免发生铁中毒。儿童与成人最好在每斤面粉中加铁 13～16 毫克，同时应注意尽量增加动物饮食。

 ## 温补类

　　适用于体质虚寒、面色苍白、精神疲乏、手脚冷、食欲不振、大便溏烂之贫血儿童。

> 花生大枣乌鸡汤

　　［功效］补血生血，健脾益气。适合于贫血儿童及成人血虚患者。

　　［用料］乌鸡半只（约 250 克），花生 30 克，桂圆肉 6 克，大枣 7 个。

[烹调、食法] 乌鸡洗净切大块，焯水，大枣去核，上料同放入锅内，加适量清水，大火煮沸，转小火煲 1～2 小时，加盐调味，食用即可。

注：如桂圆肉燥火，可改用玉竹 20 克。

> 黑豆芝麻煲猪心

[功效] 温补脾肾、益气，补血生血，宁心明目，适用于贫血儿童及成人血虚患者。

[用料] 黑皮青豆 25 克，黑芝麻 10 克，桂圆肉 10 克，猪心 1 个。

[做法] 猪心剖开去淤血，切大块，焯水，黑豆在铁锅内，小火炒至裂开，大枣去核。上料同放入锅内，加适量清水，煲 1 小时，加盐调味，食用即可。

注：炒黑豆补益力强，但偏于燥热，不炒则清润。

> 当归羊肉大枣汤

[功效] 补气血，温脾胃。体虚贫血儿童及气血虚亏成人都可食用。

[用料] 当归 6 克，大枣 7 个，羊肉 150 克，生姜 2 片，荸荠 5 个。

[做法] 羊肉切块，焯水，大枣去核，荸荠去皮拍裂。上料同放入锅内，加适量清水大火煮沸转小火煲 1～2 小时。用盐调味。饮汤，食羊肉。

注意：当归羊肉汤偏于温燥，要是儿童体质偏热，易患扁桃体炎者，不宜多食。

> 黄鳝焗米饭

[功效] 补血，益气，健脾胃。

[用料] 黄鳝 150 克，大米 100 克，生姜 2 片。

[做法] 黄鳝宰好洗净，去骨切丝，生姜切丝加入黄鳝中，并以料酒、油、盐调味；米饭煮至七成熟，将黄鳝丝放于饭面，小火焗至饭、鳝都熟透，食用即可。

> 大枣莲子桂圆炖鹌鹑

[功效] 益气补血，健脾、壮筋骨。

[用料] 鹌鹑 2 只，莲子 25 克，大枣 7 个，桂圆肉 6 克。

[做法] 鹌鹑宰好洗净，焯水，大枣去核，上料同放入炖锅内，加适量开水，隔水炖 2 小时。加盐调味，食用即可。

> 参芪桂圆炖鸡

[功效] 补中益气，健脾补血。气血虚弱患者宜食。

[用料] 党参 8 克，北芪 8 克，鸡肉 150 克，大枣 7 个，桂圆肉 6 克。

[做法] 鸡切块，大枣去核。上料同放入炖锅内，加适量开水，隔水炖 2 小时，加盐调味，食用即可。

> 山药枸杞炖猪肝

[功效] 滋养肝肾，补血明目。

［用料］淮山药 15 克，枸杞子 10 克，猪肝 50 克，大枣 7 个。

［做法］猪肝切片，大枣去核，淮山药浸泡 30 分钟。上料同放入炖锅内，加适量开水，隔水炖 1 小时，加盐调味，食用即可。

> 大枣陈皮牛肉

［功效］补血益气，健脾。

［用料］牛肉 100 克，大枣 7 个，陈皮 1 克。

［做法］牛肉切片，大枣去核，上料同放入炖锅内，加适量开水，隔水炖 2 小时。加盐调味，食用即可。

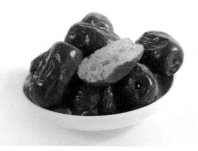

 # 平补类

性较和平，补而不燥，健脾养血。适合于体弱贫血儿童或一般血色素偏低，红细胞总数减少的儿童日常食用。

> 山药枸杞玉竹兔肉汤

［功效］养阴补血生血，滋润脏腑，可作儿童及成人日常调养身体之用。

［用料］兔肉 250 克，淮山药 30 克，玉竹 30 克，枸杞子 10 克，蜜枣 1 个。

［做法］兔肉切块，焯水，淮山药浸泡 30 分钟。上料同放入锅内，加适量清水煲 1 小时，加盐调味，食用即可。

> 鲶鱼煲黑豆

［功效］滋养肝肾，补血。

［用料］鲶鱼 1 条（约 200 克），黑皮青豆 30 克，生姜 2 片。

［做法］鲶鱼宰好洗净，用少许油在铁锅中稍煎香，加适量开水煮沸，然后与上料同放入砂锅内，再加适量清水，大火煮沸转小火煲 1 小时，用盐调味，食用即可。

> 大枣黑鱼汤

［功效］养血生血，益气健脾。贫血儿童可常食。

［用料］黑鱼 1 条（约 200 克），大枣 10 个，花生仁 30 克，猪瘦肉 100 克。

［做法］黑鱼宰好洗净，大枣去核，瘦肉焯水。先将黑鱼用少许植物油在铁锅内煎至淡黄色，加适量开水煮沸，然后倒入砂锅中，再加入上料，大火煮沸转小火煲 1 小时，约煎成 2 碗，分 2 次饮用。婴儿饮汤不吃鱼。

> 淮莲桂圆肉炖甲鱼

［功效］滋养强壮，补益心脾。体虚贫血的儿童及成人都可服用。

［用料］淮山药 20 克，莲子 20 克，桂圆肉 6 克，大枣 7 个，甲鱼 250 克。

［做法］甲鱼宰好洗净，焯水，大枣去核，淮山药、莲子浸泡 30 分钟。上料同放入炖锅内，

加适量开水，隔水炖 2 ～ 3 小时，加盐调味，食用即可。

> 清炖猪肝

[功效] 补肝血，明目。

[用料] 猪肝 50 克。

[做法] 猪肝切片，放入碗内，加开水半碗，加盖，隔水炖 20 分钟。加盐调味，食用即可。

> 芝麻核桃米粉糊

[功效] 补血生血，健脑益智，润肠通便。

[用料] 黑芝麻 20 克，核桃仁 20 克，米粉 30 克，红糖适量。

[做法] 黑芝麻小火炒香，切勿炒焦，核桃仁炒脆，入搅拌机磨成粉状，与米粉调匀，加适量清水调成糊状，小火煎热，加入红糖，食用即可。

> 猪血汤

[功效] 补血生血，润肠通便。

[用料] 熟猪血 150 克。

[做法] 猪血煮熟，切成小块，加适量清水煲汤，约煮 10 分钟。以香油、盐、葱花调味，食用即可。

> 花生桂圆肉大枣粥

[功效] 健脾养血，宁心安神。治儿童贫血，面色苍白，血色素偏低，食欲欠佳；学习繁忙、睡眠欠安者，亦可常食。

[用料] 花生仁 30 克，桂圆肉 6 克，大黑枣 5 个，莲子 20 克，百合 20 克，大米 50 克。

[做法] 花生仁、莲子、百合、大米洗净，清水浸泡 30 分钟，大枣去核。上料同放入锅内，加适量清水，煲粥。粥成食用即可。亦可加少许红糖调味。

> 西梅

[功效] 生血补血，通便。

[食法] 西梅含丰富铁质，又易于吸收，每日食 3 粒，可预防贫血，并有通便作用。

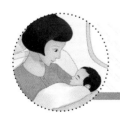

预防小儿缺钙的饮食调理

钙在人体内主要有四个方面的作用：（1）参与骨骼和牙齿的构成；（2）维持体内细胞的正常生理功能，人类心脏的正常搏动，肌肉、神经兴奋性的传导和维持，都必须有一定浓度的钙离子存在；（3）参与凝血过程，钙离子是凝血酶系中的凝血因子，因此，对人体血液的正常凝血功能有重要作用；（4）在人体内能降低毛细血管和细胞膜的通透性，维持毛细血管内外液的正常渗透压。

中国孩子缺钙较为普遍，儿童补钙是必要的，但补钙要科学、要合理。儿童、青少年缺钙的状况较为严重些，摄入量仅为推荐量的 40% 左右。儿童时期体格生长特别迅速，相对而言需要更多的钙。钙的摄入往往不够，若食物中又不注意及时添加含钙量较丰富的食品，就更容易缺钙了。

 # 小儿缺钙食补为先

对钙的需求量： 1 ～ 2 岁为每日 600 毫克，3 ～ 9 岁为 800 毫克，10 ～ 12 岁为 1000 毫克，13 ～ 15 岁为 1200 毫克，而到成年后每日为 800 毫克。

当然，以上的数据只是一个适合大多数人的需要量，而对于一个生长发育较快的孩子，需要量就要相对多些。由于目前大多数的孩子钙摄入明显偏低，因此专家提出孩子每天应至少额外补充 400 毫克左右的钙，只有这样，才能保证正常的生长发育的需求。我国的饮食结构以植物性食物为主，乳类及乳制品消耗量很少，钙摄入量严重不足。

怎样才能补足孩子缺少的钙呢？其实，补钙的方法也很简单，小儿补钙要遵循"食补为主、药补为辅"的原则。目前孩子需额外补充的 400 毫克钙，只要早晚各饮一杯牛奶就可以达到这一目的。

在保证给孩子喝奶的同时，也应适当增加其他含钙丰富的食物的摄入，餐桌上增加海产品无疑是增加钙摄入的好办法。海产品中的虾皮、贝类、海带以及各种海鱼含钙都很丰富。此外，豆类，特别是大豆，含钙也很丰富。如果经常食用以上含钙丰富的食物，再配合奶及奶制品的摄入，孩子一般是不会缺钙的。

 # 预防缺钙的经典食疗方

> 母乳

母乳是婴儿最理想的食品，营养丰富，钙、磷比例适当，钙易被婴儿消化吸收。

> 牛奶

〔功效〕健脾益胃，含优质蛋白质和丰富钙质，特别是含高钙的奶粉和强化维生素 A、维生素 D 的奶粉，钙易被消化吸收。

〔用量〕儿童最好每日饮用 250 ～ 500 毫升鲜牛奶。

> 豆浆

〔功效〕清热和胃、富含钙质。

〔用量〕每次饮用 250 毫升。可用白糖或盐调味。

> 草鱼猪皮汤

[功效] 健脾胃，壮筋骨，促进骨骼生长，增长身高。

[用料] 草鱼骨 300 克，猪皮 100 克，胡萝卜 1 个，蜜枣 1 个。

[做法] 猪皮焯水，胡萝卜切块，鱼骨洗净，用少许油在铁锅中煎至两面淡黄色，加入适量开水煮沸，与上料同放入砂锅内，再加适量清水，大火煮沸，转小火煲 1 小时，加盐调味，食用即可。

> 芡实核桃猪骨汤

[功效] 健脾固肾，强壮筋骨，补充钙质，促进儿童生长发育。

[用料] 芡实 30 克，猪脊骨 250 克，核桃仁 30 克，蜜枣 2 个。

[做法] 猪脊骨切块，焯水。与上料同放入锅内，加适量清水，大火煮沸转小火煲 1～2 小时，加盐调味，食用即可。

> 牛尾骨萝卜汤

[功效] 益气血，补肾，强壮筋骨，补充钙质。儿童，中、老年人均可食用。

[用料] 牛尾 500 克，白萝卜 750 克，眉豆 20 克，花生 20 克，陈皮 5 克，生姜 3 片，蜜枣 1 个。

[做法] 牛尾洗净斩大块，焯水。萝卜切大块。上料同放入锅内，加适量清水煲 2 小时，加盐调味，食用即可。

> 海带蜜枣猪排汤

[功效] 清热散结，健胃和中，补充钙质、碘质，预防钙缺乏症。

[用料] 排骨 200 克，干海带 30 克，蜜枣 1 个。

[做法] 排骨斩大块，焯水，海带浸泡洗净，切段。上料同放入锅内，加适量清水，大火煮沸转小火煲 1 小时，加盐调味，食用即可。

> 虾皮蒸鸡蛋

[功效] 补中开胃，壮筋骨，增加钙、磷及维生素 D，预防钙缺乏病。

[用料] 虾皮 20 克，鸡蛋 1 个。

[做法] 虾皮洗净浸泡，鸡蛋去壳打匀，加少量温开水、盐，与虾皮拌匀，盛入盘内，隔水小火蒸熟即可。

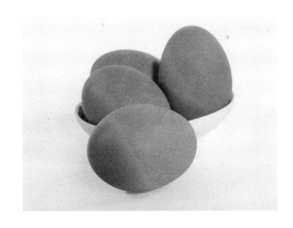

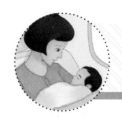

预防小儿缺碘的饮食调理

（1）碘是人体生长发育所必需的微量营养元素，胎儿期和婴幼儿期是大脑发育的主要时期，此时缺碘就会影响小儿大脑的正常发育，造成不可恢复的智力残疾。

（2）近年来的研究表明，由于缺碘造成的轻度智力低下十分普遍，这种现象往往不被人们认识和注意。轻度智力低下的人看上去似乎正常，能做简单的运算和劳动，但效率不高。

（3）长期生活在缺碘地区、又没有得到充足补碘的一些中小学生的智力明显低于非缺碘地区的同龄人。他们即使学习十分用功，但记忆力差，成绩依然不佳。成年后也难于掌握复杂的知识和技能。

（4）严重的缺碘会产生呆傻、白痴等智力残疾，这些人生活不能自理，对家庭和社会造成极大的负担。

（5）碘被人们称为智力元素。一旦缺碘造成智力低下或残疾，都是无法医治和恢复的。因此，重要的在于坚持补碘，预防缺碘造成的智力损害。

如何预防缺碘，在饮食中须注意两点：

（1）每日的膳食均使用加碘的盐。标准的加碘盐，一般是每克盐含有 20 微克的碘酸钾。使用碘盐时应注意以下几点：① 盐罐应加盖，以免碘挥发失效。② 不宜用碘盐爆油锅，以免碘被高温破坏。③ 宜在汤菜快熟时才加入碘盐。

（2）常食含碘丰富的食物。海带、紫菜、贝壳及海产类等食物含碘丰富。根据这些食物的性味功能，配制成健脾开胃的可口食品，可防治碘缺乏。

 ## 预防缺碘的经典食疗方

> 紫菜鸡蛋瘦肉汤

[功效] 清热化痰，软坚散结，预防缺碘。亦可作缺碘性甲状腺肿的辅助治疗。

[用料] 紫菜 20 克，鸡蛋 1 个，猪瘦肉 50 克。

[做法] 紫菜浸泡洗净，滤干水，鸡蛋去壳打匀，猪瘦肉切丝，用糖、盐、淀粉拌匀。清水 4 碗，煮沸后加入紫菜，煲 10 分钟，加入肉丝，待肉丝煮熟，拌入鸡蛋，加盐调味，食用即可。

> 凉拌海带丝

[功效] 清热散结，降血压，含碘丰富，是补充碘的佳品。

[用料] 海带 50 克，葱 1 条，姜 1 片。

[做法] 海带浸泡洗净切丝，用清水煮 5 ～ 10 分钟，滤干水，葱洗净切葱丝，姜洗净切细丝。加适量白糖、盐、生抽、醋拌匀（醋可用陈醋或浙醋），腌 1 ～ 2 小时，食时加香油。

> 海带海藻煲猪肉

[功效] 清肝热，除烦躁，消颈淋巴结肿。亦可作缺碘性甲状腺肿的辅助治疗。

[用料] 海带 20 克，海藻 20 克，猪瘦肉 150 克，蜜枣 2 个。

[做法] 海带海藻浸泡洗净，猪瘦肉焯水。与上料同放入锅内，加适量开水，大火煮沸转小火煲 1 小时，加盐调味，食用即可。

> 瑶柱蚝干煲猪腱

[功效] 滋阴，健脾开胃。防治缺碘。

[用料] 瑶柱 20 克，蚝干 100 克，猪腱肉 150 克。

[做法] 蚝干浸泡，拣去残余的蚝壳，瑶柱稍浸泡，猪腱肉切块焯水。上料同放入锅内，加适量清水，大火煮沸转小火煲 1 ～ 2 小时，加盐调味，食用即可。

> 海带绿豆红糖水

[功效] 清热解毒，软坚散结，可防治碘缺乏。

[用料] 海带 30 克，绿豆 30 克，红糖适量，陈皮 1 小片。

[做法] 海带浸泡洗净，切成小段，与绿豆同放入锅内，加适量清水，大火煮沸转小火煲 1 小时，红糖调味，食用即可。

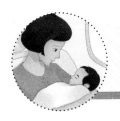

预防小儿缺铜的饮食调理

铜是人体内必需的微量元素，如果饮食均衡，一般是不会缺铜的，营养性缺铜，主要是铜的摄入量不足，多见于早产儿或以牛奶为主的喂养儿，长期腹泻及肠吸收不良等会引起铜缺乏症。其临床症状表现为低色素贫血，白细胞和中性粒细胞减少，皮肤苍白，毛发变黄易断，厌食腹泻，严重的会出现骨质疏松，生长发育停滞。

婴儿与儿童每日每千克体重需要铜 0.05 ～ 0.1 毫克，一般供应每日每千克体重 0.08 毫克铜，即可满足生理需要，对早产儿和以牛奶为主的喂养儿应适当增加铜的供应。

为预防铜缺乏须注意下列三点：

（1）忌偏食，饮食宜多样化。

（2）对早产儿及单纯用牛奶喂养的婴儿，适量增加含铜丰富的食品。

（3）对体检时发现铜偏低的儿童及时补充含铜丰富的食物，予以纠正。

含铜丰富的食物：蚝（牡蛎）、羊肝、猪肝、虾、蟹肉、茶（红茶、绿茶、花茶）、松子、芝麻、核桃、花生、栗子、黄豆、大豆制品、绿豆、紫菜、蘑菇、香菇、葡萄、香蕉等。

根据这些食物的性味功能、成分，调配成美味可口又合适婴幼儿食用的食疗方，可促进脾胃健运，又补充了铜元素。以下食疗方可交替选用。

 # 预防缺铜的经典食疗方

> 黑芝麻核桃米粉糊

［功效］滋补肝肾，养血生血，益脑髓，长智力，补铜、铁元素。

［用料］黑芝麻 15 克，核桃仁 20 克，米粉 25 克，红糖适量。

［做法］黑芝麻小火炒香（切勿炒焦），核桃仁炒脆，捣拌成细末，加入米粉调匀，小火煮成稠糊，再加入红糖，煮至米糊熟透，食用即可。

> 美味番茄猪肝汤

［功效］开胃，增进食欲，补铜、铁元素。

［用料］番茄 100 克，猪肝 50 克。

［做法］番茄洗净，切块。猪肝切薄片。锅内加入清水 2 碗，煮沸后加入番茄、猪肝，待猪肝熟透，加入调味料，便可佐膳食。

> 芝黑麻核桃栗子瘦肉汤

［功效］健脾固肾，开胃进食，增长智力，补充铜、铁元素。

［用料］黑芝麻 20 克，核桃仁 20 克，栗子 50 克，瘦肉 100 克，蜜枣 1 个。

［做法］瘦肉焯水，栗子去衣。上料同放入锅内，加适量清水，大火煮沸，转小火煲 1 小时，加盐调味，食用即可。

> 节瓜炒蟹肉

［功效］鲜美可口，促进食欲，补铜元素。

［用料］蟹肉 50 克，节瓜 250 克，生姜 1 片。

［做法］节瓜去皮切小块，蟹 1 只焯熟去壳取肉备用，生姜切丝。烧锅下油，爆香姜丝，加入节瓜炒透，加适量清水及调味料，中火焖至节瓜熟，加入蟹肉拌匀调味，用水淀粉勾芡即可。

> 蚝干花生荸荠瘦肉汤

［功效］滋阴益气，开胃健脾，补充铜、锌元素。

［用料］蚝干 30 克，花生 30 克，荸荠 100 克，猪腱肉 150 克。

[做法]蛎干浸泡，猪腱肉切2块焯水，荸荠去皮拍裂。上四味同放入锅内，加适量清水，大火煮沸转小火煲1～2小时，加盐调味，佐膳食。

> 蘑菇豆腐猪肉汤

[功效]健脾开胃，营养丰富，补充铜、铁、钙元素。

[用料]鲜蘑菇100克，豆腐100克，猪瘦肉50克，生姜1片。

[做法]鲜蘑菇对半切开，豆腐切小块，猪瘦肉切薄片，用少许盐、白糖、淀粉拌匀，生姜切丝。烧锅下油，爆香姜丝，放入蘑菇炒匀，加入适量清水，煮沸后加入豆腐、肉片，待肉片熟透，调味即可。

> 紫菜虾皮瘦肉汤

[功效]清热开胃，健脑益智，补充铜、钙、碘元素。

[用料]紫菜20克，虾皮10克，猪瘦肉50克，鸡蛋1个。

[做法]紫菜浸泡洗净，猪瘦肉切丝，用少许盐、白糖、淀粉拌匀。鸡蛋去壳打匀。锅内加入清水4碗，煮沸后入紫菜、虾皮煲10分钟，加入肉丝，待肉丝煮熟调入鸡蛋拌匀，以盐调味，食用即可。

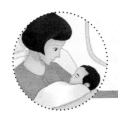

预防小儿缺镁的饮食调理

镁是人体的常量元素，对维持人的生命活动、防治疾病都起着重要的作用，小儿发热、腹泻后发生抽搐的现象十分常见，一般认为与低血钙有关。但近年研究表明，这种现象多数患儿是因体内缺镁所致，临床上称小儿低血镁症。

小儿低血镁症的病因：①人工喂养儿，因牛奶中含磷高，影响镁的吸收、利用；②糖尿患儿因渗透性利尿作用使镁排出过多；③小儿长期腹泻或曾做过胃肠手术。此外，小儿缺镁的临床表现与缺钙基本相同，但抽搐时如用钙剂治疗，由于钙的输入可使血镁进一步低下，因此往往症状反而加重、抽搐不止。预防缺镁需要注意下列几点：

（1）忌偏食和挑食。镁在绿色蔬菜中含量丰富，不食绿叶蔬菜，会使镁的摄入量减少，过量食动物性高蛋白如肉、鸡、蛋、虾等会使体内磷的化合物增多，而影响镁的吸收。

（2）不宜长期饮用纯净水，多饮用符合标准的自来水或饮用矿泉水。

（3）多食含镁丰富的食物，如海参、虾皮、鲍鱼、燕麦片、小米、花生、芝麻、黄豆、绿豆、葵花子、黑豆、莲子、黑木耳、香菇、干贝、金针菜和绿色蔬菜等，可预防镁缺乏。

预防缺镁的经典食疗方

> 海参香菇瑶柱炖鸡肉

　　[功效] 滋阴益气，补肾固精，健脾开胃，老少皆宜。

　　[用料] 海参 150 克（已浸发好的湿海参），草菇 25 克，瑶柱 10 克，鸡肉 150 克。

　　[做法] 草菇浸泡去草菇脚，海参用姜葱出水切块，瑶柱浸泡撕碎，鸡肉切大块。上四味同放入炖锅内，加 3 碗开水，隔水炖 2 小时，加盐调味，食用即可。

> 嫩滑虾皮鸡蛋羹

　　[功效] 补中开胃，壮筋骨，增加镁、钙、磷元素。

　　[用料] 虾皮 20 克，鸡蛋 1 个。

　　[做法] 虾皮洗净稍浸泡后滤干水，鸡蛋去壳打匀，加少量温开水、盐，与虾皮拌匀，隔水小火炖熟，佐膳食。

> 小米绿豆薏米粥

　　[功效] 清热祛暑，健脾祛湿。是夏季清凉饮料。

　　[用料] 小米 20 克，绿豆 30 克，薏米仁 20 克，红糖适量。

　　[做法] 小米、绿豆、薏米仁洗净，浸泡 20 分钟，同放入锅内，加适量清水，大火煮沸后转小火煲 1 小时，以糖调味，食用即可。

> 燕麦片鹌鹑蛋粥

　　[功效] 健脾胃，壮筋骨，补充镁元素，老少皆宜。

　　[用料] 燕麦片 25 克，鹌鹑蛋 4 只。

　　[做法] 锅内倒入清水 2 碗，加入燕麦片，拌匀，煮沸成粥状，打入鹌鹑蛋，小火焗熟。按儿童的口味加入白糖或盐调味，食用即可，可作早餐或午餐食用。

> 黑木耳香菇金针蒸鸡

　　[功效] 健脾，益智，通血脉，开胃助膳，老幼皆宜。

　　[用料] 宰净光鸡半只（约 300 克），香菇 15 克，黑木耳 10 克，金针菜（干黄花）15 克。

　　[做法] 黑木耳浸泡洗净，香菇浸泡去脚切粗丝，金针菜浸泡摘硬茎，光鸡斩块。上料用少许植物油、生抽、盐、白糖、淀粉拌匀，放入盘内，隔水中火蒸熟。

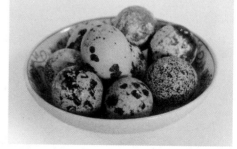

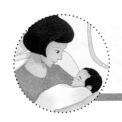

预防缺锰的饮食调理

锰是人体内必需的微量元素，在体内总含量仅有 12～20 毫克，参与完成人体许多正常生理功能。儿童体内缺锰，会使生长发育迟滞。锰元素在体内参与中枢神经介质的传递和中枢神经细胞的能量供应，缺锰会出现反应迟钝，智力减退，儿童多动好动。体内的锰元素缺乏，也会引起骨质疏松，骨组织强度和硬度下降，韧性减退，易发生骨折，幼儿缺锰可造成骨骼畸形，软骨受损。

 ## 儿童缺锰的原因

人体对锰的需要量很少，每天 4～9 毫克，而锰在食物中广泛存在，只要在膳食中稍加注意就能满足需要，故缺锰的原因主要是从膳食中摄入的锰元素不足，其次是食物中钙、磷、铁及植酸过多而干扰锰的吸收。

含锰较丰富的食物有小麦胚粉、燕麦片、黄豆、豆腐皮、腐竹、眉豆、白扁豆、蕨菜干、芥菜、红尖椒、银耳、黑木耳、草菇、紫菜、莲子、芝麻、花生、松子、核桃、葵花子、红茶、绿茶等。肉类中含锰较少。黄鳝、蚌、蛏子干含锰较多，这些食物可单独食用，也可配制成营养丰富、健脾开胃的汤水供日常食用。

预防缺锰的经典食疗方

> 牛奶燕麦甜粥

　　［功效］营养丰富，益气血，健脾胃，补锌、锰元素。

　　［用料］燕麦片 20 克，牛奶 250 毫升，白糖适量。

　　［做法］锅内倒入少量清水，加燕麦片调匀，小火煮熟麦片，再加入牛奶、白糖，待牛奶煮沸即可，可作早餐吃。

> 花生眉豆木耳排骨汤

　　［功效］醒脾和胃，通络祛湿，消水肿。

　　［用料］花生30克，眉豆30克，黑木耳20克，排骨200克，蜜枣1个。

　　［做法］排骨斩块，焯水，黑木耳浸泡洗净，眉豆、花生浸泡30分钟。上料同放入锅内，倒入适量清水，大火煮沸转小火煲1～2小时，加盐调味，食用即可。

> 黑豆乌鸡汤

　　［功效］滋养强壮，益智养颜，延缓衰老，补充锰元素。中老年人均可服用。

［用料］黑皮青豆 20 克，黑芝麻 15 克，黑木耳 10 克，乌鸡半只（约 250 克），陈皮 3 克，蜜枣 2 个。

［做法］黑木耳浸泡洗净，乌鸡洗净切大块，焯水。上料同放入锅内，加适量清水，大火煮沸，转小火煲 1 小时，加盐调味，食用即可。

> 蛏子莲子瘦肉汤

［功效］温补脾胃，益气养血，止汗，补充锰元素。

［用料］蛏子肉 50 克（干品），莲子 30 克，猪腒肉 200 克。

［做法］蛏子肉、莲子洗净浸泡 30 分钟，猪腒肉切大块，焯水。上料同放入锅内，倒入适量清水，大火煮沸转小火煲 1～2 小时，加盐调味，食用即可。

注意：蛏子肉不易消化，幼儿不宜多吃蛏子肉。外感发热者不宜吃。

> 草菇腐竹焖鸡

［功效］滋阴益气，健脾开胃，活血通络。

［用料］草菇 25 克，黑木耳 20 克，腐竹 50 克，宰好母鸡半只（约 400 克），生姜 2 片。

［做法］光鸡斩块，草菇浸泡去草菇脚，黑木耳浸泡洗净，腐竹浸泡切段。烧锅下油，加入姜片、鸡块爆炒片刻，再放入上料和适量清水，中火焖 15 分钟，加酱油、白糖、盐等调味料，再炆 5 分钟，水淀粉勾芡即可，佐膳吃。

> 黄鳝姜汁米饭

［功效］补血益气，健脾胃，对贫血或病后体虚，羸瘦乏力者尤为适宜。

［用料］黄鳝 200 克，大米 100 克，姜汁、料酒、盐、生抽、植物油各适量。

［做法］黄鳝宰净去头骨、切片，用姜汁、料酒、生抽、盐拌匀备用，大米煲饭，待饭煮至七成熟时，将黄鳝放在饭面上，小火焗至饭、鳝均熟透，食用即可。

注意：黄鳝温热，时邪热病后不宜多食。疖疮患者，不宜多食。

> 天然豆浆

［功效］补血和胃，清热利尿，降压利大肠，补充锰元素。

［用料］豆浆 250 毫升。

［做法］豆浆加入适量白糖成甜豆浆，也可以加盐调味成咸豆浆。

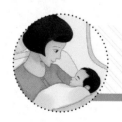

预防铅中毒

有报告指出："中国儿童健康的头号威胁是铅中毒。"在生活中通过呼吸道吸入铅尘或食入铅污染的物品，都可导致儿童发生轻重不一的铅中毒，影响儿童健康，特别是铅是亲神经病毒，对儿童神经系统损害较大，会造成智力低下；此外还会造成体格发育迟缓，个子矮小；贫血，食欲不振，消化不良等。故必须及早预防铅中毒。

儿童为什么会铅中毒

儿童铅中毒的原因有两点：

一是从呼吸道吸入铅尘。由于环境污染，空气中存在不少铅尘，尤其在交通繁忙的道路，汽车排放出的废气，铅尘密度高，大多在距离地面 1 米左右，正与儿童呼吸带高度一致，儿童新陈代谢旺盛，吸入铅尘是成人的 5 ～ 8 倍，吸入后累积于体内，造成铅中毒。

二是从消化道摄入铅尘。如饮用铅污染的水、食入含铅高的食品，如爆米花、松花皮蛋；婴幼儿啃植物油漆床架、玩具，或食入含铅器皿内煮或盛放的酸性食物，或食入被铅污染的谷物、蔬菜等，都可引起铅中毒。

铅中毒有什么症状

铅在体内慢慢累积，早期没有什么症状，累积越多，毒性越大，中毒症状才慢慢出现，根据儿童铅中毒标准可分为五级：

1级：血铅值低于10，身体处于相对安全状态。

2级：轻度铅中毒，影响造血、神经传导和认知能力，出现烦躁、多动、注意力涣散、厌食、腹胀、轻度贫血。

3级：中度铅中毒，可引起缺钙、缺锌、缺铁，免疫力低下，运动不协调，学习困难，智商下降，生长发育迟缓、贫血、腹绞痛、反应迟钝等。

4级：重度铅中毒，可出现性格改变，易激怒，攻击性行为，运动失调，视力下降，腹绞痛、高血压、心律失常和痴呆等。

5级：极重度铅中毒，可导致脏器损害，铅性脑病，瘫痪、昏迷，甚至死亡。

如何有效预防铅中毒

（1）培养儿童养成勤洗手的良好习惯，特别注意在进食前一定要洗手。

（2）常给幼儿剪指甲，因为指甲缝是特别容易匿藏铅尘的部位。

（3）经常用湿拖布拖地板，用湿抹布擦桌面和窗台。食品和奶嘴上要加罩。

（4）经常清洗儿童的玩具和其他一些有可能被孩子放到口中的物品。

（5）位于交通繁忙的马路附近或铅作业工业区附近的家庭，应经常用湿布抹去儿童能触及的部位的灰尘。

（6）不要带小孩到汽车流量大的马路和铅作业工厂附近玩耍。

（7）直接从事铅作业劳动的工人下班前必须按规定洗澡、更衣后才能回家。

（8）以煤为燃料的家庭应尽量多开窗通风。

（9）儿童应少食某些含铅较高的食物，如松花蛋、爆米花等。

（10）有些地方使用的自来水管道材料中含铅量较高，每日早上用自来水时，应将水龙头打开 3 ～ 5 分钟，让前一晚囤积于管道中、可能遭到铅污染的水放掉，且不可将放掉的自来水用来烹食和为小孩调奶。

（11）儿童应定时进食，空腹时铅在肠道的吸收率可成倍增加。

（12）保证儿童的日常膳食中含有足够量的钙、铁、锌等。

（13）应选择质量检验合格的学习用品、玩具等。

驱铅的经典食疗方

> 牛奶

［功效］营养丰富，牛奶中的蛋白质能与体内铅结合成一种不溶性化合物，从而减少体内对铅的吸收。

［用量］鲜牛奶每日 250 ～ 750 毫升。

> 猕猴桃

［功效］生津止渴、消滞，补充大量维生素 C。维生素 C 与铅结合成溶于水而无毒的盐类，随粪便排出体外。

［用量］猕猴桃每日 2 个。作水果食。猕猴桃汁，每日饮 100 毫升。

注意：猕猴桃性寒，脾胃虚寒或胃病者不宜多食。多食冷脾胃。

> 猪血汤

［功效］补血生血，润肠通便，解毒排铅。

［用料］猪血 150 克。

［做法］猪血煮熟，切成小块，加适量清水煲汤，约煮 10 分钟，以香油、盐、葱花调味，食用即可。

> 苦瓜黄豆排骨汤

［功效］养阴益气，清热解毒，驱铅。

［用料］苦瓜 300 克，黄豆 25 克，排骨 200 克，生姜 2 片。

［做法］苦瓜去瓤切片，排骨斩块焯水，黄豆浸泡 30 分钟。上料同放入锅内，加适量清水，大火煮沸后转小火煲 1 小时，加盐调味，食用即可。

> 海带丝猪腱汤

[功效] 益气清热，软坚散结，利水，驱铅。

[用料] 海带 50 克，猪腱肉 150 克。

[做法] 海带浸泡洗净切丝，猪腱肉切 2 块，焯水。上料同放入锅内，加适量清水，大火煮沸后转小火煲 1 小时，加盐调味，食用即可。

> 凉拌海带丝

[功效] 清热散结，降压利尿，治瘰疬痰火核，驱铅。

[用料] 海带 50 克，少许白糖、盐、醋、香油。

[做法] 海带浸泡，洗净切丝，用开水焯熟，滤干水分，放入盘中，加调味料拌匀，食用即可。

> 海藻海带茶

[功效] 清热散结，驱铅毒。

[用料] 海藻、海带各 20 克，红糖适量。

[做法] 海藻、海带洗净，放入锅内，加清水 3 碗，煎成大半碗，调入红糖，待糖溶化后，便可饮用。每天 1 剂，连服 6 天停 1 天为 1 疗程，共服 4 个疗程，对改善症状、驱铅有一定效果。

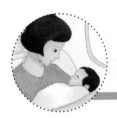

预防儿童缺硒的饮食调理

 ## 硒对儿童健康很重要

硒是人体必需的一种微量元素，它对人体多个脏器起着重要的作用：

（1）硒能提高人体免疫力，它能清除体内自由基，抗氧化，排除体内毒素，增强人体免疫功能。

（2）硒对多种由病毒引起的疾病有防治作用。

（3）硒能保护视网膜，增加玻璃体的光洁度，提高视力，并能防止白内障。

（4）硒有排毒、解毒作用，能将体内的铅、汞等重金属，结合形成金属硒蛋白复合物而解毒、排毒。

（5）硒能保护肝脏，防治肝病。

（6）硒是维持心脏正常功能的重要元素，对心脏肌体有保护和修复作用。

（7）硒能防治克山病、大关节病、关节炎。

（8）硒有抗癌作用，对肝癌、乳腺癌、皮肤癌、结肠癌、肺癌等有抑制作用。

硒对人体健康有重要作用，但硒过多亦会产生毒性作用。如脱发、指甲脱落，周围性神经炎，生长迟缓、生育力降低，故不能盲目补硒。

据中国营养学会制定的人体每日硒的供应量为：1 岁以内 15 微克，1～3 岁 20 微克，4～6 岁 40 微克，7 岁至成人 50 微克。人体每日所需硒量不多，只要不偏食不挑食，营养均衡通过食物补给就足够了。

硒元素广泛存在于动物肝脏、蛋类、牛奶、黄豆、海带、海蜇、墨鱼、龙虾、蛎干、蘑菇、芦笋、胡萝卜、番茄、南瓜、大白菜、菠菜、大蒜、芝麻等食物中。

将这些食物，按不同的性味功能调配成美味佳肴汤水。既安全有效补硒，又能补充身体营养，促进身体健康。

预防缺硒的经典食疗方

> 牛奶

［功效］健脾益胃，含丰富的优质蛋白和钙，并适量补充硒元素。

［用量］每日饮 250 毫升鲜奶。

> 芝麻米粉糊

［功效］益肝肾、补血、生血，可补充硒元素。

［用料］黑芝麻 20 克，米粉 25 克，红糖适量。

［做法］黑芝麻洗净，炒香（切勿炒焦）磨成粉末，与米粉、适量清水调成糊状，煮熟成糊加入红糖调味，食用即可。

> 蘑菇鸡蛋猪肝汤

［功效］养血、补血、清肝明目，又补充硒元素。

［用料］蘑菇 100 克、猪肝 50 克、鸡蛋 1 个。

［做法］蘑菇洗净，对边切开，猪肝切薄片，鸡蛋去壳打匀。锅内倒入适量清水，煮沸后加入蘑菇煲 10 分钟，再加入猪肝片，待猪肝片煮熟加入鸡蛋拌匀，以少许盐调味，食用即可。

> 芦笋墨鱼

［功效］健脾胃，养阴明目，又补充硒元素。

［用料］芦笋 250 克，鲜墨鱼 200 克，大蒜 2 瓣，糖、盐调味料适量。

［做法］芦笋洗净，削去硬皮，切段，墨鱼洗净切片焯水沥干，蒜切碎粒。烧锅下油，爆香蒜粒，炒墨鱼，炒至九成熟时盛出，烧锅下油，爆炒芦笋，炒至熟时，加入墨鱼，加入糖、盐调味，兜匀即可。

> 清炒南瓜

[功效] 健脾开胃，适量补硒，适合高血压、糖尿病患者食用。

[用料] 南瓜 500 克，大蒜 2 瓣，豆豉 5 克。

[做法] 南瓜去皮切片，大蒜、豆豉捣烂。烧锅下油，爆香蒜蓉、豆豉，加入南瓜爆炒，再加少许清水，少许盐调味，炒至南瓜熟透即可。

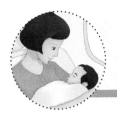

预防小儿佝偻病的饮食调理

维生素 D 缺乏性佝偻病是婴幼儿常见病，因体内维生素 D 缺乏，引起全身钙、磷代谢失常所致。早期表现为：夜间烦躁、啼哭、多汗、食欲减退、脑后枕部出现落发圈。进一步发展，可出现肌肉和肌腱松软致腹部胀大如蛙形腹；骨骼也出现变化，如方颅，前囟闭合延迟（正常儿童 1 岁半左右前囟闭合），胸部可出现肋骨串珠、佝偻沟、鸡胸；下肢弯曲，变成"O"形腿或"X"形腿。

佝偻病会严重影响婴幼儿生长发育，故必须及早预防。供给婴幼儿的食物中要含有丰富的钙、磷、维生素 D，如牛奶、鸡蛋、猪肝、瘦肉、蔬菜和水果。在增加维生素 D 时，同时供给含钙丰富的食物，因钙是预防佝偻病，促进骨质生长的基础物质。切忌偏食，不要让婴幼儿养成偏食的习惯。

预防佝偻病的经典食疗方

> 鱼肝油和钙片

[服用法] 一般婴儿服浓鱼肝油由 1 滴开始，待婴儿肠胃适应后，逐步增加至每日 5～6 滴，每日供给维生素 D 400IU，同时加服钙片，每日 4～6 片。每日不超过 0.5 克，这种预防措施可用至 2 岁。

注意：维生素 D、维生素 A 作预防用，不宜过量服食，以免引起维生素（A、D）中毒。经常户外活动、晒太阳的婴幼儿，维生素 D 的供给量可相应减少。

> 芡实核桃猪骨汤

[功效] 健脾固肾，强壮筋骨。促进儿童生长发育。

[用料] 芡实 30 克，猪脊骨 250 克，核桃仁 30 克。

[做法] 猪脊骨斩块，焯水。上料同放锅内，加适量清水，大火煮沸，转小火煲 2 小时。加盐调味，佐餐食用。

> 虾皮鸡蛋羹

　　[功效] 补中壮筋骨，增加钙、磷及维生素D，预防儿童佝偻病。

　　[用料] 虾皮 15 克，鸡蛋 1 个。

　　[做法] 虾皮洗净稍浸泡，鸡蛋去壳打匀，加少量温开水、盐，与虾皮拌匀，盛入盘内，隔水小火蒸熟，佐膳吃。

> 壮骨汤

　　[功效] 健脾胃，壮筋骨，促进骨骼生长，增长身高。

　　[用料] 草鱼骨（或大鱼骨）300 克，猪皮 100 克，胡萝卜 1 个（约 150 克），蜜枣 1 个。

　　[做法] 猪皮焯水，胡萝卜切块，鱼骨用少许油在铁锅中煎至两面淡黄色，加适量开水煮沸，然后与上料同放入锅内，加适量清水，大火煮沸，转小火煲 1 小时，加盐调味，食用即可。

> 山药芡实莲子田鸡汤

　　[功效] 滋阴补虚损，健脾胃，促进儿童生长发育，促进佝偻病患者康复。

　　[用料] 田鸡 3 只，淮山药 20 克，莲子 20 克，芡实 20 克，蜜枣 1 个。

　　[做法] 田鸡宰净（去头、皮、爪、内脏），淮山药、莲子、芡实浸泡 30 分钟。上料同放入锅内，加适量清水，煲 1 小时，加盐调味，食用即可。

> 猪肝粥

　　[功效] 养血，补血，开胃。

　　[用料] 猪肝 50 克，大米 30 克。

　　[做法] 先用大米煮粥。粥煮好后，将猪肝切片，以姜汁、盐、味精拌匀，放入粥内煮，待猪肝熟后食用即可。

> 胡萝卜玉米瘦肉粥

　　[功效] 养肝血，健脾开胃。可常食用。

　　[用料] 胡萝卜（胡萝卜）50 克，玉米粒 50 克，猪瘦肉 50 克，大米 50 克。

　　[做法] 胡萝卜切小粒，猪瘦肉剁碎，用油、糖、盐调味。先将大米煲粥，粥成后加入胡萝卜、玉米粒煲 10 分钟，再放入肉碎，待肉煮熟，加盐调味，食用即可，可代膳。

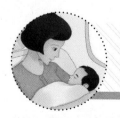

预防小儿扁桃体发炎的饮食调理

　　急性扁桃体炎多因细菌或病毒感染引起。当儿童身体遭到寒冷或水湿的侵袭；或常吃辛辣、煎炸的食品，过度疲劳，都容易诱发此病。如果扁桃体炎反复发作，可并发肾炎和风湿病，故必须及早预防，以减少扁桃体炎发生。

 ## 预防扁桃体炎必须知道这些

（1）适当进行体育锻炼和户外活动，增强体质。

（2）注意起居冷暖。儿童脏腑娇嫩，机体和功能较脆弱，抗病能力较差，必须注意天气的冷暖、阴晴，避免受凉感冒和雨水湿邪。

（3）注意饮食卫生。儿童患热性病较多，平日不宜多食辛辣、燥热、煎炸食品，以免肺胃积热，肝火烦躁，易患此病。

（4）避免过度疲劳。如儿童玩耍过度，学习紧张，睡眠时间不足，就会造成过度疲劳。

（5）根据儿童虚寒或实热的体质，适当选用清润或增强肺脾功能的食品来调理身体，预防扁桃体炎。

 ## 预防扁桃体炎的经典食疗方

> 淡盐水

[功效] 清热，降火，消炎。

[用料] 盐适量，用温开水冲成淡盐水，每天早晚用来漱口，亦可适量饮用。

> 甘草盐水泡油甘子

[功效] 清热，生津，润喉。

[用料] 油甘子（余甘子）500 克，生盐约 20 克，甘草 20 克。

[做法] 油甘子洗净吹干。盐与甘草用 3 碗清水，煎成 1 碗半。待冷却后，将甘草盐水与油甘子同放入玻璃瓶或瓦盅内，置放冰箱保存，可作零食。每日 3 次，每次 4～5 粒。

> 黄豆酸梅汤

[功效] 清热生津，利咽喉。适用于咽喉不适或扁桃腺红肿初起。

[用料] 黄豆 30 克，酸梅 3 个。

[做法] 上两味用清水 2 碗半，小火煎成半碗，分 3～4 次徐徐咽下。每天 1 剂，连服 3 天。

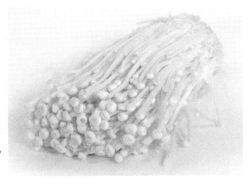

> 鸭蛋蜜枣金针菜

[功效] 清肝火、肺热。适用于肝热烦躁、易患扁桃体炎的儿童，或有咽喉不适时食之。

[用料]金针菜(干品)10克，青皮鸭蛋1只，

蜜枣 2 个。

[做法] 金针菜浸泡洗净，与鸭蛋、蜜枣一同放入锅内，加适量清水，煮 30 分钟左右。将鸭蛋取出去壳，放回锅中再煮 30 分钟，便可饮汤、吃菜、吃蛋。易患扁桃体炎者，每周服 1 次。贵在坚持。注意：新鲜金针菜不宜用。

> 竹蜂雪梨汤

[功效] 清热润喉，利咽开音，常用于咽干声嘶，咽喉肿痛。

[用料] 雪梨 1 个，咸竹蜂 2 只。

[做法] 雪梨去皮心，切片，咸竹蜂去翼，捣烂。用 2 ～ 3 碗清水煲雪梨，煲 30 ～ 40 分钟，煎成 200 ～ 300 毫升，加入咸竹蜂，焗 10 分钟，倒出徐徐饮用，以润咽喉。

> 西洋参炖猪肉

[功效] 益气，生津，增强肺脾功能。适用于体弱、易患扁桃体炎者。

[用料] 西洋参 5 克，猪瘦肉 20 克。

[做法] 西洋参切薄片，猪瘦肉切片，同放入炖锅内，加少量开水，隔水炖 1 小时，便可饮用。每周 1 次，连服 3 周。

> 丝瓜壳煲冰糖

[功效] 清热，解毒，润肺。适用于体质偏于实热、易患扁桃体炎的儿童，在咽喉不适或扁桃体红肿初起时饮用。

[用料] 老丝瓜壳 30 克，冰糖适量。

[做法] 上两味用清水 3 碗，小火煎至大半碗，代茶饮用。每天 1 次，连服 3 天。

> 胖大海盐茶

[功效] 清热润肺，解毒利咽喉，适用于咽喉红、咽干不适、声音嘶哑者。

[用料] 胖大海 6 个，盐少量。

[做法] 胖大海用沸水冲洗，放入杯中加适量开水与少量盐，加盖焗 20 分钟，徐徐饮之。每天 1 次，连服 3 天。

注意：体质虚寒者，不宜多服。

> 嚼食青橄榄

[功效] 清热，解毒，生津，止渴。治咽喉炎，咽干痛。

[用量、食法] 青橄榄 6 个，分 3 次慢慢嚼烂食之。

注意：婴幼儿不宜吃，以免误吞榄核。

> 青橄榄玉蝴蝶汤

[功效] 清热，润喉，开音，消咽喉肿痛。

[用料] 青橄榄 10 个，玉蝴蝶 5 克。

[做法] 青橄榄拍裂，上二味，加清水 2 碗半，煎成 1 碗代茶饮。

> 杨桃甘草陈皮汤

[功效] 清热生津，利咽喉，用于咽喉不适，咽干咽痒作咳。

[用料] 杨桃 300 克，甘草 3 克，陈皮 3 克，红糖 5 克。

[做法] 杨桃洗净切厚片，上四味，加清水 3 碗半，煲 50 分钟，约煲成 1 碗半，分两次饮用。

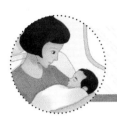

预防儿童视力减退的饮食调理

保护视力的具体做法

学龄期儿童，读书学习用眼时间逐渐增多。如果不合理用眼和不注意保护眼睛，如一次性长时间近距离看书写字，或长时间看电视、玩电子游戏，或在过强或过暗的光线下看书写字，都会使眼睛疲劳，影响眼球调节功能，容易引起远视、近视和散光等屈光不正，视力下降。

1. 培养他们正确的读书、写字姿势，不要趴在桌子上或扭着身体。书本和眼睛应保持一市尺，身体离课桌应保持一个拳头（成人）的距离，手应离笔尖一寸。学校课桌椅应适合学生身材。

2. 看书写字时间不宜过久，持续 30 分钟后要有 10 分钟的休息。眼睛向远眺，多看绿色植物，做眼保健操。

3. 写字读书要有适当的光线，光线最好从左边照射过来。不要在太暗或者太亮的光线下看书、写字，减轻学生负担，保证课间 10 分钟休息，减轻视力疲劳。

4. 积极开展体育锻炼保证学生每天有一小时体育活动。

5. 教导学生写字，不要过小过密，更不要写斜、草字。写字时间不要过长。

6. 看电视时要注意高度应与视线相平；眼与荧光屏的距离不应小于荧光屏对角线长度的 5 倍；看电视时室内应开一盏光小的电灯，有利于保护视力；在持续看电视 30 ～ 40 分钟后要有一个短时间的休息，眼睛向远眺，做眼保健操。

7. 应多吃些含维生素 A 较丰富的食物，各种蔬菜及动物的肝脏、蛋黄等。胡萝卜含 B 族维生素，对眼睛有好处；多吃动物的肝脏可以治疗夜盲。

8. 近视患者普遍缺乏铬和锌，近视患者应多吃一些含锌较多的食物。食物中如黄豆、杏仁、紫菜、海带、羊肉、黄鱼、奶粉、牛肉、肝类等含锌和铬较多，可适量增加。补锌最好服用蛋白锌。少食用含糖高的食物。

护眼的经典食疗方

> 杭菊枸杞桑叶茶

［功效］清肝热，明目，夏季用眼时间长，眼矇口干。

［用料］杭白菊 5 克，枸杞子 6 克，冬桑叶 5 克。

［做法］上三味，清水 1 碗半，煲 10 分钟，焗 10 分钟，煮成大半碗，代茶饮。

> 桑叶夏枯草黄豆茶

［功效］清肝热，明目，用于眼红，眼结合膜炎，眼热，眼屎多。

［用料］冬桑叶 5 克，夏枯草 5 克，黄豆 25 克。

［做法］黄豆浸泡 30 分钟，上三味，加入清水 2 碗半，小火煎成大半碗，分 2 次饮用。

> 枸杞子蒸鸡蛋

［功效］滋养肝血，明目。适合于儿童日常食用。

［用料］枸杞子 20 克，鸡蛋 1 个。

［做法］先将枸杞子用半碗开水浸 20 分钟，隔水炖 10 分钟，然后打入鸡蛋，再炖片刻，待鸡蛋蒸熟，食用即可。此种食品性味平和，可经常食用。

> 枸杞子蒸猪肝

［功效］滋养肝血，益精明目。适合于肝血不足，眼矇，也是儿童日常护眼食品。

［用料］枸杞子 20 克，猪肝 30 克。

［做法］猪肝切片。先将枸杞子用半碗开水浸泡 20 分钟，然后加入猪肝，隔水炖至猪肝熟，加盐调味，食用即可。

> 虫草炖鸡肉

［功效］滋养补血，益肝肾，明目。适合于各类的视力减退。

［用料］冬虫草 3 克，鸡肉 50 克。

［做法］鸡肉切片与冬虫草同放入炖锅内，加适量开水，隔水炖 2 小时，加盐调味，食用即可。

> 鱼白猪瘦肉

［功效］滋润肝肾阴，明目。是儿童护眼的常用佳品。

［用料］鱼白 30 克，猪瘦肉 100 克。

［做法］鱼白洗净浸泡，用姜葱出水，约煮沸 3 分钟，再漂洗滤干水，瘦肉切片焯水。上料同放入锅内，加适量清水，大火煮沸转小火煲 1 小时，加盐调味，食用即可。

注意：鱼白即晒干的鳙鱼鳔的外层衣。市场有售。

> 鸡肝焗米饭

［功效］滋养肝血，健脾胃，明目。适用于肝虚体弱、眼矇、视力下降者。是儿童冬

季护眼营养佳品。

[用料] 鸡肝 50 克，大米 75 克。

[做法] 鸡肝切片，以油盐调味。待米饭煮至七分熟时，将鸡肝倒入饭面上，小火焗至鸡肝熟透，食用即可。

> 枸杞子玉竹煲鱼头

[功效] 养血，补脑，明目。适用于体虚，贫血，头眩，眼矇，视力减退者。亦可作平时补脑、明目的营养品。

[用料] 枸杞子 15 克，玉竹 20 克，草鱼头 1 个（约 250 克）。

[做法] 整个鱼头洗净去鳃，用少许油在铁锅中稍煎香，加适量开水，与上料同放入砂锅内，大火煮沸，转小火煲 1 小时。加盐调味，食用即可。此汤性味平和，可经常食用。

> 金蝉花蕤仁肉煲猪肝

[功效] 滋养精血，益肝肾。适用于肝血虚、眼矇，视力下降者。

[用料] 金蝉花 5 克，蕤仁肉 8 克，猪肝 50 克。

[做法] 上三味同放入砂锅内，加适量清水，大火煮沸，转小火煲 1 小时，饮汤食猪肝。此汤隔日饮 1 次，可连服 7 ～ 10 日。

> 胡萝卜丝炒鸡蛋

[功效] 滋养肝血，明目，开胃助膳，可常食。

[用料] 胡萝卜 100 克，鸡蛋 2 只。

[做法] 胡萝卜洗净去皮切细丝，鸡蛋去壳打匀，先将胡萝卜丝在铁锅内加少许油、盐炒熟，然后加入鸡蛋，炒至鸡蛋熟即可。佐膳吃。

> 生熟地羊肝汤

[功效] 滋养肝肾，治肝肾两虚、头晕眼花、视力减退。

[用料] 羊肝 100 克，熟地 20 克，生地 10 克。

[做法] 羊肝切片，与生熟地同放入砂锅内，加适量清水，大火煮沸，转小火煲 1 小时。饮汤食羊肝。

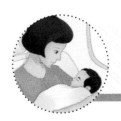

预防小儿汗证的饮食调理

儿童在安静状态下，全身或身体某些部位出汗很多，即为汗证，分为自汗和盗汗，也是需要注意的。自汗表现为在清醒安静情况下出汗多，活动则出汗更厉害。盗汗是睡时出汗多，醒时汗就止住。汗证原因多由于阳虚卫气不固或阴虚内热所致。

　　一般汗证，用食疗调理，效果不错。汗为阴液，汗多易使阴津损耗，适量补充水分，多饮水或饮淡盐水，效果好，还可选用多种营养丰富的食品。饮食忌辛散和生冷之品，以免伤阴津、正气，出汗更多。

预防汗证的经典食疗方

· 按不同病因选用食疗方

（一）阴虚盗汗食疗方

　　如睡时汗出，活动时特别汗多、口干者，可适当选用下列各方。

> 山药瘦肉止汗汤

　　[功效] 益气健脾，止盗汗、自汗。

　　[用料] 淮山药 10 克，浮小麦 10 克，糯根 6 克，煅牡蛎 5 克，瘦肉 100 克，淡菜 15 克。

　　[做法] 淮山药浸泡 30 分钟，糯根洗净，瘦肉焯水。上料同放入锅内，加适量清水，大火煮沸，转小火煲 1 小时，加盐调味，食用即可。

> 浮小麦五味子大枣汤

　　[功效] 养阴健脾，止盗汗、自汗。

　　[用料] 浮小麦 30 克，糯根 15 克，五味子 5 克，大枣 5 个。

　　[做法] 糯根洗净，大枣去核。上料同放入锅内，加清水 3 碗，小火煎成大半碗，分2 次饮用。每天一料，可连服 3 ～ 5 天。

> 海参炖水鸭

　　[功效] 滋阴补血，益气止汗。

　　[用料] 海参 30 克（干品，浸发好的海参用 150 克），水鸭半只（约 250 克）。

　　[做法] 水鸭切两块，焯水。海参浸泡后洗净切块，姜葱出水。上二味同放入炖锅内，加适量开水，隔水炖 2 ～ 3 小时，加盐调味，食用即可。

> 田鸡焗米饭

　　[功效] 滋阴补虚，健脾止汗。

　　[用料] 田鸡 2 只（约 150 克），大米 100 克。

　　[做法] 田鸡宰好洗净切块，以油、盐、姜丝调味。待大米饭，煮至七成熟时，将田鸡放于饭面上，小火焗至田鸡熟透，食用即可。

> 浮小麦羊肚汤

　　[功效] 养心健脾，敛盗汗、自汗，治脾虚盗汗，阴虚自汗。

[用料] 羊肚 150 克，浮小麦 30 克。

[做法] 羊肚洗净焯水，与浮小麦同放入锅内，加适量清水，大火煮沸，转小火煲 1 小时，加盐调味，饮汤食羊肚。

> 浮小麦瘦肉淡菜汤

[功效] 清肝热，健脾胃，止自汗，盗汗。

[用料] 象牙丝 10 克，麻黄根 10 克，浮小麦 30 克，瘦猪肉 100 克，淡菜 25 克。

[做法] 猪瘦肉切块，焯水，淡菜浸泡洗净。上料同放入锅内，加适量清水，大火煮沸转小火，煲 1 小时，以少许盐调味，分 2 次饮。

（二）阳虚卫气不固食疗方

如自汗多或出汗后怕冷、精神疲倦，可适当选用下列各方。

> 党参白术瘦肉汤

[功效] 益气，健脾，止汗。适合于气虚体倦，自汗、盗汗者。

[用料] 党参 7 克，白术 3 克，五味子 3 克，大枣 4 个，猪瘦肉 100 克。

[做法] 猪瘦肉切块，焯水，大枣切开去核。上料同放入锅内，加适量清水，煲 1 小时。约煎成 1 碗，分 2 次饮。可连服 3～5 天。

> 黄芪玉竹牛腱汤

[功效] 益气养血，固表止汗。

[用料] 黄芪 7 克，玉竹 10 克，牛腱肉 100 克，大枣 5 个。

[做法] 牛腱肉切厚块，焯水，大枣去核，上料同放入锅内，加适量清水，大火煮沸转小火，煲 1 小时。加盐调味，饮汤吃肉。

> 北芪白术瘦肉汤

[功效] 益气固表，健脾止汗，用于病态体虚，盗汗自汗。

[用料] 北芪 6 克，白术 5 克，防风 3 克，麻黄根 5 克，煅牡蛎 5 克，瘦肉 100 克。

[做法] 瘦肉焯水。上料同放入锅内，加适量清水，大火煮沸，转小火煲 1 小时，便可饮用。

> 蛏肉煲瘦肉

[功效] 温补脾胃，益气养血，补虚止汗。治病后体弱，汗多。

[用料] 蛏子肉（干品）30 克，猪瘦肉 100 克。

[做法] 蛏子肉浸泡，猪瘦肉焯水去肉腥味，上料同放入锅内，加适量清水，大火煮沸转小火煲 2 小时，加盐调味。饮汤吃肉。蛏子肉不易消化，幼儿只宜饮汤。

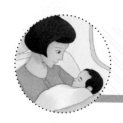

痱子的预防及饮食调理

1.晶形粟粒疹

又称白痱，由于汗液在角质层内或角质层下汗管溢出引起。常见于大量出汗的孩子。皮损为针尖至针头大小的浅表性小水疱、壁薄、清亮，周围无红晕，轻擦易破，干涸后留有细小鳞屑。一般无自觉症状。

2.红色粟粒疹

又称红痱，由于汗液在棘层处汗管溢出引起。急性发病，皮损为成批出现圆而尖形的针头大小的密集丘疹或丘疱疹，周围有轻度红晕。皮损消退后有轻度脱屑。自觉轻度烧灼、刺痒感。

3.脓疱性粟粒疹

又称脓痱。多由红色粟粒疹发展而来。皮损为密集的丘疹顶端有针头大小浅表脓疱。脓疱内容常为无菌性或非致病性球菌。

4.深部粟粒疹

又称深痱，由于汗液在真皮上层特别是在真皮－表皮交界处汗管溢出引起。常见于严重和反复发生红色粟粒疹的患儿。皮损为密集的皮色小水疱，内容清亮，不易擦破，出汗时增大，不出汗时缩小。当皮疹泛发时，全身皮肤出汗减少或无汗，面部、腋窝、手足可有代偿性出汗增加，可造成热带性汗闭性衰竭或热衰竭，患儿会出现无力、困倦、眩晕、头痛等全身症状。

气候炎热的季节，宜多食冬瓜、西瓜、绿豆、扁豆、海带、银花、杭菊等，配制成消暑清热、解毒利水的汤水给儿童日常饮用，可预防和治疗痱子。

 ## 预防痱子的经典食疗方

> 冬瓜扁豆薏米汤

　　[功效] 清热解暑，健脾祛湿。是夏季常用的清凉饮料，可预防痱子、疖疮。

　　[用料] 冬瓜 500 克，炒白扁豆 20 克，薏米仁 20 克，红小豆 20 克。

　　[做法] 冬瓜连皮切块，上料同放入锅内，加适量清水，大火煮沸转小火，煲 1～2 小时，便可饮用，食用时可淡食或加入少许盐或糖调味均可。煲时如加入半片新鲜荷叶，其解暑清热之力更强。

> 金银花菊花茶

[功效] 疏风清热，解毒利水。适用于痱子的预防，亦可用作痱子合并感染时的辅助治疗。

[用料] 银花 10 克，杭白菊 10 克，蜜糖约 15 毫升。

[做法] 银花、杭菊用清水 2 碗半，约煎成 1 碗，稍凉时调入蜜糖，分两次饮用。

> 红小豆薏米汤

[功效] 清热健脾，祛湿止痒。用于痱子、湿疹初起皮肤瘙痒。

[用料] 红小豆 20 克，薏米仁 20 克，蝉衣 6 克，蜜枣 1 个。

[做法] 红小豆、薏米仁浸泡 30 分钟。上料同放入锅内，加适量清水，大火煮沸，转小火煲 1 小时，约煎成 1 碗，分 2～3 次服。

> 臭草绿豆汤

[功效] 清热消暑，凉血解毒。可预防或治疗痱子、疖疮。

[用料] 鲜臭草 25 克，绿豆 50 克，红糖适量。

[做法] 臭草、绿豆洗净，同放入锅内，加适量清水，煲 1 小时，约煎成 3 碗，加入红糖调味，分次食用。

注意：臭草在生草药店有售。

> 西瓜

[功效] 清热消暑，生津止渴。

[食法] 夏季气候炎热，每日可适量食用西瓜。但一次量不宜过多，以免引起果冷伤脾，胃口减退。

> 薏米祛湿粥

[功效] 健脾祛湿，消暑，清热利尿。预防痱子。

[用料] 木棉花 15 克，灯芯花 5 扎，炒白扁豆 20 克，薏米仁 20 克，红小豆 20 克，川萆薢 15 克，猪苓 15 克，大米 50 克。

[做法] 上述物料洗净后，将木棉花、灯芯花、川萆薢、猪苓放入纱布袋中。锅内倒入适量清水，煮沸后，加入上料煲粥。粥成后，将纱布袋取出，以糖或盐调味，食用即可。

> 莲叶绿豆蜜枣煲乳鸽

[功效] 祛暑热，解毒，益气养阴。适用于体弱、易出痱子之儿童或夏天炎热，痱子初起者，有预防作用。

[用料] 鲜荷叶 1／3 片（或干荷叶 10 克），绿豆 50 克，乳鸽 1 只，蜜枣 1 个。

[做法] 乳鸽宰净，切大块，焯水。上料同放入锅内，加适量清水，大火煮沸，转小火煲 1 小时，加盐调味，食用即可。

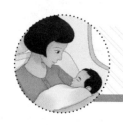

儿童肥胖症的预防及饮食调理

单纯性肥胖症可见于孩子的任何年龄，以婴儿期、学龄前期及青春期为发病高峰。患儿食欲极佳，进食量大，喜食甘肥，懒于活动。外表显肥胖高大，不仅体重超过同年龄孩子，而且身高及骨龄皆在同龄儿的高限，少数可超过。患儿皮下脂肪甚厚、分布均匀，面颊、肩部、胸乳部及腹壁脂肪积聚显著，四肢以大腿、上臂粗壮而肢端较细。儿童如不及时纠正，可能导致终生肥胖，将来会提早诱发高血压、动脉硬化、冠心病、糖尿病等老年病。据研究报道，13 岁前超出正常体重 20% 的儿童，到 30 岁以后，有 80%～ 90% 的人会成为大胖子。

 ## 单纯性肥胖症的预防方法

1. 充分咀嚼后再吃，细细品尝，每一口咀嚼 30 次以上。咀嚼得愈久，饭后的能量消耗就愈高。花点时间慢慢吃，用餐时间若没有超过 20 分钟，脑部不会发出饱足信号。所以要悠闲地进食。

2. 少食肥腻，肥腻食物（如鸡、鱼、肉、蛋及油炸、煎炙食物等）为高热量食品，这类食物如果吃得过多，摄入于消耗，多余的热量转化为脂肪储存于体内。长此以往，就会形成或加重肥胖症。

3. 加强锻炼，对肥胖儿来说，运动尤为重要。久坐少动，气血滞涩，代谢缓慢，体内脂肪堆积，使肥胖加剧，甚则导致高血脂、高血糖及心脏病。人体运动时，可以消耗脂肪，降低血脂，改善血液流通性和血管弹性，可防止肥胖及并发症的发生和发展。

 ## 单纯性肥胖症的饮食调理方法

在保证儿童正常生长发育所需的热量和营养的原则下，减少热量的供给，限制脂肪与糖类的摄入。

（1）供给适量的蛋白质，如瘦肉、鸡蛋、兔肉、鱼类、豆类及其制品。

（2）供给适量的米面粮食，注意供给糙米、燕麦、荞麦面等膳食纤维可去脂、通便，能有效减肥。

（3）宜多吃蔬菜、水果，以减少主粮，避免饥饿感。

（4）可选择热量少、体积大的食物，如冬瓜、节瓜、萝卜、绿叶蔬菜、苹果、西瓜、香蕉、杨桃等。

（5）宜饭前喝汤，增加饱腹感，减少进食固体食物。

（6）少食高热量、高脂肪、高糖的食物，如肥肉、炸鸡、巧克力、奶油蛋糕、糖果等。

 # 单纯性肥胖症的经典食疗方

> 瑶柱焖冬瓜

　　[功效] 清热祛脂，减肥轻身。

　　[用料] 瑶柱 20 克，冬瓜 500 克，生姜 2 片。

　　[做法] 瑶柱浸泡撕碎，冬瓜去皮切块。

　　烧锅下油，爆香姜片，加入瑶柱冬瓜炒匀，再加入适量清水，中火焖至冬瓜熟，加盐调味，佐膳吃，亦可代饭吃。

　　注意：常食冬瓜，体瘦轻身，有减肥作用，但脾胃虚寒者，则不宜多食。

> 蒜泥凉拌黄瓜

　　[功效] 清热，降脂，减肥。

　　[用料] 黄瓜 300 克，大蒜 2 瓣。

　　[做法] 黄瓜洗净去瓤切薄片，大蒜捣烂成蒜蓉，与黄瓜拌匀，再加入白糖、盐、醋、香香油等调味料拌成凉菜，佐膳吃。

> 冬瓜薏米陈皮瘦肉汤

　　[功效] 清热祛湿，利水，祛脂减肥。

　　[用料] 冬瓜 500 克，薏米仁 30 克，陈皮 2 克，猪腱肉 150 克。

　　[做法] 冬瓜连皮切块，猪腱肉洗净切大块，焯水去肉腥味。上料同放入锅内，加适量清水，大火煮沸转小火煲 1 小时，加盐调味，食用即可。

> 柠檬清茶

　　[功效] 行气健胃，生津止渴，消食祛脂，醒脑止呕。

　　[用料] 柠檬半个。

　　[做法] 柠檬切片，加清水 1 碗半，煮沸 10 分钟，加少量白糖。中午饭后饮 1 碗，每日一次。

> 雪菊枸杞子明目茶

　　[功效] 清肝明目，降脂减肥，润肠通便。

　　[用料] 雪菊 1 克，枸杞子 5 克。

　　[做法] 上二味，用沸开水浸泡 2～3 分钟，便可饮用。雪菊味香浓，可冲泡 3～4 次。

　　注：雪菊是产自昆仑山的野生菊花，茶叶商店有售。

> 冬瓜荷叶茶

　　[功效] 清热消暑，减肥祛脂。

　　[用料] 冬瓜皮 30 克，干荷叶 10 克。

　　[做法] 上二味，清水 2 碗半，小火煎成 1 碗，代茶饮。

> 胡萝卜荸荠兔肉汤

　　[功效]清热健胃，通便降脂。此汤营养均衡，减少高热量蛋白质及脂肪摄入，有助减肥。

　　[用料] 兔肉 250 克，胡萝卜 250 克，荸荠 150 克。

　　[做法] 兔肉切块，焯水，胡萝卜切块，荸荠去皮拍裂。上料同放入锅内，加适量清水，大火煮沸，转小火煲 1 小时，加盐调味，助膳吃，减少主粮。

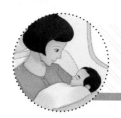

瘦削儿童的饮食调理

　　瘦削儿童即指儿童身体虚弱消瘦，体重不足。正常儿童，初生儿体重一般为 3 千克，周岁时体重为出生时的 3 倍，两周岁为 4 倍，两岁至青春发育期前，体重每年约增加 2 千克，其推算公式是：体重（千克）= 年龄 ×2+8。

儿童为什么会瘦削

瘦削儿童多由三种原因引起：

　　（1）营养型消瘦。如婴儿长期缺奶，过早用米糕或粥类作主食、孕妇营养不良造成初生儿体重不足均可使孩子瘦削。

　　（2）疾病型消瘦。孩子反复感冒、哮喘、慢性肠炎等疾病，会影响消化能力、营养吸收不足而致消瘦。

　　（3）不良环境型消瘦。孩子缺乏护理照料、少接触太阳和新鲜空气等，也会导致瘦削。因此，对瘦削儿童应对症治疗，尤其要从小培养孩子粗食、杂食、荤素搭配、不挑食的好习惯，以达到膳食营养平衡。

　　对瘦削儿童，应按其不同的原因，进行调治。

　　对营养型消瘦，通过饮食调理便能得到改善。如果儿童的体重比正常体重轻 10% 以上，可视为异常瘦削儿童，应进一步检查原因，用药疗与食疗互相配合。此外瘦削儿童普遍伴有营养性贫血，治疗时又应着重治疗贫血。

瘦削儿童的饮食调理方法

（1）瘦削儿童首先要注意膳食平衡，精粗结合，荤素结合，少食多餐，定时进食，食品要多样化，烹调要讲究色香味，以提高儿童的食欲。

（2）宜多吃富含蛋白质又容易消化的食物，如鸡蛋、牛奶、瘦肉、猪肝、猪腰、鱼类及大豆制品。

（3）适当增加糖、脂肪类食品，多吃富含维生素的食物，多吃水果、蔬菜。

（4）如果伴有贫血，宜多食含铁质丰富的食物，如动物内脏、动物血，还要吃含维生素 C 丰富的水果、蔬菜，以促进铁的吸收利用。

 # 瘦削儿童的经典食疗方

根据食物的性味功能，调配成滋阴补血、健脾开胃、强壮身体的食疗方，以调理瘦削儿童。

＞党参白术鸭胗汤

［功效］益气健脾，开胃，增进食欲。

［用料］党参 10 克，云苓 15 克，白术 6 克，大枣 3 个，鸭胗 1 个。

［做法］鸭胗剖开洗净，撕出鸭内金洗净，大枣去核，上料同放入锅内，加适量清水，煲 1 小时，以少许盐调味，便可饮用。

＞羊胎盘紫灵芝煲苹果

［功效］健脾益胃，清热排毒，护肤养颜，增强免疫力。

［用料］羊胎盘半个，紫灵芝 5 克，苹果 1 个。

［做法］羊胎盘洗净，切大块，焯水，紫灵芝浸泡 30 分钟，苹果去皮去心，切大块。上料同放入锅内，加适量清水，大火煮沸，转小火煲 1 小时，加盐调味，食用即可。

＞虫草炖瘦肉

［功效］滋阴健脾，益气力，增强体质。此方补而不燥，可常食用。

［用料］冬虫草 2 克，猪瘦肉 30 克。

［做法］猪瘦肉焯水，与冬虫草同放入炖锅内，加适量开水（80 ～ 120 毫升），隔水炖 2 小时，加盐调味，食用即可。

＞牛鳅鱼山药陈皮汤

［功效］补中益气，健脾开胃，增进食欲。适合于胃纳欠佳的瘦削儿童，一般儿童食用可增强脾胃功能，帮助消化。

［用料］牛鳅鱼 200 克，瘦肉 100 克，莲子 20 克，淮山药 20 克，陈皮 2 克，生姜 2 片。

［做法］瘦肉焯水，莲子、淮山药浸泡30分钟，牛鳅鱼洗净，用少许植物油在锅内煎香，加入姜片和少量开水。然后与上料同放入砂锅内，加适量清水，大火煮沸，转小火煲1小时，加盐调味，食用即可。

注：牛鳅鱼在咸甲鱼档有售。

> 山药莲子猪肚汤

［功效］益气健脾，开胃，增进食欲。

［用料］淮山药20克，莲子20克，瑶柱10克，蜜枣1个，猪肚半个（约300克）。

［做法］猪肚洗净，焯水，淮山药、莲子浸泡30分钟。上料同放入锅内，加适量清水，大火煮沸转小火，煲1～2小时，加盐调味，食用即可。

> 燕窝煲瘦肉

［功效］补脾益气，养肺胃阴，开胃进食。适合于身体瘦削、食欲不振之儿童。此炖品用于调理身体，有增强肺脾二脏的功能，促进食欲。一般儿童食之，健脾开胃。

［用料］燕窝3克，猪瘦肉30克。

1～2岁儿童用燕窝3克，猪瘦肉30克；3～5岁儿童用燕窝5克，瘦肉50克。

［做法］燕窝先用清水浸泡4小时，拣去燕毛杂质，猪瘦肉切块，焯水，同放入炖锅内，加少量开水（80毫升），隔水炖1～2小时，以少许盐调味，食用即可。

> 谷麦芽猪胰汤

［功效］消食化滞，健脾开胃。

［用料］谷芽20克，麦芽20克，猪胰脏1条，蜜枣2个。

［做法］谷芽、麦芽洗净，与上料同放入锅内，加适量清水，煲1小时，便可饮用。

> 淮莲芡实田鸡汤

［功效］滋阴补虚损，健脾开胃，对儿童疳积及病后体虚者有促进康复作用。

［用料］田鸡约200克，淮山药20克，莲子20克，芡实20克，蜜枣1个。

［做法］田鸡宰洗（去头、皮、内脏），切大块，淮山药、莲子、芡实浸泡30分钟。上料同放入锅内，加适量清水，大火煮沸，转小火煲1小时，加盐调味，食用即可。

> 西洋参蜜枣炖瘦肉

［功效］益气生津，健脾开胃，增进食欲。适合于口干喜饮、胃口欠佳的瘦削儿童。

［用料］西洋参5克，猪瘦肉30克，蜜枣1个。

［做法］西洋参切片，猪瘦肉切片。上料同放入炖锅内，加适量开水，炖1～2小时，饮参汤。

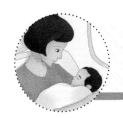

预防龋齿经典食疗方

龋齿是牙齿被破坏的一种疾病，6岁左右的儿童最易发，发病率高达80%，且逐年不断增加，所以必须及早预防。

龋齿发病开始在牙冠，严重一点，形成龋洞，如不及时治疗，整个牙齿可能完全坏掉。龋齿是细菌性疾病，可会引起牙髓炎、牙槽骨炎等。

 ## 龋齿的原因

龋齿的原因主要与口腔内的细菌、唾液以及饮食有关。

（1）菌斑致龋。

菌斑是口腔内乳酸杆菌与唾液中的黏蛋白和食物残屑混合一起形成的一种黏合物，牢固附着在牙齿表面和窝沟中，产生大量酸，使菌斑下面的釉质表面脱钙、溶解，形成龋洞。

（2）饮食残屑留滞致龋。

饮食残屑，尤其是蔗糖、糖果，含有大量的碳水化合物和糖，这些物质通过细菌的代谢作用，使糖酵解产生有机酸，酸长期滞留在牙齿表面和窝沟中，使釉质破坏、脱钙，形成龋齿。

 ## 龋齿的预防方法

（1）注意口腔卫生，及时清洁牙齿。幼儿可由家长用软毛巾擦牙齿，逐渐学会漱口。儿童做到早晚各刷牙一次，饭后漱口。刷牙要上牙向下刷，下牙向上刷，里里外外都刷到，还要刷磨牙的咬面，把牙缝和各个牙齿面上的食物残渣刷干净。刷牙后要漱口。睡前刷牙，至关重要。因夜间间隔时间长，细菌容易大量繁殖，刷牙可以清除口腔中的大部分细菌，减少菌斑形成。

（2）使用含氟牙膏刷牙。幼儿园或小学儿童，可用0.2%中性氟化钠水溶液漱口，每周或每2周1次，含漱1分钟，不能吞咽。氟对预防龋齿，保护牙齿健康有明显的效果。但氟量不宜过多，过量会引起氟中毒。

使用含氟牙膏预防龋齿是安全有效的，不过3岁以下儿童不宜用含氟牙膏。3～6岁的儿童在成年人指导下适量使用，每次用量如黄豆粒大小，刷牙后用清水漱净。

（3）减少饮食中的糖。儿童要养成少吃零食和糖果糕点的习惯，尤其睡前不宜吃糖。

强健牙齿好食材

> 芹菜

含有大量的粗纤维，当你嚼芹菜时，它就像在帮牙齿进行大扫除，能擦去附着在牙齿表面的细菌，从而减少牙菌斑形成。越是嚼得费劲，就越能刺激唾液分泌，平衡口腔里的酸碱度。达到自然抗菌的效果。

> 香菇

除了能烹制美味佳肴外，其所含香菇多糖体还可以抑制口腔中细菌制造的牙菌斑。

> 芥末

不仅是吃黑鱼片时必备的调料，研究发现，其含有的异酸氰酸能抑制造成龋齿的变形链球菌的繁殖。

> 洋葱

洋葱里的硫化合物是强有力的抗菌物，能杀灭造成龋齿的变形链球菌，尤其以新鲜的生洋葱效果更佳。

> 白开水

喝白开水是最简单，也是最重要的护牙方法。适量喝水，能使牙龈保持湿润，刺激唾液分泌。吃完食物后，再喝些水，可以顺便带走残留在口中的食物残渣，这样不易形成牙菌斑，进而损伤牙齿。

> 奶酪

长期钙摄取不足会导致牙齿松动。奶酪不但是钙的良好来源之一，对牙齿还能发挥其他保护作用。英国研究指出，奶酪里所含的钙及磷酸盐可以平衡口腔中的酸碱值，改变口腔处于有利于细菌活动的酸性环境，防止造成蛀牙。

> 富含维 C 的果蔬

番茄、西兰花、甘蓝、猕猴桃、柑橘、木瓜、草莓等果蔬，是维生素 C 的最佳来源。多吃些，不仅能补充体力，保护牙齿。

> 绿茶

含有大量的氟，与牙齿中磷灰石结合，具有抗酸防蛀的效果。并且有研究发现，绿茶中的儿茶酚能减少口腔中造成蛀牙的变形链球菌，还能除去口腔中难闻气味。

附录　如何提高宝宝的免疫力

☂ 如何提高剖宫产宝宝的免疫力

（1）**母乳喂养**：乳铁蛋白来自母乳的免疫保护。乳铁蛋白广泛分布于哺乳动物乳汁和其他多种组织及其分泌液中。乳铁蛋白属于先天免疫系统的成分物质。除了能够结合和运输铁离子的主要功能外，乳铁蛋白还具有抗菌、抗病毒、抗寄生虫、催化，防癌抗癌、抗过敏和辐射防护的功能和属性。

正常人母乳中乳铁蛋白的含量为 13.2 毫克／毫升，占普通母乳总蛋白的 20%。初乳中含 6～14 毫克／毫升。乳铁蛋白是母乳中的核心免疫蛋白，能帮助婴幼儿抵抗细菌、病毒等有害微生物，预防病毒引起的呼吸道感染及腹泻等婴儿常见疾病；同时，还可以促进婴儿的生长发育和增强造血功能，为婴儿构筑起健康成长的第一道防线，"吃母乳的孩子少生病"正是这个道理。

（2）**益生菌**：人是否会得疾病，并不单一由自身基因决定，还与体内的各种菌的基因相关。因为人体在运作过程中，有体内的各种细菌、真菌参与其中，这种菌先天的好与坏，也决定了人的健康。益生菌在调整肠道功能的前提下，会通过刺激肠道免疫细胞，调节全身免疫。母乳喂养的有菌过程，利于肠道正常菌群的建立。这就是为何新生儿第一口应是母乳喂养的原因。如果因病无法母乳喂养的婴儿，可以适当添加益生菌。肠道分布着人体 70%～80% 的免疫细胞，是人体最大的免疫器官。益生菌有利于建立以双歧杆菌为主的健康肠道菌群，通过刺激肠道免疫细胞，可以增强剖宫产孩子的肠道免疫功能。

（3）**优化脂肪酸，呼吸系统更健康**：婴幼儿哮喘的发病率与脂肪含量及脂肪中 ω6:ω3 的比例有关系。无法母乳喂养的婴儿，可以选择剖宫产婴儿奶粉，因其合理配比，降低了亚油酸与 α 亚麻酸比例，优化了脂肪含量，可降低剖宫产婴儿哮喘的发病机会，提高机体免疫力。

☂ 如何提高新生儿的免疫力

新生儿每天都会接触到细菌、病毒和其他微生物，在接触这些微生物时是否会得病，很大程度上取决于他们的免疫力强弱。因此，增强新生儿免疫力，减少孩子生病的机会是每个父母都需要关注的事情。新生儿的免疫状态与其营养状况、喂养的种类及生后良性刺激有着密切关联，父母如何提高新生儿的免疫力呢？

（1）**合理营养**：新生儿期表现为高营养需求，有限的消化代谢功能，因此对营养既要求足够量来保证生长发育的需要，又不能过量喂养，以免造成新生儿胃肠道的过重负担，要适当掌握合理营养对增强体质和抵抗力最具有决定性的影响。每天摄取均衡的营养才能满足身体的需求及提高免疫力。蛋白质是构成免疫细胞和抗体的主要成分，一旦蛋白质缺乏则会造成免疫功能下降。维生素 C 能刺激身体制造干扰素，补充足够的维生素可增加抗体，清除病毒和细菌，从而增强免疫力。其他如胡萝卜素及营养素中的叶酸、维生素 B_{12}、烟酸、泛酸、铁、锌和酶等也都与免疫能力有关。

（2）**预防接种**：新生儿时期虽然从母体带来的免疫球蛋白获得了一些抗体，但对于许多传染病仍是一个高度的易感者。预防接种是抵抗病菌的有效方法，可以通过早期有效的预防接种来防止对新生儿危害最大的传染病的发生，如结核病、乙型肝炎等。新生儿时期细胞免疫系统的功能已经比较成熟，对结核杆菌已能产生相应的反应，因而目前在出生后即行卡介苗接种，能够对结核菌感染起到相应的免疫效果。新生儿期接种乙肝疫苗后已证实能得到很好的免疫应答效应，出生后立即预防接种乙肝疫苗，以后1、6个月再接种 2 次，认为预防的效果是肯定的，可使新生儿受到保护。

（3）**母乳喂养**：母乳比代

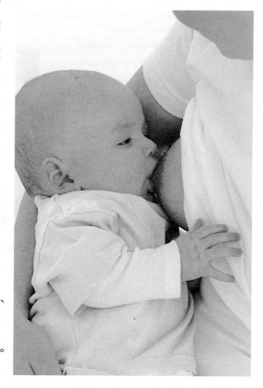

乳品含有更多的免疫活性物质，它可供给新生儿所需的全部营养物质：蛋白质、脂肪、乳糖、维生素、铁，尤其是母乳中含有抗感染的抗体（免疫球蛋白）及抗感染的活性白细胞、双歧因子、溶菌酶等，它们具有增强免疫功能，阻止有害菌的生长，可减少孩子感染的机会。提前分娩的早产儿，由于从母体得到的抗体较少，自身免疫系统尚未发育成熟，皮肤黏膜的防御功能差，极易受到致病因子的侵袭而患病，因此早产儿更需要母乳喂养。

（4）新生儿按摩：按摩是通过对新生儿皮肤感官温和的刺激，引起全身神经、内分泌及免疫等系统的一系列良性反应，可促进胃肠激素的分泌，有助于增加孩子的食量，促进食物消化、吸收和排泄，加快体重的增长。按摩的同时还活动孩子的全身肌肉，使身体发育得更健壮。另外，皮肤刺激对增强免疫功能有直接和间接的影响，有益于新生儿的体格与心智的健康发育。

增强新生儿的抵抗力，减少孩子感染机会，除了均衡足够的营养、提倡母乳喂养、预防接种及积极有效地增强体质之外，孩子的护理者养成勤洗手的好习惯及加强居室内通风也是非常重要的。

如何提高断奶前后宝宝的免疫力

断奶前后是免疫力的脆弱期，需要精心呵护才能让孩子有效远离疾病。

（1）选择合适的时间断奶：断奶改变了孩子的饮食习惯，断奶后孩子不能继续从母体得到抗体，如果方式不当，会引起孩子拒食和情绪不良，导致机体免疫力低下，断奶最好在 1 岁左右。

（2）充足营养是提高免疫力的根本：孩子 6 个月大以后，母乳中的营养已不能满足其生长发育的要求，父母要及时、正确地给孩子加入配方奶粉和辅食配料。注意辅食添加的顺序和原则，食物的选择和制作方法，在营养上做好母乳与辅食的衔接，选择合适、营养价值高的断奶食品，同时注意维生素和矿物质的补充。

（3）多晒太阳，多运动：每天带孩子到户外晒太阳、呼吸新鲜空气。每天半小时的身体活动，就可以起到增强体质，增进食欲，促进孩子生长发育，促进淋巴细胞在体内的循环，提高机体对疾病的抵抗能力。

（4）创造良好的进食环境：对 10 ～ 12 个月的孩子开始训练独立吃饭的能力，给他创造一个整洁、安静、愉快的吃饭环境和气氛。

（5）及时预防接种：预防接种是人类抵御传染性疾病而采取的积极措施，如 2 个月内接种卡介苗；2 ～ 6 个月口服脊髓灰质炎减毒活疫苗糖丸及接种百白破疫苗；6～12个月接种乙型脑炎疫苗、麻疹减毒活疫苗、乙肝疫苗、流行性脑膜炎菌苗等。

如何提高初入园宝宝的免疫力

随着年龄的增长，孩子身体的免疫系统逐渐发育成熟，抗体的产生能力也逐渐增加，通常孩子在3岁以后，机体抗病能力较3岁前会有明显的提高。但初入幼儿园，生活的环境发生了变化，接触的人群也相应加大，对于更多更广泛的病菌，孩子身体还没有建立起相应的免疫机制，因此这段时期的孩子也会比较脆弱，很容易生病。中国健康促进与教育协会项目对2063名幼儿园小班的幼儿家长进行信息调查，调查发现，有超过一半家长感觉到孩子进幼儿园后，生病的概率相对较在家时有明显上升，其中44%的孩子在第一学期生病超过3次，平均1个多月就生病1次。如何在这时帮助他们提高免疫力呢？

（1）**均衡饮食**：刚入幼儿园的孩子处于不断的生长发育阶段，对营养素的需要量相对较多，营养不足，抵抗力就比较差，所以一定要做到营养均衡，养成良好的生活习惯。幼儿园的饮食不可能照顾到每个孩子，可能这个孩子对某个食品不太喜欢，吃饭可能少了，孩子妈妈可以从总体来衡量一下食谱，只要谷类、肉类、蛋类、蔬菜、水果都有就可以。在幼儿园如果哪一部分的食品相对少一些的话，回家后可以相对补充一些这种食物，以达到总体的均衡就可以了。

（2）**多给孩子喝水**：多喝水可以促进孩子的新陈代谢，保持黏膜湿润，抵挡细菌，提高抵抗力。孩子入园后要培养饮水的好习惯，渴了随时喝。注意，要喝温白开水，而不是各种含糖饮料。

（3）**多给孩子晒太阳**：入园的孩子每天接受户外自然光照，减少缺钙，提高免疫功能。

（4）**多到户外运动**：孩子入园前应经常带孩子到户外活动，多呼吸新鲜空气，少到人多的场所，鼓励孩子多运动，增强体质。

（5）**保证充足的睡眠**：提前了解幼儿园里的作息时间，并努力促使孩子按幼儿园的作息时间规律生活，保证充足的睡眠。

（6）**多与其他孩子接触**：有意识地培养孩子的适应交往能力，通过接触其他孩子，暴露在感染源下，可以刺激孩子的免疫反应，增强他的免疫系统，降低对过敏源起反应而引发气喘的机会。

人类的免疫系统发育成熟与神经系统的发育成熟有许多类似的地方。孩子在不断"试错"的过程中，智力才能得到锻炼，事实上，没有一个孩子从不犯错。免疫系统也是一样，通过不断与外界物质的接触，免疫系统也会得到锻炼，才会正常发育成熟。如同有的孩子到了一个新环境后，可能发生心理变化一样，这需要一个适应过程，一般要 1 年左右。只要通过加强和平衡孩子的营养、增进体格锻炼，孩子身体的免疫状况都会得到明显改善，并能很快适应环境。

春季如何提高宝宝免疫力

春天是万物复苏的季节，也是孩子生长发育最快的季节，因此我们要注意供给孩子足够的营养，以满足其快速生长发育的需要；同时，春天也是细菌、病毒开始活跃的季节，所以我们要注意增强孩子的抵抗力，为孩子构筑一条健康防线。

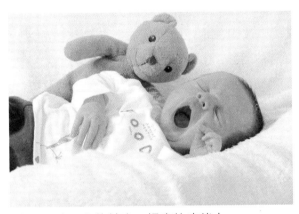

（1）**注意增减衣服：**春季气候干燥，气温变化无常，尤其是在一天中气温温差比较大，对于免疫力较低的孩子来说，感冒腹泻是常有的现象。春季昼夜温差大，因而春季孩子穿衣要根据气候变化随时随地给孩子增减衣服，才能保证孩子身体健康，提高抗病能力。

（2）**注意多饮水：**入春后，孩子身体新陈代谢加快，热能需要加大，食欲增加，水的需要量增大，春季干燥，需水量更大。所以，即便孩子口不渴，也要定时定量喝水。

（3）**注意户外活动：**入春后，孩子户外活动增加，要注意少带孩子去人多的公共场所，尤其是一些大型集会或者是在地下室建设的不通风的超市。养成良好的卫生习惯，注意洗脸、洗手、还要洗鼻子。特别要强调洗鼻：鼻腔既是呼吸道的门户，也是呼吸系统的过滤器，每天约有 15000 升空气从鼻孔进出，容易干燥，积累灰尘。随空气流通，难免夹杂微生物病原。

夏季如何提高宝宝免疫力

夏季随着气温逐渐升高，各种病菌也就开始活跃起来了，以下方法可提高孩子免疫力：

（1）帮孩子养成正确洗手的习惯：夏季是肠道疾病多发的季节，众所周知，病从口入，孩子如果没有良好的卫生习惯，很容易感染肠道疾病。爸爸妈妈在这方面要多加注意，帮孩子养成正确的洗手习惯。比如，孩子玩耍或上完厕所后一定要洗手；洗手还有小诀窍，洗手的时间要够，要使用洗手液或香皂，最好是流水洗手。另外，洗的部位要够，比如手掌相对搓揉，手背、手指间、指甲缝、关节部位、腕部都要洗干净。手的卫生是预防肠道传染病的第一道防线。

（2）经常开窗通风：夏季天气炎热，很多家长担心孩子中暑，把孩子关在空调房里。开空调降温，房间内长时间不通风，空气会变得混浊，感染病毒容易传播。另外，幼儿园和小学里孩子比较多，如果很少开窗，屋里空气流通不好，细菌、病毒也容易传播开来，影响孩子的健康。所以，一定要经常开窗通风，保持室内空气新鲜。

（3）多进行户外活动：天气比较好的时候，应该多带孩子出去活动，室外的新鲜空气在流动，病毒存活比较低；同时，孩子很喜欢在外边玩，孩子心情愉悦也有助于提高免疫力。不过也要避免让孩子去拥挤的公众场所，这些地方空气流通不好，可能混杂着细菌、病毒，外出回家要先洗手。

（4）预防肠道传染病：夏季肠道传染病活跃，孩子饮食要特别注意，如不要给孩子吃过多冷饮类及生冷的食物。夏天出汗多，要及时给孩子补充水分。有条件的可以给孩子吃益生菌，调理孩子的肠胃。这样，对孩子肠道健康有益，可以增强孩子的抵抗力，帮助抵抗外来病原并促进生长发育。

秋季如何提高宝宝免疫力

秋季来临，气候多变，冷热温差大，于是病毒很容易乘虚而入。如何增强孩子抵抗力呢？

（1）秋季开始耐寒锻炼：这是提高孩子对寒冷反应灵敏度的最有效方法。秋季添衣要掌握"春捂秋冻"的原则，根据天气预报和自身的感觉有计划地增减衣服，一般来说孩子比大人多穿一件单衣就可以了。由于秋天天气变化无常，所以要给孩子多准备几套薄厚不等的衣服，如果总怕孩子受冻，天气稍冷就给孩子加上厚厚的衣服，这样会给孩子造成一种恒温环境，没有经过寒冷锻炼，反而更容易感冒。耐寒锻炼方法如冷水浴就是一种最有效的方式，这是因为冷水浴能锻炼血管、神经，提高人体适应外界气候变化的能力。经过冷水浴的锻炼，皮肤血管的适应能力提高了，身体抵御寒冷的应激能力也会提高，同时冷水浴可提高神经系统的兴奋性，加速新陈代谢，从而改善各器官功能。应循序渐进地用冷水给孩子洗脸、擦身和淋浴，也可以带孩子进行慢跑、散步等户外活动，增强孩子体质。

（2）**饮食应注重清热润燥**：秋季气候干燥，孩子很容易发生咽喉干痛等"秋燥症"，所以平时的饮食除营养丰富外，还应清热润燥。少给孩子吃刺激性和高热能的食物，多为他准备富含水分的蔬果和有营养的美食。蔬果和肉、蛋、豆制品里含有丰富的维生素，其中维生素 C 是体内的清道夫，能清除包括病毒在内的各种毒素，还可缩短感冒时间。B 族维生素则能调节内分泌，提高身体免疫力，让秋季病菌无机可乘。

冬季如何提高宝宝免疫力

冬季骤然降温，不少儿童最容易患上呼吸道疾病，比如感冒、流感等。由于这一人群的抵抗力差，因此提高孩子的抵抗力成为此季妈妈们最关心的话题。中医主张，"扶正气、避毒气"，即强调"未病先防"。

（1）**适应环境**：逐步让孩子接触、适应冬季气候，才能更好地抵御感冒。同时，要让孩子接受户外自然光照，这将是一个很好的习惯。在冬天晒太阳，最好不要隔玻璃窗晒，因为紫外线无法穿透玻璃照射到孩子皮肤上，从而达不到防止佝偻病的效果。

（2）**足量的室外活动**：呼吸道长期不接受外界空气的刺激和耐寒锻炼，就会特别脆弱，对病原菌抵抗力差，孩子极易患病。另外，骨骼长时间处于缺乏锻炼的状态，就会出现钙质流失现象，导致骨质疏松等问题的出现。婴儿的皮肤、呼吸道黏膜受到冷空气的刺激，促进大脑皮质形成条件反射以改善体温调节能力，增强机体对寒冷刺激的适应能力及对疾病的抵抗能力。所以，在冬季也不能让孩子"宅"在家里，要保证孩子足够的户外活动。

（3）**加强营养**：冬季气温低，孩子饮食要注意热能的摄入，要适当多选用一些高蛋白、高热能的食物，如肉、蛋类、奶、豆制品等；还要注意给孩子补充钙质和维生素，比如给孩子多吃一些牛奶、鱼虾等富含钙质的食物，还要让孩子适量口服鱼肝油以补充维生素 D。冬天绿叶蔬菜较少，孩子维生素的摄入量容易不足，容易引起皮肤干燥、抵抗力下降等一系列问题。所以，要注意多给孩子吃蔬菜水果，避免孩子出现维生素缺乏症。

（4）**其他**：充足的睡眠和规律的生活习惯，配合吃益生菌，定期注射疫苗等。

提高宝宝免疫力的误区

免疫系统如同保卫身体的战士，随时准备与侵入人体的细菌作战。免疫力的好坏，决定着孩子的健康状况。如何提高免疫力，成为妈妈们最关心的问题，一听说有能提高免疫力的方法，就不计代价、不顾后果地给孩子用，结果走入了很多误区。

（1）**只吃细粮，不吃粗粮**：作为营养素的主要物质蛋白质倘若摄取不足，免疫功能就会下降。对于补充蛋白质，人们总觉得给孩子吃得越精细越好。其实不然，粗粮可提供细粮所缺乏的营养成分，达到平衡膳食、合理营养的目的。孩子1岁之后，吃固体食物是最合适的选择。肉、蛋、新鲜蔬菜、水果品种尽可能多样，少吃各种油炸、熏烤、过甜的食品。

（2）**不允许孩子生小病**：天气一冷，妈妈怕孩子着凉，就不让孩子出门。这么一来，孩子的呼吸道长期得不到外界空气的刺激，得不到锻炼，更容易感染疾病。不得病的孩子永远没有免疫力。对于一些小病，妈妈只需要认真对待，密切观察，不必惊慌。很多研究证实，孩子经常患一些小病，有助于免疫力的提高，对预防严重的疾病很有好处。不要认为身体常生病的孩子就是抵抗力差。很多常生病的孩子会在4岁后患病次数逐渐减少，所以并不见得是抵抗力差。如果想孩子少生病，必须坚持预防为主的方针，加强日常户外运动和身体锻炼，逐渐提高孩子的体质和免疫功能，增强自身抗击病毒、细菌感染的能力。

孩子的免疫力，就是在接受自然训练的过程中逐渐壮大，通过无数次与病原体作战'免疫力得到反复锻炼，逐渐成为有经验的健康保卫系统。一般经过3年左右的时间，孩子的免疫力就可以达到成年人免疫力的2／3水平。

（3）**越干净越好**：免疫系统能对传染病原形成免疫记忆，万一再次遇上，可以很快将其消灭。如果你家太干净，孩子没有机会通过感染产生抗体，抵抗力反而会减弱，并可能导致过敏和自体免疫失调。美国科学家发现，人在婴幼儿时期的成长环境如果过于洁净，将影响其免疫系统发育，成年后更易罹患心脏病等。给孩子创造的环境不是不让他接触细菌，而是要控制接触细菌的浓度。平时要保持的是空气清洁，而不是无菌。孩子少量地、经常地接触细菌，对增强免疫力非常有利。平时只要使用一般的肥皂和水就能达到清洁目的，不需要用消毒剂消毒，也不要每天都使用。

（4）**重视室内活动，忽略户外活动**：如果担心天气变化、外面空气污

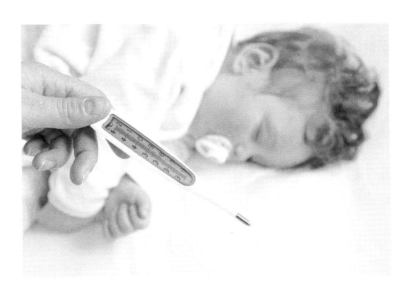

浊、温度下降、易造成孩子生病，就门窗紧闭，这样做是完全不对的。68%的疾病与室内污染有关，这些污染物包括进入室内的大气污染物，如沙尘、灰尘、重金属、臭氧、氮氧化物等；人体自身新陈代谢及各种生活废弃物的挥发成分，如粉尘、皮屑、棉絮、纤维、各种寄生虫，香烟烟雾；建材装饰材料，如甲醛、氨、苯、臭氧和放射性物质氡等；日常生活用品如化妆品、杀虫剂、喷香剂、清洁剂等。从病菌、灰尘种类或总量来说，屋里一定比外面少，但从某一种细菌或病毒的浓度来说，屋里比外面多。病毒和细菌达到一定浓度才能致病，而密闭的环境有利于细菌和病毒的繁殖，通风的房间细菌浓度明显降低。每天带孩子到户外接受一些自然光照，有利于免疫系统正常工作。尤其是新生儿，每天的日晒可以有效防止佝偻病和尿布疹的发生。多带孩子到空气清新的公园、绿地等地方做户外运动，以增强体质，提高孩子的免疫力。应定时打开门窗换气，保证孩子的房间空气流通。每天至少换气两次，时间选择在上午 9～11 时和下午 3～5 时空气污染低的时段，每次不少于 45 分钟。

（5）**提高免疫力靠药物**：除了接种疫苗外，其他药物和免疫调节剂具有一定的抗御疾病能力，但其中所含的抗体，并不是针对某一种特定细菌或病毒的特异性抗病物质，因此不是万能的预防药。

最具有代表性的是丙种球蛋白。长期反复使用，会抑制自身合成丙种球蛋白的能力，降低抗病力，还有可能引起过敏等不良反应。一般来说，具有正常免疫功能的孩子是不需要的，若出现了免疫功能低下的情况可以酌情选用。在为孩子选择免疫调节制剂之前，最好到医院进行免疫功能测试，切忌盲目使用，否则不仅无助于增强孩子的抗病力，反倒可能招灾惹祸。

（6）**动不动就用抗生素**：感染不是很严重时尽量不要用抗生素，最好靠自身的抵抗力，使免疫系统得到锻炼。这样，当再次遇到同样的"敌人"时，已经训练过的免疫细胞便会产生有针对性的免疫力，从而保护身体安全。长期应用抗生素其实对人体是非常有害的，我们的胃肠道里面有正常的菌群，这种菌是人体必须有的，这个菌群的存在帮助人体进行正常的消化吸收。如果长期大量应用抗生素，抗生素杀菌时不会分哪些是有益的菌哪些是有害的菌，一并杀光。菌群遭到破坏，需要重新建立，如果正常菌群建立不起来，其他致病菌群就要占领肠道，导致疾病的发生。滥用抗生素会增加耐药性，还会引发其他疾病。

（7）**轻睡眠重玩耍**：孩子一天天长大，有了自己的想法，玩耍成了生活的主导。为了孩子不哭闹，为了减少自己看护的疲劳，大多数妈妈就依着孩子想玩就玩，结果导致孩子睡眠不足。睡眠不足会让体内负责对付病毒和细菌的淋巴细胞数目减少，生病的机会随之增加。充足的休息和睡眠可以使身体迅速恢复，尤其在孩子疲劳和疾病前后，休息和放松更不容忽视。每天应保证新生儿睡 16～20 小时，6～12 个月的婴儿每天睡 14～15 小时。

预防接种疫苗越多免疫力越强吗

预防接种是通过注射疫苗针剂，使人体产生免疫功能，保护人们不受病原因子的感染。所有疫苗都是用病菌、病毒或是它们产生的相关毒素制成的，虽然经过减毒处理，但仍具有一定毒性，接种后可引起一定的反应。如果过多地注射疫苗，也易使人体自身产生免疫疲劳，降低自身免疫功能。这在医学上叫免疫麻痹，就好像我们吃200克的食物就饱了，获得的营养足以维持生命和工作，但为了多获得营养而拼命多吃，吃 500 克、1000 克，表面看来吃进去的食物多了，获得营养会几倍增加吗？事实上，由于胃肠不胜重负，反而会因消化不良而减少营养的吸收。

如果人体接种疫苗的种类过多，各种疫苗在产生效力时也容易互相干扰，引起交叉反应，使人体产生不适感，严重的甚至可能导致死亡。同时，多种疫苗的接种也会产生协同作用或者是干扰作用。搭配合适，可以起到加强免疫的效果；如果不合适，可以发生干扰现象，强者抑制弱者，因此大大减低了免疫力，甚至发生拮抗作用。

儿童计划免疫是通过大量科学实验制定的，既不能漏、少，也不可重复或多接种。只要按照程序执行，完全可以保护儿童免受疾病传染。因此，为避免发生不必要的反应,在不影响免疫力的情况下,应尽量减少接种次数和注射数量。这样,既可达到防病目的,又可减少不良反应的发生。

☂ 提高孩子免疫力不应盲目依赖药品和保健品

免疫低下有不同的类型,不同的类型中每个人受影响的环节也各不相同。在不清楚免疫低下类型的前提下,盲目使用提高免疫力的药物或保健品非但起不到效果,还可能造成不良的后果,诸如破坏免疫平衡,引起身体其他异常改变等。事实上,绝大部分生理性免疫低下的儿童并不需要特殊的治疗,只要通过加强和平衡孩子的营养,增强体格锻炼,孩子身体的免疫状况都会得到明显改善,能很快适应环境。这就好比一个国家有自己的军队不用,却用外国的军队,长期下去,不仅本国的力量得不到锻炼,严重的甚至丧失主权。外来力量的过度使用,不仅造成体质的削弱,甚至对自身器官也具有不可逆的伤害,比如过量服用抗生素,会对胃肠黏膜造成损伤(用药后的腹泻、不爱吃饭等),同时免疫系统也被这些抗生素毁了。很多父母不知道,普通感冒即使不吃药 7 天也是可以痊愈的。所以,小孩咳嗽、感冒、拉肚子、发热,不要轻易用药,把孩子的健康全部交给医生是对孩子不负责任的态度。每个生命都蕴涵着自愈的能力,过分强调外界的帮助必将造就一个空心的虚弱孩子。请年轻父母树立正确的养育观,在婴幼儿生长发育的过程中使用自然的护理方法,还给孩子一个建立自身强大免疫系统的环境。

免疫力其实是我们自身形成的一种能力,这种能力能让身体抵御外来的各种侵害,这种能力应该是我们自身的免疫系统对抗原物质产生的免疫反应的结果,而不是靠吃某些药物来提供的。有些药物可以提供极短时间的被动免疫,但终究不是长久之计。当感染不严重时,尽量不要用抗生素,而是靠自身的抵抗力,使得免疫系统得到锻炼。对于一些免疫力低表现较重的孩子,家长的首要任务是在免疫专科医生那里明确孩子免疫力低的类型,如果不存在先天性或后天继发性免疫力低,也可以使用一些药物治疗,但必须在医生的指导下进行。

许多保健品不适合儿童服用,如人参、鹿茸、灵芝、银杏、乌鸡、鳖等,还有从海洋生物中提取有效成分制成的保健品,如深海鱼油。海洋生物,尤其是深海生物肝脏中提取出的鱼油,含有丰富的维生素 A 和维生素 D、胡萝卜素、卵磷脂、牛磺酸等营养物,促进钙吸收和利用,改善、保护心脑血管功能,促进大脑发育,稳定细胞膜,减少和延缓细胞凋亡,提高机体免疫功能。但有的深海鱼油中含有类雄激素作用的物质,不适宜儿童吃,以免引起性早熟。

提高免疫力的药物有哪些

通过药物对部分免疫功能低下的患者进行主动或被动免疫，从而使之获得一定的抵抗疾病的能力，是医学发展的新方向和新途径。

（1）西药：左旋咪唑、转移因子、核酪、胸腺素、匹多莫德、泛福舒、脾氨肽口服冻干粉（复可托）、免疫球蛋白等药物具有提高人体免疫力的作用。一些保健品如益生菌制剂、多种维生素、微量元素制剂等也有增加免疫功能的作用。

（2）中药：黄芪、鸭跖草、玉屏风散等亦有增强抵抗力，预防感冒及流感的作用。同时，黄芪加干扰素预防感冒的效果优于单独使用低浓度干扰素的效果。

应在医生指导下选择一种药物治疗或中西医结合治疗。

如何让宝宝获得最强的免疫力

要想减少病菌对孩子健康的伤害，首先应从外在环境上入手，最大限度地消灭病菌，减少孩子接触病菌的概率；而更重要的则是培养孩子强大的内在免疫力，只要免疫力增强了，即便不慎感染了病菌，也能够很快恢复健康。那么，应该如何从日常生活中入手，让孩子获得最强的免疫力呢？

（1）按时预防接种：要按期接种国家规定的各种计划疫苗，这是最基本的前提。接种疫苗就好像人体的免疫系统针对疾病进行的军事演习，并对疫苗中的抗原进行识别，加以记忆，进而制造出能歼灭这种抗原的武器。当这种病原微生物真的袭击人体时，人体的免疫系统便会使用相应的武器，将其一举歼灭。疫苗使孩子的体内产生抗体，这些抗体可以对抗特定的传染病毒，或使它们的危险性降低至最小。因此，接种疫苗是增强儿童免疫力最有效的方法。所以，妈妈们一定要按照医生的嘱咐，按时带孩子到医院或保健所注射各种疫苗。并为孩子保留每次疫苗注射的记录，以备进入幼儿园后，把记录交由幼儿园保健医生管理，作为孩子在幼儿园期间进行统一疫苗注射时的参考。另外，一定要让孩子参加全程全量的计划免疫。

（2）要给孩子充足的营养：抵抗疾病的侵扰，光靠疫苗是远远不够的，还必须有一个营养充分又均衡的身体才行，否则疫苗也无法有效发挥作用。营养充分了，身体才会更健康，免疫力才会更强。给营养不是单纯地"进补"，由于身体还在发育阶段，各部位器官的功能尚不成熟，所以不适合直接补充各种补品，因为会给孩子的消化系统增加不必要的负担，最适合孩子的，应该是从日常饮食中均衡摄取各种营养。①孩子的饮食要趋于多样化。儿童从食物中得到自身需要的营养物质，如蛋白质、糖、脂肪、电解质、维生素和微量元素等。不同的食物所含营养素成分是不同的，没有哪种食物可以包括儿童所需的所有营养成分，因此爸妈要给孩子提供多样化的饮食。②饮食的结构要合理搭配。即荤素搭配、色泽搭配、品种搭配合理化。这要求爸妈在给孩子准备食谱时，要讲究艺术性，增加孩子对食物的兴趣，乐于进餐，养成健康饮食行为。③饮食要有规律性。因为早餐能补充孩子夜间的能量消耗，提供上午所需的能量和营养素，尤其是大脑需要的能量。不吃早餐会损害大脑，使儿童的认知能力和创造能力下降。同时，注意避免孩子挑食，合理搭配儿童的饮食也是增强免疫力的关键。

（3）**培养良好的生活习惯**：保证充足的睡眠，这也是增强孩子免疫力的重要方面。进行体育锻炼，是增强体质的有效措施。适当进行体育锻炼，可以加快孩子的体内循环，增强孩子的胃口，并有助于孩子休息。淋巴拥有很多抗感染细胞，而运动可以促进淋巴在孩子体内的循环。养成良好的卫生习惯，要做到"四要"，即饭前、便后要洗手，生吃瓜果要洗净，要消灭蚊蝇，有病要早诊、早治；"三不要"，即不要随地吐痰，不要随地大小便，不要吃腐烂瓜果。让孩子多接触阳光、新鲜空气和冷水；多喝水，促进体液循环，有效排出毒素。传染病流行期间，尽量不带孩子去公共场所，以减少感染机会。

牛初乳能否提高孩子的免疫力

牛初乳就是从牛分娩后 7 天内的初乳中提炼出来的，含有小牛犊发育所需要的各种营养素及免疫物质，对于小牛来说是一种不错的营养品和免疫食品。婴幼儿在生长发育过程中，可以吸取自然界中的各种营养，包括牛初乳素。但是孩子服用牛初乳是否可以提高人的机体免疫力呢？

婴幼儿在生长发育过程中需要从两个方面来提高对疾病的抵抗能力：一方面是发展自身的免疫机制即自动免疫；另一方面是通过接种疫苗来提高机体免疫力，我们叫被动免疫。牛初乳虽然含有很多抗疾病的免疫物质，但是它只针对同一个物种来说是有意义的。人与牛不同属一个物种，各自面临的疾病是不一样的，面临的致病微生物也是不一样的。也就是说，牛患的疾病人不一定患，除非是人与牛共患的疾病。

外来的免疫物质通过生产加工失去了原来的生存环境，牛初乳的活性、免疫机制及临床疗效等均不确定，牛初乳能否提高小儿免疫力的不确定因素太多。因此，提高孩子的免疫力除了按规定完成国家计划免疫接种外，就是要保证孩子发育所必需的营养素，还要进行科学的、合理的体格锻炼，让孩子在生长过程中刺激自己的免疫系统，自行获得免疫力是最佳的选择。

☂ 提高小儿免疫力要从日常做起

孩子的免疫系统尚未强固，这也是为何幼儿园里一个小朋友伤风，其他人可能也跟着感冒。据统计，幼儿每年伤风感冒的次数是 6～10 次。免疫系统负责保卫身体，免受细菌、病毒等传染性病原的侵害，可说是体内的保安人员。以下几招便能捍卫孩子的免疫系统，使其发挥最佳功效。

（1）疾病多发阶段提高警惕：孩子一旦过了 6 个月，婴儿体内的母体免疫球蛋白彻底耗尽，疾病的高发期从此开始。母乳喂养的孩子可能抵抗力会相对强一些，但也是根据不同体质因人而异。有些孩子是人工喂养，一样得病不多，有些是母乳喂养，反而经常生病；并不能因为这个而怪罪母乳，要相信母乳永远是婴儿最好的食品，只是个体差异和护理方法不同而已。所以，对 6 个月之后的孩子要比以往的日常护理更周全。尤其到春季、冷热交替的季节，都是感冒及各种疾病的高发季节，要特别注意从思想上重视起来。

（2）少穿衣、少盖被：小孩穿衣要"七分暖三分寒"，如果孩子长期穿衣过多，手心经常是热热的，尤其是干热，不出汗，就不是一件好事。这样过不了多久，孩子就会肺胃蕴热，降低抵抗力，引发呼吸道感染。由于孩子自身的散热和排汗功能还不够完善，大人如果穿衣多了会觉得热、出汗、不舒服，而孩子就不一定。他又不会说话，只能这样热着。适当地减衣、减被后，摸摸孩子的小手，温温的就是温度适宜。熟睡时，脚也是温暖的，但不出汗，这就是最舒适的温度。

（3）宁可少吃不要多吃："要得小儿安，常带三分饥和寒"。做妈妈的都是无比疼爱孩子的，喜欢看孩子多吃饭，恨不得天下的美食让孩子都吃尽。其实孩子的消化系统与他的免疫系统也是密切相关的。如果摄入食物过多，必然造成消化系统、代谢系统的超负荷运转，肾脏、肝脏负担过重。不久就会食积成滞热，留阻体内，影响正常循环，降低抵抗力，引发疾病。

（4）水是健康之源：众所周知，水是个好东西，能治百病。多喝水可以保持黏膜湿润，成为抵挡细菌的重要防线。但到了小孩子身上，有时喝水变成了一件很困难的任务。添加辅食后的孩子，一定要每天加水。稍大一点儿的婴儿由于吃的食物成分已逐渐接近成年人，每天一定要喝水。喝水当然最好的是白开水。婴儿肾脏功能发育不全，往往由于喂养不当肾脏功能受到一定的影响。喝水也是增强肾脏功能、滤出毒素的重要手段。身体代谢系统功能增强，消化系统、免疫系统都随之良好运转。体重18千克的孩子每天应喝1000毫升的水。

（5）**有生病苗头时抓紧采取措施**：在很多情况下，孩子有生病前兆时，妈妈如果能细心观察到，及时采取有效措施，是可以避免生病的。比如，孩子开始流清鼻涕，这明显是感冒的前兆。喝葱白煮水是在孩子刚开始流鼻涕时防止病情进一步发展的有效手段。煮法很简单，就是用大葱根部的一段葱白，约手指头那么长即可，加水煮约半小时，成300毫升左右。可放冰糖调味。在病还未发起时，也可以多喝点梨水，一般会有明显的效果。当然一旦病情发展，仅靠这些是起不到治疗作用的，必须配合药物治疗或及时去医院，以免贻误病情。

（6）**增加孩子的户外户内活动**：多让孩子接触新鲜空气和阳光，加强户外活动的好处是妈妈们都知道的。户外活动是提高呼吸道黏膜抗病能力的最有效手段，但户内活动也同样重要。相比而言，孩子在家的时间还是要比在外面的时间长一些。一定注意让孩子多多活动，比如爬行、走路、蹦跳等，不要总让他坐着玩。尤其每次吃完饭，稍休息半个小时之后，最好让孩子活动活动。孩子的活动量大了，身体得到锻炼，不仅食欲和消化好起来，连喝水也会比以前增多。

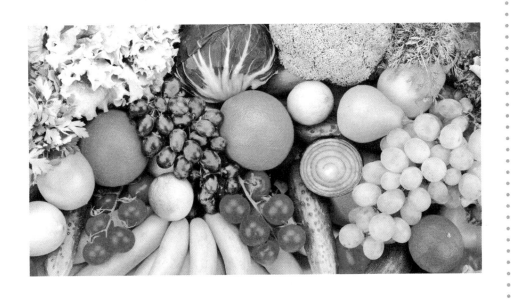

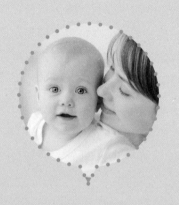

0～6岁

宝宝健康与
疾病速查百科